AF630289

MARK LAUREN
MIT JULIAN GALINSKI

FIT OHNE GERÄTE

Die 90-TAGE-Challenge für Männer

MARK LAUREN
MIT JULIAN GALINSKI

FIT OHNE GERÄTE

Die 90-TAGE-Challenge für Männer

riva

Bibliografische Information der Deutschen Nationalbibliothek
Die Deutsche Nationalbibliothek verzeichnet diese Publikation in der Deutschen Nationalbibliografie; detaillierte bibliografische Daten sind im Internet über https://dnb.de abrufbar.

Wichtige Hinweise
Dieses Buch ist für Lernzwecke gedacht. Es stellt keinen Ersatz für eine individuelle Fitnessberatung und medizinische Beratung dar. Wenn Sie medizinischen Rat einholen wollen, konsultieren Sie bitte einen qualifizierten Arzt. Der Verlag und der Autor haften für keine nachteiligen Auswirkungen, die in einem direkten oder indirekten Zusammenhang mit den Informationen stehen, die in diesem Buch enthalten sind.
Ausschließlich zum Zweck der besseren Lesbarkeit wurde auf eine genderspezifische Schreibweise sowie eine Mehrfachbezeichnung verzichtet. Alle personenbezogenen Bezeichnungen sind somit geschlechtsneutral zu verstehen.

Für Fragen und Anregungen
info@m-vg.de

Originalausgabe
6. Auflage 2025
© 2015 by riva Verlag, ein Imprint der Münchner Verlagsgruppe GmbH
Türkenstraße 89
80799 München
Tel.: 089 651285-0

Alle Rechte, insbesondere das Recht der Vervielfältigung und Verbreitung sowie der Übersetzung, vorbehalten. Kein Teil des Werkes darf in irgendeiner Form (durch Fotokopie, Mikrofilm oder ein anderes Verfahren) ohne schriftliche Genehmigung des Verlages reproduziert oder unter Verwendung elektronischer Systeme gespeichert, verarbeitet, vervielfältigt oder verbreitet werden. Wir behalten uns die Nutzung unserer Inhalte für Text und Data Mining im Sinne von § 44b UrhG ausdrücklich vor.

Rezeptteil: Chris Gamperl
Umschlaggestaltung und Layout: Pamela Machleidt
Umschlagabbildung links und Übungsfotos: Nils Schwarz
Satz: Carsten Klein
Druck: Balto Print UAB, Litauen
Printed in the EU

ISBN Print 978-3-7423-0745-3
ISBN E-Book (EPUB, Mobi) 978-3-7453-0386-5

Wir produzieren nachhaltig
www.m-vg.de

Weitere Informationen zum Verlag finden Sie unter
www.rivaverlag.de
Beachten Sie auch unsere weiteren Verlage unter www.m-vg.de

INHALT

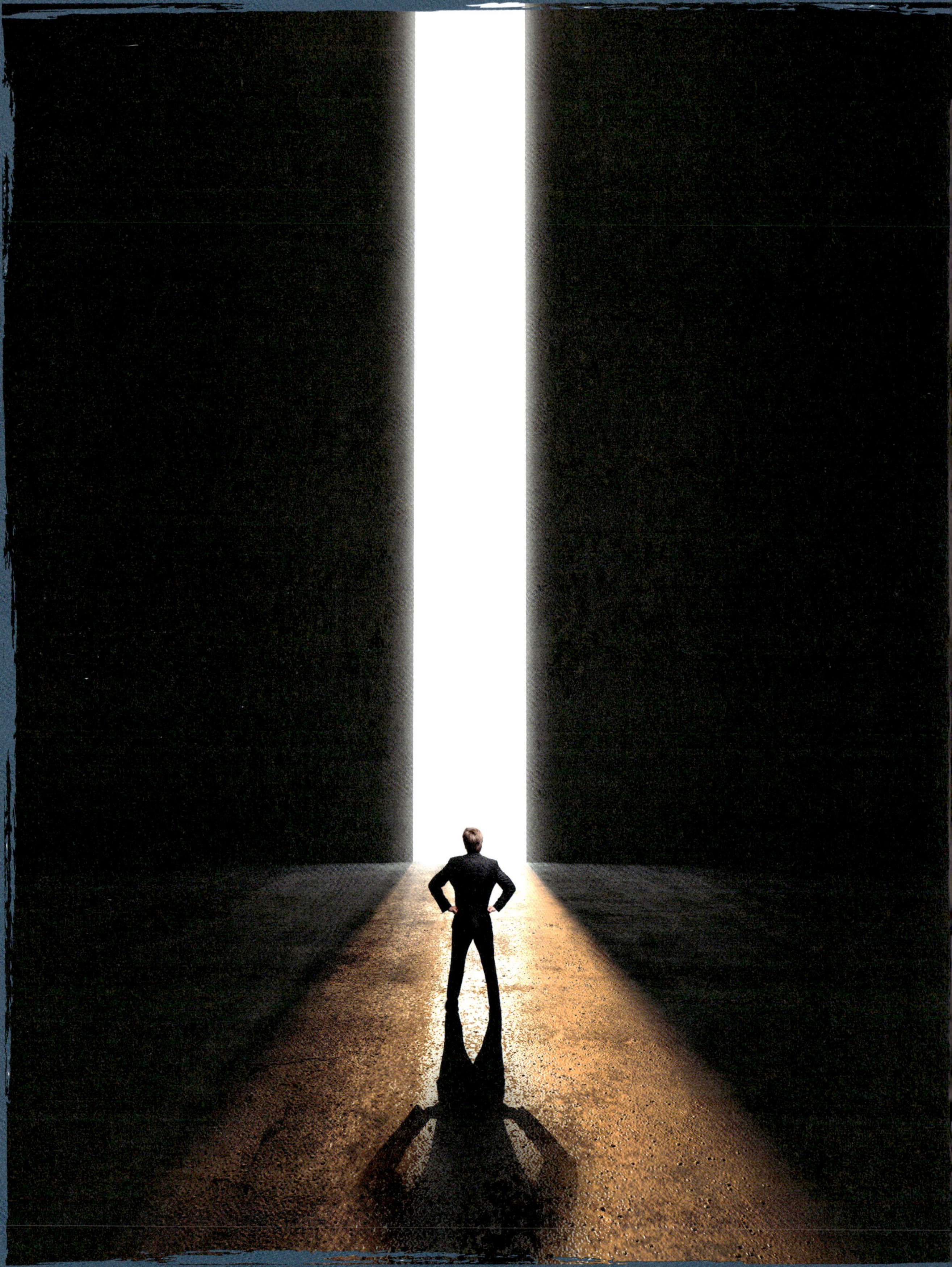

WILLKOMMEN ZUR WAHRSCHEINLICH GRÖSSTEN FITNESSHERAUSFORDERUNG DEINES LEBENS!

Du hast dich entschieden, bei der *Fit ohne Geräte* 90-Tage-Challenge mitzumachen? Fantastisch! Dir steht eine intensive Zeit bevor, in der du dich wie vielleicht nie zuvor in deinem Leben mit deinem Körper befassen und dich täglich neuen Herausforderungen stellen wirst. Ich habe für dieses Buch ein bisher einzigartiges Programm entwickelt: 90 Tage kontinuierlich gesteigertes Training mit dem eigenen Körpergewicht, so fordernd wie noch nie, kombiniert mit einfachen, leicht umsetzbaren Anweisungen für eine optimierte Ernährung und einen Lifestyle, der das Programm ideal unterstützt. Bei der Challenge geht es nicht nur um Muskelaufbau und Fettabbau – obwohl du auch dies damit erreichen kannst und wirst. Unser Ziel ist echte Ganzkörperfitness und dazu gehört mehr als nur Muskeln, die im Spiegel gut aussehen. Uns geht es darum, dich für das echte Leben fit und stark zu machen, sodass du die Herausforderungen deines Alltags mit links nimmst! Ich spreche hier von Kraft, Ausdauer, einer gesunden, aufrechten Haltung, Beweglichkeit, Koordination, Willensstärke und eisernem Durchhaltevermögen, Belastbarkeit, Selbstbewusstsein, einer tollen Ausstrahlung und natürlich auch einem definierten, attraktiven Body, in dem du dich wohlfühlst.

In den kommenden drei Monaten werden wir also jeden Tag Zeit miteinander verbringen. Dabei werde ich dir als Trainer und Begleiter, als Antreiber und Motivator, als Berater und Betreuer beistehen – nicht nur bei den Workouts, sondern auch bei deiner Ernährung und deiner Regeneration. Mit diesem Rundumpaket wirst du in kürzester Zeit erstaunliche Erfolge erzielen und nebenbei alles darüber lernen, wie du deinen Körper in seine bestmögliche Verfassung bringen kannst. Ich habe völlig neue Übungen entwickelt und daraus zwölf verschiedene, hochintensive Workouts zusammengestellt, die den ganzen Körper trainieren und deinen vollen Einsatz verlangen. Egal ob du vor allem Fett reduzieren oder Muskeln aufbauen willst: Mit unserem individuell angepassten Ernährungsplan wirst du dein Ziel erreichen.

Als Fitnesstrainer und -ausbilder ist es mein Job, Menschen zu ihrer bestmöglichen körperlichen Verfassung zu verhelfen. Als zertifizierter Ausbilder beim US-Militär habe ich mit Männern gearbeitet, für die Fitness nicht nur lebensbereichernd, sondern absolut lebensnotwendig ist: den Elitetruppen der United States Special Operations, zum Beispiel den Navy SEALs oder den Green Berets der Army. Diese Elitesoldaten sind für ihren eisernen Willen und ihre Disziplin weltberühmt. Sie übernehmen unter Einsatz ihres eigenen Lebens die heikelsten und schwierigsten Aufträge, die es beim Einsatz in Krisen- oder Kriegsgebieten auszuführen gibt, und müssen jederzeit in der Lage sein, ihre volle Leistung abzurufen. Was sie nicht haben, ist Zeit. Langwierige Fitnessprogramme sind nicht geeignet, um im Einsatz in bestmöglicher Form zu bleiben. Es wird immer wieder gesagt, ich hätte das Trainingsprogramm der härtesten Typen der Welt revolutioniert. Als ich Ausbilder bei den Spezialeinheiten war, galt dort tatsächlich noch das Prinzip »viel hilft viel«. Die Soldaten trainierten und liefen viel zu lang. Das hatte wahnsinnig hohe Verletzungszahlen zur Folge. Bis ich mein Bodyweight-Konzept einführte und das Wesentliche in den Mittelpunkt rückte. Und siehe da: Die Rekruten wurden schneller stärker – und verletzten sich dabei deutlich weniger.

Die Übungen und das Programm, das ich entwickelt habe, um diese harten Jungs in kürzester Zeit für den Einsatz fit zu machen, hatten aber noch ein paar andere Vorteile: Sie waren überall durchführbar und kosteten nichts, da keinerlei Equipment erforderlich war und wir nur mit dem eigenen Körpergewicht und einigen simplen Gegenständen trainierten. All diese Pluspunkte dürften der Grund dafür sein, dass *Fit ohne Geräte* heute weltweit bekannt ist und allein in den deutschsprachigen Ländern über eine halbe Million Menschen sich nach meinem Konzept des Bodyweight-Trainings fit halten.

Ich habe das einst für die Elitesoldaten konzipierte Trainingsprogramm über die Jahre immer weiter entwickelt, ausgebaut und verfeinert, um es für jedermann benutz- und adaptierbar zu machen.

Heute arbeite ich vor allem mit und für Menschen wie du und ich, die im alltäglichen Leben einerseits einem normalen Beruf nachgehen und dafür eine körperliche und psychische Grundlage brauchen, andererseits aber nicht täglich mehrere Stunden im Fitnessstudio verbringen wollen. Und das ist auch weder sinnvoll noch nötig! Denn wie du vielleicht schon weißt, hast du dein Fitnessstudio stets dabei – deinen eigenen Körper. Er ist nicht nur Ziel unseres Trainings, sondern auch das beste Trainingsgerät, das es gibt. Training mit dem eigenen Körpergewicht hat sich tatsächlich auf das Erfolgreichste bewährt, nicht nur bei den Spezialeinheiten, sondern bei jedem, der es praktiziert.

Auch deshalb habe ich *Fit ohne Geräte* entwickelt und nun dieses weitere Buch in der Reihe geschrieben: Ich möchte, dass so viele Menschen wie möglich mit diesem eigentlich so simplen Konzept erfolgreich sind. Ich möchte, dass du erfolgreich bist!

In den vergangenen Jahren haben Millionen von Menschen aus der ganzen Welt begonnen, nach meiner Anleitung mit ihrem Körpergewicht zu trainieren, in jedem Alter und mit den unterschiedlichsten Zielen. Aus schmächtigen jungen Kerlen wurden kräftige, selbstbewusste junge Männer. Senioren, die dachten, sie könnten gar nicht mehr ins Training einsteigen, wurden in fortgeschrittenem Alter noch einmal stärker, beweglicher und gewannen so ganz neue Lebensfreude. Was sie alle verbindet: Wo auch immer die Menschen nach dem Konzept von *Fit ohne Geräte* trainiert haben, waren sie erfolgreich. Ohne Geld für teure Mitgliedschaften oder Geräte auszugeben und vor allem mit einem Zeit-Nutzen-Faktor, der seinesgleichen sucht.

Ich habe seitdem Nachrichten aus den verschiedensten Ländern der Welt erhalten und freue mich jedes Mal sehr, wenn mir jemand schreibt: »Mark, du hast mein Leben verändert.« Wenn es jemand mit meinem Programm geschafft hat, endlich abzunehmen. Oder ein paar Kilogramm Muskeln zuzulegen. Wenn Menschen mithilfe meiner Trainingsprogramme stärker, gesünder und am Ende auch glücklicher geworden sind.

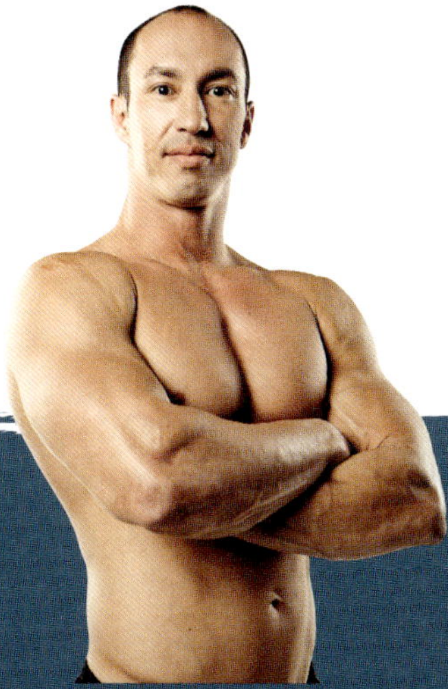

DARF ICH MICH VORSTELLEN: MARK LAUREN – DEIN PERSONAL TRAINER

Geboren wurde ich 1977 zwar in den USA – aufgewachsen bin ich als Sohn eines Vaters philippinischer und einer Mutter deutscher Herkunft aber in Deutschland. Wir lebten bis 1986 in der Nähe von Frankfurt, ehe wir in die USA zurückkehrten. Ich habe seitdem die Welt bereist, aber Deutschland wird immer eine zweite Heimat für mich bleiben. Ich mag die deftige bayrische Küche! Und ich mag auch die Menschen – sie sind verantwortungsbewusst, zielstrebig und sie mögen es nicht, Zeit zu verschwenden. Wahrscheinlich ist das auch ein Grund, warum *Fit ohne Geräte* gerade in Deutschland so populär ist.

Dass ich überhaupt die Gelegenheit dazu bekam, mein eigenes Bodyweight-Trainingskonzept zu entwickeln, ergab sich so: 1996 trat ich ins Militär ein und wurde bis 1998 an der McChord Air Force Base in Washington zum Special Tactics Combat Controller ausgebildet. Die Ausbildung umfasste unter anderem Tauchen und Überleben im Wasser, Fallschirmspringen, Überlebens- und Kriegsgefangenentraining sowie eine Fluglotsenausbildung. Das Fitnesstraining, das wir zu absolvieren hatten, war hart und umfangreich. Vor allem die Ausdauerläufe mit voller Ausrüstung, die wir später in der Realität überhaupt nicht zu absolvieren hatten und die viele Verletzungen mit sich brachten, gaben mir zu denken.

Ab 2005 – ich wurde damals Ausbilder an der Keesler Air Force Base in Mississippi – befasste ich mich dann intensiv damit, wie sich das Fitnesstraining der Spezialeinheiten einfacher und effektiver gestalten ließe. Ich erfand *You Are Your Own Gym*, die amerikanische Version von *Fit ohne Geräte*. Bei den vielen Rekruten, die ich begleiten durfte, hat sich das neue Trainingsprogramm sehr schnell bewährt: Die Verletzungsquoten sanken, die Leistungsfähigkeit stieg. Und mir wurde bald klar, dass ich dieses Trainingskonzept nicht einigen Auserwählten vorbehalten durfte.

Ich selbst habe das Krafttraining als unersetzbaren Bestandteil meines Lebens schätzen gelernt. Weil es mir die Macht gibt, Dinge zu verändern. Wir können diese Welt nicht kontrollieren – aber wir können uns kontrollieren und so am Ende doch Einfluss auf unser Umfeld nehmen.

Trainieren ist eine Metapher für das Leben: Wir setzen uns Ziele, wir arbeiten hart, um diese Ziele zu erreichen – und haben am Ende Erfolg. Der Weg dorthin ist nicht immer einfach, er fordert vielleicht alles von uns, aber wenn wir es geschafft haben, werden wir belohnt. Nicht nur mit dem Erreichten, sondern auch mit dem großartigen Gefühl, eine Herausforderung bestanden zu haben.

Auch die 90-Tage-Challenge wird nicht einfach, so viel kann ich dir jetzt schon sagen. Aber am Ende wirst du stolz sein, dass du es geschafft hast, und dich an einem völlig neuen Körpergefühl erfreuen. Aber nicht nur dein Körper wird sich in diesen 90 Tagen verändern, sondern auch dein Denken. Du wirst Woche für Woche hart trainieren, bewusst essen und viel lernen. Mein größter Wunsch ist es, dass auch du am Ende sagst: »Mark, du hast mein Leben verändert!« Es wäre mir eine Ehre.

FIT OHNE GERÄTE – WARUM DAS TRAINING MIT DEM EIGENEN KÖRPERGEWICHT SO EFFIZIENT IST

Wir alle kennen die Verlockungen der Fitnessindustrie, denen wir in der Werbung überall begegnen. Da heißt es: Wenn du dich in genau diesem Studio anmeldest oder dir genau dieses Gerät bestellst, stellt sich der Trainingserfolg auf wundersame Weise ganz automatisch ein. Natürlich ist es eine schöne Vorstellung, dass wir uns Fitness und Gesundheit einfach kaufen können. Für das gute Gewissen, in Lebensqualität investiert zu haben, gehen wir in Premiumfitnessstudios und ordern die teuersten Nahrungsergänzungsmittel, die der Markt zu bieten hat. Etwas Gutes tun wir damit vor allem dem Geldbeutel von jemand anderem – da hat das Marketing der Fitness- und Gesundheitsbranche wieder einmal prächtig funktioniert.

Du allerdings hast dir dieses Buch besorgt. Vielleicht hast du es auch geschenkt bekommen – egal. Und wahrscheinlich weißt du schon, was ich dir jetzt sagen werden: Fitness muss kein Geld kosten. Du benötigst weder ein Studio noch irgendwelche trendy Geräte. Nicht einmal Hanteln! Es ist eigentlich so einfach (und günstig), fit, stark und schön zu werden. Das Einzige, was du benötigst, ist das Wissen, wie du deinen eigenen Körper als Trainingsgerät nutzen kannst – und die Motivation, das auch zu tun. Das ist die Essenz von *Fit ohne Geräte*. Die 90-Tage-Challenge macht das Training ohne Geräte nun zum einen noch einfacher, zum anderen härter. Einfacher, weil dir hier genau vorgegeben wird, wie du zu trainieren und zu essen hast. Ein Zusammenstellen von Übungen und Trainingsplänen ist also nicht nötig. Du musst nur 90 Tage lang meinen täglichen Anweisungen folgen und der Erfolg stellt sich automatisch ein. Härter wird das Training mit der Challenge, weil es sich hier um ein Intensivprogramm handelt, bei dem du dich über eine gewisse Zeit jeden Tag mit deiner Fitness auseinandersetzt, um das Maximum aus dir herauszuholen.

Fängst du gerade erst mit dem Training an, versteh die Challenge als Fitness-Bootcamp, das dich in die beste Form deines Lebens bringen wird und in dem du alles lernst, was du über einen fitten, modernen Lifestyle wissen musst. Hast du schon Trainingserfahrung, ist die Challenge deine Intensivweiterbildung, was Fitness und Lifestyle betrifft.

Was ich von dir verlange, ist, dass du bei unseren Workouts drei- oder viermal die Woche 30 Minuten lang bereit bist, alles zu geben. Außerdem solltest du während dieser 90 Tage ein paar alte Gewohnheiten hinter dir lassen. Denn wer aussehen möchte wie ein Athlet, muss auch wie ein Athlet trainieren!

Zunächst solltest du wissen, welche unschlagbaren Vorteile das Training mit dem eigenen Körpergewicht hat – der finanzielle Aspekt ist dabei nur einer von vielen. Das klassische Krafttraining an Maschinen, wie wir es aus vielen Fitnessstudios kennen, isoliert einzelne Muskeln und trainiert diese auf eine Weise, wie sie im normalen Leben nie benutzt werden. Die geführten Bewegungsabläufe sind oft so realitätsfern, wie sie es nur sein können. Oder wann hast du zum letzten Mal in deinem Alltag auf dem Bauch liegend deine Beine gebeugt? Vielleicht hast du Freunde, die regelmäßig zum »Pumpen« ins Studio gehen und auf Maschinen oder Hanteln schwören. Womöglich werden sie nicht verstehen, warum du nicht auf ihre Art und Weise trainierst. Lass sie reden – am Ende zählt das Ergebnis. Und ich rede hier nicht nur von Kraft.

Das Training mit dem eigenen Körpergewicht orientiert sich an unseren Bewegungen im täglichen Leben, es macht dich stabiler und widerstandsfähiger, vor allem die Rumpfmuskulatur (den »Core«), deren Wichtigkeit gar nicht genug betont werden kann, wird gestärkt – und das bei praktisch jeder Übung.

Wer systematisch trainiert, entwickelt und verbessert Kraft und Energie sowie Muskelausdauer, stärkt sein Herz-Kreislauf-System und schult Schnelligkeit, Balance, Koordination und Beweglichkeit. Er wird sich kraftvoller und eleganter bewegen, aufrechter gehen, widerstandsfähiger sein, länger durchhalten (wobei auch immer) und besser aussehen. Denn eines ist klar: Wir trainieren nicht, um eine Übung besser zu bewältigen, um immer mehr Wiederholungen zu schaffen und auf Kosten der Gesundheit und Beweglichkeit bergeweise rohe Muskelmasse anzuhäufen. Wir trainieren, um im Leben erfolgreicher zu sein!

Wer ohne Geräte mit meinen Programmen trainiert, hat verstanden, dass das Training uns für das Leben stark machen soll und nicht umgekehrt. Daher muss es auch ideal an die Herausforderungen des Alltags und unsere jeweilige Ausgangssituation angepasst werden.

FIT OHNE GERÄTE WELTWEIT

2010 veröffentlichte ich, damals noch im Eigenverlag, mein erstes Buch. Es wurde schnell zum Hit. Ein Jahr später erschien dann *Fit ohne Geräte – Trainieren mit dem eigenen Körpergewicht* in Deutschland. Zusammen mit dem später erschienenen *Fit ohne Geräte für Frauen* hat sich das Buch im deutschsprachigen Raum mittlerweile mehr als eine halbe Million Mal verkauft. Es folgten zahlreiche Ausgaben in anderen Ländern. Auf der ganzen Welt sind es mittlerweile mehr als eine Million Bücher und DVDs, die in 13 Sprachen übersetzt wurden. Mit der 90-Tage-Challenge erscheint nun ein ganz neues Kapitel von *Fit ohne Geräte* – intensiver und effektiver als je zuvor!

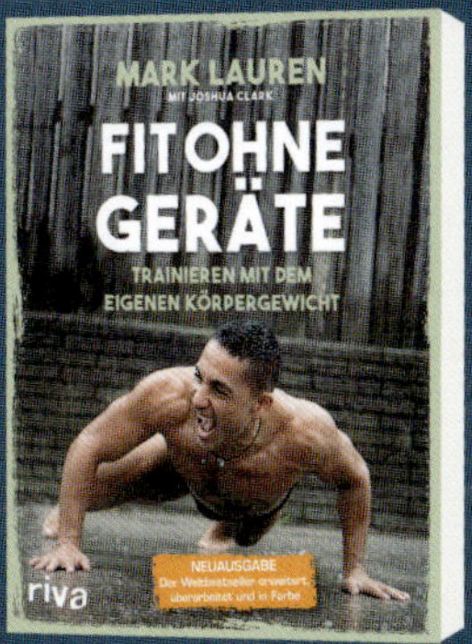

Trainieren kannst du überall. Zu Hause, auf Geschäftsreise, im Urlaub, drinnen wie draußen. Du hast ja dein persönliches Fitnessstudio immer dabei. Mein Programm mit seinen verschiedenen Übungen lässt sich problemlos an die unterschiedlichsten Fitnesslevels anpassen. Sogar meine Oma macht Liegestütze – indem sie sich mit den Händen an einem Tisch abstützt. Viel zu leicht, sagst du? Dann stell die Füße auf den Tisch und mach deine Liegestütze mit einem Arm. Eben!

Vielleicht denkst du jetzt: Aber zusätzlich sollte ich jede Woche noch dreimal joggen gehen! Oder du kennst jemanden, der das für seine Fitness und Gesundheit tut. Nun, egal ob du Fett loswerden, Muskeln zulegen oder auch beides zusammen erreichen willst: Das klassische Ausdauertraining kann diesbezüglich nicht einmal ansatzweise mit hochintensivem Krafttraining mithalten.

Im Gegenteil! Ausdauertraining kann sogar dazu führen, dass der Körper vor allem die schwächsten Muskelfasern mit dem geringsten Volumen aufbaut, »slow twitch« genannt, und die voluminösen, starken, Typ »fast twitch«, aus Effizienzgründen so gut wie nicht berücksichtigt – weil er sie für regelmäßige Ausdauerbelastungen gar nicht braucht. Die Ergebnisse sehen wir am deutlichsten an professionellen Langdistanzläufern, deren Körper zwar zumeist sehr dünn sind, aber kein bisschen geformt.

Ein Rechenbeispiel: Der Körper braucht etwa 20 Kilokalorien pro Tag, um ein Kilo Muskelmasse zu erhalten. Wenn du zwei Kilo zusätzliche Muskelmasse aufbaust und erhältst, können diese im Monat rund 1200 kcal verbrennen. Und das tun sie immer, unabhängig davon, ob du trainierst oder nicht!

Bei der 90-Tage-Challenge wirst du in Intervallen trainieren – und nicht wie mancher Fitnessstudiobesucher behäbig von Übung zu Übung schlurfen. Wir arbeiten mit kurzen, hochintensiven Einheiten: 15 bis 25 Minuten, in denen sich volle Belastung und kurze Pausen abwechseln. Diese Workouts werden nicht nur deine Muskeln, sondern auch deinen Kreislauf richtig herausfordern. Warum Intervalltraining? Weil wir unsere Zeit optimal ausnutzen wollen, um das maximale Ergebnis zu erreichen. Unnützes und Nebensächlichkeiten haben da keinen Platz. Intervalltraining verbrennt viele Kalorien und erzielt schneller, besser und effektiver als jede andere Form des Krafttrainings positive Veränderungen in der Körperzusammensetzung. Es ist anstrengend, ja. Aber der Zeit-Nutzen-Faktor spricht für sich. Anders gesagt: Mit keiner anderen Trainingsform bekommst du mehr Ergebnis für deinen Schweiß.

Ein weiterer grundlegender Vorteil ist, dass beim Intervalltraining zwar während der Einheiten Kohlenhydrate als Energiequelle dienen, aber noch lange Zeit nach dem Training Fettverbrennung stattfindet, bekannt als Nachbrenneffekt. Auch die anderen Anpassungsmaßnahmen des Körpers werden maßgeblich angeschoben: Muskelfasern werden repariert und aufgebaut, Sehnen und Bänder gestärkt, die Knochendichte nimmt zu, der gesamte Blutfluss im Körper wird verbessert.

Du siehst: Wenn du in kürzester Zeit größtmögliche Fitness erreichen willst, ist Intervallkrafttraining dein Weg zum Erfolg! Mit dem Intensivprogramm aus diesem Buch wirst du nach dem modernsten und erfolgreichsten Konzept trainieren. Und von dem Geld, das du dabei gegenüber anderen Trainingsformen sparst, kannst du dir etwas anderes Schönes gönnen.

HOOYA!

Du wirst in diesem Buch immer wieder Hooya-Kästen mit zusätzlichen Informationen finden, die dir einen tieferen Einblick in das Thema der jeweiligen Seite oder einen weiteren Wissensbaustein vermitteln. »Hooya!« ist ein Schlachtruf der US-Spezialeinheiten, der in seiner ursprünglichen Form von den Indianern stammt. Er bedeutet so viel wie »Gib mir mehr!«. Die Indianer riefen »Hooya!«, bevor es zu kriegerischen Auseinandersetzungen kam, um so ihren Feinden ihren unbedingten Willen klarzumachen – die Spezialeinheiten haben den Ausruf übernommen.

WARUM MÄNNER TRAINIEREN

Es gibt viele Gründe, regelmäßiges Kraft- und Fitnesstraining zu betreiben. Fangen wir bei den offensichtlichen an: Eine schöne, sportliche Figur macht attraktiv und selbstbewusst. Breite Schultern, ausgeprägte Brust- und Rückenmuskulatur sowie ein definierter Bauch, am besten mit Sixpack, sehen nun mal gut aus und wirken auch anziehend auf mögliche Geschlechts- und Lebenspartner/-innen.

Jemand, der seinen Körper mag, der die Disziplin, die dahintersteckt, zur Schau stellt, wird von seiner Umgebung ganz anders wahrgenommen als jemand, der undynamisch und gebuckelt durch die Gegend schleicht. Ein trainierter Körper – und kein Sportwagen – ist nun mal das beste Statussymbol, das es gibt: ein aufrechter Gang, zupackende Bewegungen und das Bewusstsein, sowohl im Anzug als auch am Strand einen hervorragenden Eindruck zu machen. Vor allem beim weiblichen Geschlecht! Und ich spreche hier überhaupt nicht von irren Eightpacks und einem Körperfettanteil von unter fünf Prozent – sondern von einer athletischen Figur, die jeder mit alltagstauglichem Training erreichen kann.

Es macht eben einen riesigen Unterschied, ob du in der Früh in den Spiegel blickst und dich schnell wieder wegdrehst oder ob du mit einer gewissen Zufriedenheit über deine Verfassung in den Tag starten kannst. Einige, vor allem untrainierte Menschen nennen das Eitelkeit – dabei liegt dem Ganzen der seit Urzeiten menschliche Anspruch zugrunde, besser für die Herausforderungen des Lebens gerüstet zu sein.

Da steckt weit mehr dahinter als nur gutes Aussehen. Ist ein Körper ideal trainiert, darf man davon ausgehen, dass Beweglichkeit und Motorik überdurchschnittlich geschult sind, dass der Kreislauf gut funktioniert und damit sowohl kurz- als auch langfristig Krankheiten und Verletzungen vorgebeugt wird. Ich höre immer wieder Menschen, die nicht trainieren und wahllos essen, sagen: »Ich möchte jetzt einfach mein Leben genießen.« Jedes Mal denke ich mir dann dabei: Wir sprechen uns in 20 Jahren wieder, wenn du Bandscheibenprobleme und Diabetes hast. Sei dir bewusst: Jedes Training, das du jetzt absolvierst, ist eine Investition in deine Zukunft!

Menschen, die sinnvoll und zielgerichtet trainieren, haben gelernt, einen Fokus zu setzen und sich bisweilen auch ein bisschen zu quälen. Sie haben sich Ziele vorgenommen und erreicht. Sie können Prioritäten setzen und das Wichtige vom Unwichtigen trennen. Klingt ganz nach einem perfekten Arbeitnehmer, oder? Glaub mir: Auch bei einem Vorstellungsgespräch macht es einen großen Unterschied, ob du dort fit erscheinst oder nicht.

So weit der Idealzustand. Vielleicht arbeitest du gerade noch daran, einige Kilos Fett zu verlieren und ein bisschen breitere Schultern zu bekommen. Auch gut! Mag sein, dass es ein paar genetische Freaks gibt, die schon mit perfekt definierten Muskeln auf die Welt gekommen sind. Alle anderen haben dafür gearbeitet. Und du schaffst das auch, wenn du hartnäckig genug bist.

Vielleicht fängst du mit diesem Buch auch gerade erst an, überhaupt zu trainieren – oder steigst nach längerer Pause wieder ein. Umso besser! Dann kannst du dir sicher sein, dass du dich nicht mit irgendwelchen abgedrehten Methoden und teuren Mitgliedschaften aufhältst, sondern den geradlinigen Weg zu deinem Ziel gehst: zu echter Fitness, die ihren Namen verdient hat.

Fitness definiert sich durch mehrere Komponenten: Muskelkraft, Leistung, muskuläre Ausdauer, Herz-Kreislauf-Ausdauer, Schnelligkeit, Koordination, Balance und Beweglichkeit. Meine Workouts sprechen alle diese Aspekte in ihrer Gesamtheit an. Das Praktische dabei ist: Wenn du dich derart umfassend weiterentwickelst, stellen sich die körperlichen Veränderungen ganz von allein ein: die V-Form, eine breite Brust, eine kräftige Bauchmuskulatur und definierte Arme und Beine.

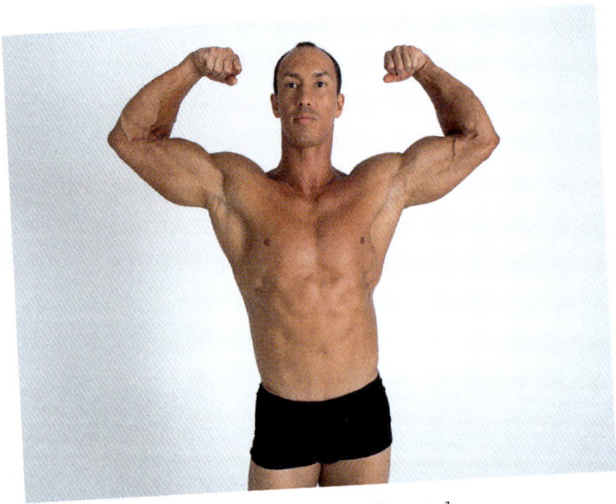

Ein durchtrainierter Körper sollte nicht nur muskulös sein …

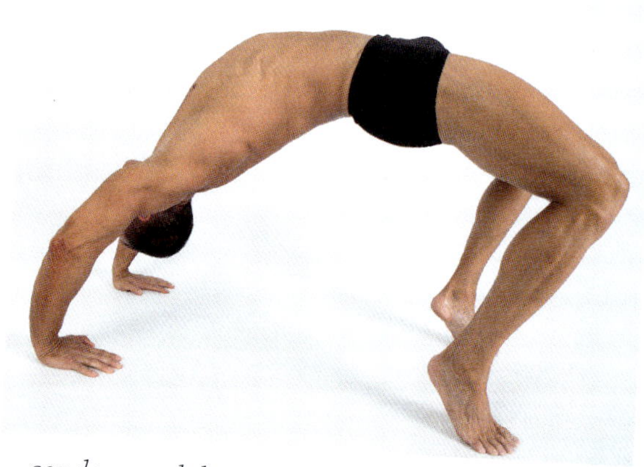

… sondern auch beweglich!

Aber setz dich nicht unter Druck: In kaum einer anderen Branche wird so viel versprochen und geschummelt wie in der Fitness- und Gesundheitsindustrie. Lass dich nicht von perfekt definierten männlichen Models irritieren, die dich von Magazincovern angrinsen. Für solche Fotos haben Hardcore-Entwässerungsdiäten nachgeholfen und danach die Bildbearbeitung am Computer. Vergiss das klassische Bodybuilding – diese Typen sind meistens gar nicht fit! Sie sind vielmehr süchtig nach immer größerem Muskelzuwachs und setzen dafür ihre Gesundheit aufs Spiel. Uns geht es nicht nur um die bloße Optik, sondern auch um die Funktionalität deines Körpers.

Du wirst sehen: Wenn du hart und regelmäßig trainierst, gut isst und dir die nötigen Pausen gönnst, wird sich vieles von allein ergeben: gutes Aussehen, eine selbstbewusstere Ausstrahlung, ein höheres Energielevel und, ja, ein insgesamt aktiveres und erfüllteres Leben! Was du deswegen noch wissen solltest: Regelmäßiges Krafttraining hat durch die vermehrte Testosteron-Ausschüttung schon so manchem Liebesleben zu ganz neuen Höhen verholfen.

Lass dich von deinem Weg also nicht abbringen. In unserer Gesellschaft existieren ja oft noch sehr starre Bilder von Männlichkeit, davon, was Männer zu essen haben, wie sie trainieren und sich verhalten sollen. Je nach deinem Umfeld kann es leichter oder schwerer sein, vorgegebene Muster zu durchbrechen. Jedenfalls müssen wir uns nicht mit gestrigen Weltbildern abgeben. Uns geht es nur darum, in 90 Tagen das Maximum aus dir und deinem Körper herauszuholen. Das Ergebnis wird überaus männlich sein, so viel kann ich dir schon versprechen.

SO FUNKTIONIERT KRAFTTRAINING

Dieses Buch ist keine wissenschaftliche Abhandlung. Dennoch solltest du wissen, was Krafttraining grundsätzlich mit deinem Körper macht. Ich fasse das hier kurz zusammen.

Wenn du trainierst, also die Muskulatur deutlich über das alltägliche Maß hinaus belastest, fügst du den beteiligten Partien auf mikroskopischer Ebene Schäden zu. Klingt ungesund? Ist es überhaupt nicht. Diese kleinen Schäden im Muskel behebt der Körper nicht nur, sondern er verstärkt die beschädigten Strukturen, um für die nächste erhöhte Belastung gewappnet zu sein. Das nennt sich Superkompensation. Genau dieses Prinzip nutzen wir, um die Muskulatur stärker und stärker werden zu lassen. Wir zwingen den Körper praktisch dazu, sich immer höheren Reizen und schwierigeren Aufgaben anzupassen.

Stell dir das bildlich so vor: Ein Blatt Papier versinnbildlicht einen Muskel. Nun trainierst du – das Papier reißt ein Stück weit ein. Nach dem Training passt sich der Körper an – du klebst Klebeband auf den Riss. Der Riss wird dadurch nicht nur behoben, das Papier ist an dieser Stelle sogar noch verstärkt – das ist die Superkompensation. Und so geht das Schritt für Schritt, Training für Training weiter. Deine Muskeln werden widerstandsfähiger und damit auch größer.

Sieh dir die folgende Grafik an, die das Prinzip der Superkompensation schematisch darstellt.

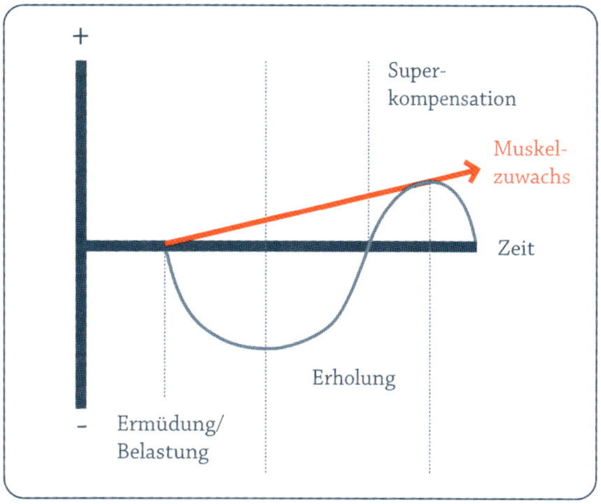

Folgt eine angemessene Erholungsphase auf eine hohe Belastung, antwortet der Körper mit Superkompensation.

Genauso wie die Muskulatur passen sich aber auch das Herz-Kreislauf- und das Nervensystem an die neuen Belastungen an. So funktionieren zum Beispiel der Nährstofftransport durch das Blut und die Koordination deiner Muskulatur besser. Und zwar nicht nur bei zukünftigen Trainingseinheiten, sondern immer!

Mach dir das noch einmal klar: Ein paarmal in der Woche 30 Minuten trainieren – und du machst deinen Körper um ein Vielfaches leistungs- und widerstandsfähiger. Ganz zu schweigen vom Wohlfühleffekt: Wenn du trainiert und aktiv bist, kannst du fast nicht anders, als dich selbst zu mögen. Du siehst: Auch dein seelisches Wohlbefinden profitiert vom Krafttraining!

DIE 90-TAGE-CHALLENGE: WAS DICH ERWARTET

Vielleicht trainierst du schon mit *Fit ohne Geräte* und hast dein Training somit viel effektiver gestaltet, vielleicht bist du neu dabei – egal. So oder so wirst du mit der 90-Tage-Challenge ganz neue Reize setzen und damit deutliche Erfolge erzielen. Es handelt sich um ein Intensivprogramm, das es in dieser Form noch nicht gegeben hat: Du wirst dabei nicht nur deinen Körper und seine Fähigkeiten grundlegend weiterentwickeln, sondern auch deine Psyche – und natürlich auch dein Wissen über Fitness und Gesundheit.

Warum 90 Tage? Dieser Zeitraum ist einerseits kurz genug, damit du dich mit voller Power und ganzem Herzen diesem Programm verschreibst und es auch durchziehen kannst. Andererseits ist er lang genug, damit sich grundlegende Veränderungen in deinem Leben verankern können. Kurz gesagt: In drei Monaten wirst du dich in der wohl besten Form deines Lebens befinden. Stärker, gesünder, selbstbewusster als je zuvor. Was du dafür wissen und leisten musst, erfährst du von mir.

Drei- bis viermal pro Woche wird trainiert, wobei ich dir dein Workout genau vorgebe. An den trainingsfreien Tagen kümmern wir uns um deine Regeneration, deine Ernährung oder deinen Lifestyle.

Du wirst jeden Tag mindestens eine Aufgabe (und manchmal noch eine Bonusaufgabe) zu bewältigen haben. Es ist ganz entscheidend, dass du alle diese Aufgaben erfüllst – das ist die Herausforderung, die »Challenge«, die du mit diesem Buch eingehst. Das Programm wird dich fordern, das ist klar. Sicher wirst du körperlich an deine Grenzen gehen und bezüglich einiger Dinge umdenken müssen. Aber hey: Du hast dir dieses Buch besorgt, weil du etwas erreichen oder in deinem Leben verändern willst! Ergreife die Chance und nimm jetzt für die nächsten 90 Tage die Challenge an. Ich werde dich auf diesem Weg begleiten und unterstützen. Ich weiß selbst ganz genau, wie es sich anfühlt, wenn man all seine Kraft aufbringen und sich durchkämpfen muss. Vielleicht wirst du das Buch an dem einen oder anderen Workout-Tag am liebsten in die Ecke schmeißen und mich und mein Trainingsprogramm verfluchen wollen. Das kannst du ruhig tun. Aber danach wird trainiert!

Merk dir: Die Aufgabe von heute ist die Gewohnheit von morgen! Alles, was ich dir an einem Tag zeige oder auftrage, wirst du für den Rest der Challenge – und im besten Fall für den Rest deines Lebens – weiter berücksichtigen!

Deine Wochenpläne und täglichen Herausforderungen sehen so aus:

WOCHEN 1 BIS 4

Tag 1	Tag 2	Tag 3	Tag 4	Tag 5	Tag 6	Tag 7
Workout	Wissen	Workout	Lifestyle	Workout	Lifestyle	Regeneration

WOCHEN 5 BIS 13

Tag 1	Tag 2	Tag 3	Tag 4	Tag 5	Tag 6	Tag 7
Workout	Workout	Wissen	Workout	Workout	Lifestyle	Regeneration

Wir arbeiten uns Schritt für Schritt von den Basics eines gesunden und aktiven Lebens bis zum Feintuning vor. In den ersten vier Wochen schaffen wir die Grundlagen für erfolgreiches Training und festigen diese mit nährstoffreicher, sportgerechter Ernährung, der richtigen Flüssigkeitszufuhr, einer Gewinner-Einstellung und ausreichend Regeneration mit dem Hauptaugenmerk auf Schlaf. Dann wenden wir uns vier Wochen lang deinem Alltag zu: wie du dich darauf vorbereitest, richtig zu essen, wie du deine Challenge auch unter schwierigen Umständen durchziehst und wie du dir mit bestem Gewissen etwas gönnen kannst. Im letzten Teil des Programms sorgen wir dafür, dass sich dein neuer Lifestyle fest in deinem Leben verankert, blicken nach vorne und bereiten den Weg für deine sportliche und aktive Zukunft. Konkret sehen die 13 Wochen der Challenge dann so aus:

WOCHENÜBERSICHT

1. Woche	Die perfekte Ernährung: wie du richtig einkaufst und isst
2. Woche	Trink, so viel du kannst – aber ohne Kalorien!
3. Woche	So findest und erreichst du dein persönliches Ziel
4. Woche	Gute Nacht! Das Zaubermittel Schlaf
5. Woche	Die Planung macht's: Essen im Alltag und im Job
6. Woche	Durchhalten, auch wenn es einmal keinen Spaß macht
7. Woche	Versuchungen und wie du ihnen widerstehst
8. Woche	Belohnen ist wichtig – wenn du es clever machst
9. Woche	Ganz natürlich: deine Ernährungsbooster
10. Woche	Der Soundtrack deines Lebens – die Power der Musik
11. Woche	Fitness macht Lebensfreude! Lass sie raus!
12. Woche	Was kommt danach? Setz dir langfristige Ziele!
13. Woche	Das hast du erreicht: deine Abschluss-Checks

Um deinen Alltag besser planen zu können, empfehle ich dir, immer schon am Vortag das Programm für den nächsten Tag zu überfliegen. So weißt du, ob ein Workout oder ein Einkauf bevorsteht, und kannst dir schon mal überlegen, wie du das zeitlich am besten unterbringst. Es ergibt jedoch wenig Sinn, mehr als einen Tag vorauszulesen. Konzentrier dich einzig und allein auf deine täglichen Aufgaben, die du bewusst, konzentriert und motiviert umsetzen sollst. Außerdem findest du es sicher auch spannender, immer wieder überrascht zu werden, als vorher schon alle Aufgaben zu kennen.

Das oberste Ziel der 90-Tage-Challenge ist: sie bestehen! Und bestehen bedeutet, alle einzelnen Aufgaben erfolgreich zu absolvieren. Wenn du das schaffst, wirst du auch dein individuelles Ziel erreichen. Muskeln auf- und Fett abbauen wirst du so oder so.

SO TRAINIERST DU BEI DER 90-TAGE-CHALLENGE

Jede Trainingseinheit hat die gleiche Struktur: Zuerst wird ein Warm-up ausgeführt, dann das Workout, dann ein Cool-down. Die Workouts selbst werden dir gar nicht erst die Gelegenheit geben, zu trödeln: Manchmal sind die Pausenzeiten exakt vorgegeben, manchmal trainierst du in einem festgelegten Zeitrahmen, an anderen Tagen hörst du erst auf, wenn du eine gewisse Anzahl an Wiederholungen und Sätzen erreicht hast. Damit jeder auf dem richtigen Level trainiert und in den 90 Tagen bis an seine Grenzen gefordert, aber nicht überfordert wird, gibt es alle Workouts in drei aufeinander aufbauenden Intensitätsstufen. Du hast gleich am ersten Tag der Challenge, dann am Anfang jeder Woche, später alle zwei Wochen die Gelegenheit, eine Stufe aufzusteigen und noch anspruchsvollere Übungen zu absolvieren. Die Technik geht allerdings immer vor! Sei ehrlich zu dir selbst: Nur wenn du die Übungen wie gefordert mit der perfekten Form absolvierst, hast du die Anforderungen erfüllt. Um deine Beweglichkeit und deine Koordination zu schulen, kannst du an jedem siebten Tag zusätzlich noch ein Mobility-Training absolvieren. Wenn du die einzelnen Übungen noch nicht gut kennst, solltest du dir die Übungsbeschreibungen am Vorabend vor einem Workout-Tag schon einmal durchlesen und die Bewegungsabläufe einüben, damit du mit ihnen vertraut bist, wenn es darauf ankommt.

In den ersten vier Wochen trainierst du dreimal pro Woche. Wenn dein Körper sich an die Belastung gewöhnt hat, erhöhen wir die Intensität: In den Wochen 5 bis 13 trainierst du viermal die Woche. Das klingt nach viel? Mehr als eine halbe Stunde wirst du pro Workout nicht beschäftigt sein. Und das müsste sich doch immer einrichten lassen, selbst wenn du im Urlaub oder auf Geschäftsreise bist.

Also, gib alles und enttäusche mich nicht!

SO ISST DU BEI DER 90-TAGE-CHALLENGE

Männer haben durchaus unterschiedliche Ziele, wenn es um die Verbesserung ihrer Figur geht: Bei dem einen steht die Fettreduktion im Vordergrund, bei einem anderen Muskelaufbau und Gewichtszunahme. Dein individueller Schwerpunkt bestimmt, wie du dich während der 90 Tage und darüber hinaus ernähren solltest.

Für alle gilt jedoch, dass es vom ersten Tag der Challenge an fünf Mahlzeiten am Tag gibt, nach dem Schema Frühstück – Snack – Mittagessen – Snack – Abendessen, die etwa im Rhythmus von drei Stunden eingenommen werden. Solltest du nach vier Mahlzeiten nicht mehr hungrig sein, darfst du die letzte auch weglassen, wenn Gewichtsabnahme oder Körperformung dein Ziel ist. Ja, das kann bedeuten, dass du deine Ernährung grundlegend umstellen musst. Und nein, das ist keine Verhandlungsbasis. Auch auf die Gefahr hin, dass ich mich wiederhole: Deine Ernährung ist ein entscheidender Erfolgsfaktor. Isst du nicht richtig, sabotierst du deine Ziele! Rezepte für Mahlzeiten findest du ab Seite 163, teilweise auch an den einzelnen Tagen der Challenge im Buch. Beginnend mit Tag eins suchst du dir aus den jeweiligen Kategorien heraus, worauf du Lust hast, oder machst dich selbst auf die Suche nach passenden Rezepten. Wie du dabei vorgehen sollst, wirst du noch erfahren. Für den Fall, dass du manchmal nicht selbst kochst, erkläre ich dir, wie du deine Mahlzeiten außer Haus richtig auswählen und planen kannst. Mehr musst du für den Anfang gar nicht wissen – im Laufe der 90 Tage lernst du Schritt für Schritt, worauf es ankommt.

Wir unterscheiden zwischen drei verschiedenen Trainingszielen – und steuern dies über die Ernährung, speziell über die Kohlenhydratzufuhr. Dabei bevorzugen wir stärkehaltiges Gemüse wie Kartoffeln sowie Hülsenfrüchte, Obst, Reis oder Vollkornprodukte. Weißmehlprodukte und raffinierten Zucker werden wir hingegen vermeiden. Je nachdem, was dein Ziel ist, gilt für deinen Ernährungsplan:

Abnehmen: eine faustgroße Portion Kohlenhydrate zu einer der fünf Mahlzeiten.

Gewicht halten/Körper formen: zwei faustgroße Portionen Kohlenhydrate verteilt auf die fünf Mahlzeiten.

Zunehmen/Muskelaufbau: beliebig viele Portionen Kohlenhydrate pro Tag.

Du kannst auch komplett auf Kohlenhydratbeilagen zu deinen Mahlzeiten verzichten, wenn das besser zu deinem Ziel passt.

Da gerade Shakes mit Obst oder Gemüse sowie einem Proteinanteil optimal geeignet sind, um dich während der Challenge und insbesondere nach den Workouts mit allen wichtigen Nährstoffen zu versorgen, empfehle ich dir, einen Mixer, Pürierstab oder Entsafter zu besorgen. Wenn du einen Entsafter hast – großartig! Diese Geräte sind zwar furchtbar, was das Reinigen betrifft, aber wahnsinnig praktisch, weil du einfach alles an Gemüse und Obst hineinwerfen kannst und das Resultat eigentlich immer schmeckt. Natürlich helfen auch ein Mixer oder zumindest ein Pürierstab. Wenn du wenig Platz hast, solltest du dir zumindest Letzteres zulegen – gute Geräte bekommst du schon für um die 30 Euro.

HOOYA!

Kohlenhydrate haben mittlerweile in manchen Kreisen den Ruf als Todfeinde der gesunden Ernährung erlangt. Dazu möchte ich Folgendes klarstellen: Ja, wir essen im Schnitt viel zu viel Zucker (also den Grundbaustein aller Kohlenhydrate), und das ist tatsächlich nicht gut, aus vielerlei Gründen: Zucker hat keinen echten Nährwert, birgt ein Heißhungerrisiko und Diabetesgefahr, um nur einige zu nennen. Als aktive Menschen brauchen wir bisweilen aber schnellen Brennstoff. Du wirst deine Kohlenhydratzufuhr im Rahmen dieses Programms sicherlich reduzieren. Auf Zucker solltest du möglichst ganz verzichten und stattdessen sogenannte komplexe Kohlenhydrate wie stärkehaltiges Gemüse oder Vollkornprodukte zu dir nehmen. Wichtig ist vor allem, und darauf werde ich zu Beginn der 90-Tage-Challenge wieder zu sprechen kommen, dass die Qualität deiner Ernährung insgesamt stimmt.

Wir werden uns im Laufe der kommenden 90 Tage ausführlich mit deiner Ernährung beschäftigen. Eine Sache nehme ich allerdings vorneweg, weil sie so elementar wichtig ist: Wenn du erfolgreich trainieren willst, musst du genügend Eiweiß essen! Eiweiß, gleichbedeutend mit Protein, ist mit den Aminosäuren, aus denen es aufgebaut ist, für uns der wichtigste Nährstoff überhaupt. Ohne Eiweiß funktioniert kein Muskelwachstum, keine Definition, keine Regeneration. Mehr noch: Ohne Eiweiß in unserem Körper gäbe es unter anderem kein starkes Immunsystem und kein festes Bindegewebe. Wie praktisch, dass eiweißhaltige Nahrungsmittel sich auch noch sehr schmackhaft zubereiten lassen und zudem noch satt machen. Merk dir also schon jetzt: keine Mahlzeit mehr ohne Eiweiß!

Diese Nahrungsmittel haben einen sehr hohen absoluten Eiweißgehalt pro 100 Gramm:

Proteinpulver (Milch, Molke, Ei)	80–90 g
Proteinpulver (Erbse, Reis)	ca. 80 g
Joghurtkäse	ca. 35 g
Sojabohnen (reif)	ca. 35 g
Harzer Käse	ca. 30 g
Forellenfilet (geräuchert)	ca. 30 g
Räucher- und Lachsschinken	25–30 g
Pute (Brust)	25–30 g
Seitan	25–30 g
Hähnchen (Brust)	25–30 g
Käse (Emmentaler, Gouda, Edamer)	25–30 g
Rote Linsen	25–30 g
Erdnüsse	ca. 25 g
Thunfisch (in Wasser)	ca. 25 g
Seelachs (geräuchert)	ca. 25 g
Rindfleisch	20–25 g
Schweinefleisch	20–25 g
Lachs (Filet)	ca. 20 g
Kichererbsen (getrocknet)	ca. 20 g
Kochschinken	ca. 20 g
Makrele (geräuchert)	ca. 20 g
Cashewnüsse	ca. 20 g
Garnelen	15–20 g
Rinderhack	15–20 g
Ente (Brust)	ca. 15 g
Hüttenkäse	10–15 g
Quark (10 % Fett)	10–15 g
Hühnerei	ca. 10 g
Tofu (natur)	ca. 10 g
Kidneybohnen	ca. 8 g
Erbsen	ca. 5 g
Kuhmilch, Joghurt (3,5 % Fett)	ca. 3,5 g

Nicht jedes Eiweiß in Nahrungsmitteln kann vom Körper gleich gut in körpereigenes Eiweiß umgewandelt werden. Die sogenannte biologische Wertigkeit gibt Aufschluss darüber, wie gut das Aminosäureprofil, also die Bestandteile des Eiweißes, zur menschlichen Weiterverwertung passen. Kurz gefasst: Je höher die biologische Wertigkeit deiner Nahrung, desto besser kann dein Körper damit Muskeln aufbauen und regenerieren. Als Maßstab für die biologische Wertigkeit eines Nahrungsmittels wurde das Hühnerei herangezogen. Für das darin enthaltene Eiweiß wurde der Wert 100 festgelegt. Durch die Kombination von Nahrungsmitteln lässt sich die Wertigkeit der enthaltenen Eiweiße aber noch erhöhen. Achtung: Dieser Wert sagt nichts über den Proteingehalt an sich aus – nur über die Verwertbarkeit! Idealerweise kombinierst du also Nahrungsmittel mit hoher Wertigkeit UND hohem absoluten Eiweißgehalt.

Diese Übersicht zeigt die biologische Wertigkeit einiger Nahrungsmittel sowie Nahrungsmittelkombinationen mit sehr hoher Wertigkeit:

35 % Hühnerei und 65 % Kartoffeln	137
75 % Kuhmilch und 25 % Weizenmehl	123
60 % Hühnerei und 40 % Soja	122
70 % Hühnerei und 30 % Milch	122
80 % Rindfleisch und 20 % Kartoffeln	114
Molkeprotein	110
Hühnerei	100
Rindfleisch	92
Thunfisch	92
Kuhmilch	88
Soja	85

Die Mischungsverhältnisse der Nahrungsmittelkombinationen in der Tabelle beziehen sich nicht auf das Gesamtgewicht, sondern auf das in den Nahrungsmitteln enthaltene Protein. Insofern sähe die Kombination von Hühnerei (10 g Eiweiß pro 100 g) und Kartoffeln (2 g Eiweiß pro 100 g) zum Beispiel so aus: 10 g Ei und 100 g Kartoffeln. Bei Rindfleisch (20 g Eiweiß pro 100 g) mit Kartoffeln wären es dann 100 g Rindfleisch mit 250 g Kartoffeln.

HOOYA!

Im Handel gibt es neben dem klassischen Eiweißpulver auch noch unzählige weitere Produkte zu kaufen, die vorgeben, genau die Aminosäuren zu enthalten, die für den Trainingserfolg unersetzbar wichtig sind. Dafür werden sie in bunte Dosen und Ampullen verpackt und tragen knallige Namen. Um es kurz zu fassen: Du brauchst das nicht. Gib dein Geld lieber für andere Dinge aus. Mit einer ausgewogenen Ernährung und, wenn notwendig, der Unterstützung von neutralem Eiweißpulver bist du bestens mit allem versorgt, was du brauchst.

DIE WICHTIGSTEN FRAGEN – UND MEINE ANTWORTEN

Vielleicht hast du, bevor du loslegst, noch eine oder mehrere Fragen. Die wichtigsten davon klären wir hier!

Ich bin begeisterter Langstreckenläufer. Du sagst aber, Ausdauertraining ist Unsinn. Muss ich nun damit aufhören?

Nein! Natürlich darfst du laufen, Rad fahren, schwimmen oder was auch immer dir Spaß macht. Hast du Freude dran – dann tu es! Diese Leidenschaft will ich dir auf keinen Fall nehmen, denn es ist zweifellos eine schöne Sache, nach draußen zu gehen, kräftig durchzuatmen und den Kreislauf in Schwung zu bringen. Am besten legst du deine Ausdauereinheiten dann auf die Tage ohne Workout und planst, wenn du schon ein fortgeschrittener Sportler bist, zumindest einen, als Einsteiger zwei Ruhetage pro Woche ein.

Eines solltest du aber verstehen: Wenn es darum geht, Fett zu reduzieren und Muskeln aufzubauen, allgemein den Körper zu formen, ist unser Bodyweight-Training dem Ausdauersport haushoch überlegen. Womöglich baust du durch das Laufen sogar wieder Muskeln ab. Geht es dir bei der Challenge darum, eine größtmögliche Verbesserung deiner Körperzusammensetzung und -form zu erreichen, dann lass den Ausdauersport bleiben.

Spielt es eine Rolle, an welchem Wochentag ich die Challenge beginne?

Grundsätzlich sind die Inhalte der Challenge in einem Sieben-Tage-Rhythmus aufgebaut, damit du deiner Woche eine regelmäßige Struktur geben und einen klaren Trainingsplan befolgen kannst. Du bist zwar nicht zwingend an bestimmte Wochentage gebunden, aber wenn du die Wahl hast, würde ich dir empfehlen, an einem Montag zu beginnen. So liegen alle deine Workout-Tage unter der Woche und du kannst das Wochenende für die Regeneration nutzen.

Ich mache noch anderen Sport. Wie passt das mit der 90-Tage-Challenge zusammen?

Versuche, deine weiteren Sporteinheiten möglichst auf die Tage zu legen, an denen wir nicht trainieren, bzw. das Programm so zu beginnen, dass unsere Workouts nicht auf deine Sporttage fallen. Sofern du keine Challenge-Tage auslässt oder überspringst, finden unsere Workouts nämlich immer an denselben Wochentagen statt. Wenn du schon einigermaßen fit bist und nur ab und zu mit deinen Kumpels im Park kicken gehst, kannst du solche überschaubaren Belastungen auch mal an einem Workout-Tag stattfinden lassen.

Je nach Trainingszustand rate ich dir aber dringend zu zwei (Einsteiger) oder einem (erfahrener Sportler) kompletten Ruhetag pro Woche, an dem wirklich nicht mehr als Spazierengehen und leichtes Mobility-Training erlaubt ist. Selbst Spitzensportler takten ihre Trainingspläne so, dass ihnen Zeit zur Regeneration bleibt.

Welche Kleidung und welche Schuhe soll ich für das Training anziehen?

Grundsätzlich ist es egal, was du trägst, deine Kleidung darf nur nicht deine Bewegungen einschränken. Insofern gilt: Enge Jeans sind schlecht. Eine kurze Sporthose ist gut. Wenn du draußen trainierst und es nicht gerade Sommer ist, achte darauf, etwas zur Hand zu haben, das du überziehen kannst, wenn du dein Workout beendet hast und verschwitzt bist. Was die Schuhe betrifft, ist es am wichtigsten, dass du festen Stand auf dem Boden hast. Wenn du magst, kannst du barfuß trainieren – oder du trägst bequeme Schuhe. Wichtig ist vor allem die Stabilität!

Ich bin krank oder verletzt und kann nicht trainieren. Was soll ich jetzt tun?

Ganz im Sinne der Genesung bleibst du weiterhin bei unserem Ernährungsplan. Wenn du kräftig genug bist und Bewegungsdrang verspürst, geh zumindest eine Viertelstunde am Tag an die frische Luft und mach einen kleinen Spaziergang. Oder führe so sanft wie möglich unser Mobility-Workout (siehe Seite 38) durch. Mit der 90-Tage-Challenge pausierst du so lange, bist du dich wieder fit genug fühlst, die Workouts mit hundertprozentiger Intensität anzugehen. Aber zeig hier keinen falschen Ehrgeiz: erst genesen, dann wieder Gas geben!

Was mache ich, wenn ich in den Urlaub fahre?

Natürlich packst du dieses Buch in deinen Koffer und ziehst das Programm weiterhin durch! Wir sind mit *Fit ohne Geräte* schließlich ortsunabhängig. Ist das nicht möglich, weil du etwa einen Kletterurlaub machst und sowieso jeden Tag in den Seilen hängst, ernähre dich so weit möglich nach Plan und pausiere die Challenge für die Dauer des Urlaubs. Solltest du hingegen einen All-inclusive-Feiertrip mit deinen Kumpels gebucht haben, setz die Challenge in diesem Zeitraum aus, aber versuche, den Schaden in Grenzen zu halten. Besser wäre es jedoch, eine derartige Unterbrechung zu vermeiden. Ist die Pause länger als zwei Wochen, gilt die Challenge als gescheitert. Das bedeutet für dich, dass ein Neustart notwendig ist.

Was ist, wenn ich eine Tagesaufgabe nicht geschafft habe?

Frag dich zuerst ganz ehrlich: Warum hat es nicht geklappt? Ja, an dem einen oder anderen Tag verlange ich möglicherweise etwas von dir, was dir zuerst ungewohnt oder sogar unangenehm vorkommt. Aber niemals ist das etwas, was du nicht schaffen kannst. Jede Aufgabe in der 90-Tage-Challenge ist ein kleiner Baustein für den Erfolg. Deswegen solltest du auf keinen Fall Aufgaben oder Tage überspringen. Schaffst du einen Tag nicht, fährst du am darauffolgenden Tag mit diesem Tag weiter! Ich erinnere dich: Die gesamte 90-Tage-Challenge gilt nur dann als bestanden, wenn du *jede einzelne* Aufgabe erfolgreich absolviert hast. In Ausnahmefällen – und ich spreche hier wirklich von Ausnahmefällen wie einer Zwölf-Stunden-Bergtour oder einer ganztägigen Flugreise – darfst du einen Workout-Tag mit dem darauffolgenden Tag ohne Workout tauschen, wenn das deine Planung erleichtert. Achte dabei aber darauf, dass du niemals drei Tage nacheinander trainierst!

Ich bin ungeduldig und will schnellstmöglich Resultate sehen. Wann zeigen sich die ersten Erfolge?

Was du auf keinen Fall tun solltest, ist, jeden Tag vor dem Spiegel zu stehen oder, noch schlimmer, dich jeden Tag zu wiegen. Grundsätzlich solltest du, vor allem als Einsteiger, nach etwa zwei Wochen erste Veränderungen spüren, was dein Lebensgefühl und deine Körperhaltung betrifft. Auch deine Muskeln werden sich fester anfühlen. Nach etwa einem Monat machst du auch sichtbare optische Fortschritte. Natürlich unter der Bedingung, dass sowohl Training, Ernährung als auch Regeneration stimmen!

Ich habe eine alte Sportverletzung oder bin anderweitig körperlich eingeschränkt – wie berücksichtige ich das?

Bitte kläre mit einem Arzt ab, ob oder mit welchen Einschränkungen du Krafttraining machen darfst. Das kann ich auf keinen Fall für dich entscheiden. Bei gravierenden Einschränkungen wird es schwierig, die Challenge zu absolvieren, schließlich beanspruchen alle Übungen den gesamten Körper.

Ich möchte richtig dick an Muskeln zulegen. Geht das mit der 90-Tage-Challenge?

Ja! Wenn du genügend und gut isst. Das heißt in diesem Fall nicht satt werden, sondern richtig reinstopfen. Unterschätz den Aufwand eines Ernährungsplans nicht, der auf Gewichtszunahme ausgelegt ist – du musst ständig die richtige Nahrung bei dir haben.

Wie vereinbare ich die Challenge mit anderen Fit-ohne-Geräte-Programmen?

Ich habe die Challenge so konzipiert, dass sie keinerlei Ergänzung benötigt. Bist du so ambitioniert, dass du noch weitere Workouts einbauen willst, achte darauf, dass du zwei oder mindestens einen Ruhetag pro Woche bekommst!

Ich bin sehr sportlich und mache bereits Krafttraining. Bei manchen Bodyweight-Übungen fühle ich mich aber wie ein Anfänger am ersten Tag. Was mache ich falsch?

Wahrscheinlich gar nichts! Nur weil jemand gut Klavier spielt, kann er nicht auch gleichzeitig Geige spielen. Genau wie du ein neues Instrument erst erlernen musst, erlernst du auch die Übungen der 90-Tage-Challenge. Diese unterscheiden sich insbesondere in Sachen Beweglichkeit grundlegend von gewöhnlichen Fitnessübungen. Erfreulicherweise geht es bei uns aber ein wenig schneller als beim Geigelernen.

Zu welcher Uhrzeit soll ich trainieren?

Bei vielen Menschen hat sich eine feste Trainingszeit nach der Arbeit bewährt – am besten schon bevor du dich müde aufs Sofa legst. Wenn es dein Tagesablauf zulässt, spricht aber auch nichts dagegen, in der Früh zu trainieren. Du kannst in dieser Hinsicht ruhig ein bisschen experimentieren. Dein Körper wird dir zeigen, wann er am leistungsfähigsten ist. Spätestens nach den ersten zwei, drei Wochen solltest du dir aber feste Gewohnheiten zulegen. Diese Struktur erleichtert dir deine Tagesplanung.

Ich habe zu Hause Hanteln oder andere Gewichte. Kann ich die bei manchen Übungen nicht einfach zusätzlich verwenden, um noch härter zu trainieren?

Dazu besteht keine Notwendigkeit! Die 90-Tage-Challenge erzielt ihre Effektivität maßgeblich durch die Intensität ihrer Workouts. Diese sind anspruchsvoll genug, das wirst du schnell merken. Zudem habe ich die Übungen im Evaluationsworkout und auf den drei verschiedenen Leveln präzise aufeinander abgestimmt. Mit Hanteln oder Gewichten würdest du deine Werte verfälschen.

Ich habe seit längerer Zeit keinen Sport mehr gemacht und deshalb schon mit den Level-1-Übungen Probleme. Kann ich die Challenge trotzdem machen?

Ja, definitiv! Wenn dir dein Körper bei den Workouts zeigt, dass du Pausen brauchst, nimm sie dir. Wenn du für gewisse Workouts länger brauchst als 30 Minuten, dann ist das eben so. Wichtig ist, dass du angefangen hast und dass du nun mit allem, was du hast, trainierst. Wenn deine Muskeln schon vor dem eigentlichen Ziel des Workouts komplett versagen und du zu wirklich keiner Wiederholung mehr imstande bist, dann ärgere dich nicht, sondern sei stolz, dass du bis dahin gekämpft hast! Du wirst sehen: Deine Leistungsfähigkeit wird sich Schritt für Schritt verbessern – wenn du nur dranbleibst!

Ich bin Vegetarier oder Veganer, wie passt das mit der Ernährung hier im Buch zusammen?

Du bist Vegetarier: Im Rezeptteil finden sich auch einige vegetarische Mahlzeiten, die du nach Belieben nachkochen kannst. Wichtig ist, dass du auch ohne Fleisch und Fisch auf eine ausreichende Eiweißzufuhr achtest.

Du bist Veganer: Bei allem Respekt für deine Ernährungsform – sie ist keine ideale Grundlage für die 90-Tage-Challenge, weil dir ohne tierische Produkte viele Nährstoffe fehlen, die du für effektives Krafttraining brauchst. Wenn irgendwie möglich, rate ich dir, deine Ernährung an die Challenge anzupassen, gerade, was die Eiweißzufuhr betrifft. Auf Seite 173 findest du zudem noch Rezepte für nährstoffreiche vegane Smoothies.

Bei Laktoseintoleranz haben sich Erbsen und Reisproteinpulver anstelle von Pulver auf Milchbasis bewährt. Kuhmilch-Quark gibt es auch in gängigen Supermärkten schon laktosefrei.

CHECK-UP

Ein paar Dinge müssen wir noch erledigen, bevor wir richtig loslegen können. Zum einen musst du sicherstellen, dass du irgendeine Art von Timer besitzt, um Zeiten messen und festhalten zu können. Die meisten Smartphones können das, du darfst dir aber natürlich auch gerne ganz oldschool eine Stoppuhr besorgen. Stell zudem sicher, dass du bei jedem Workout einen Notizblock, besser einen kleinen Kalender zur Hand hast, in dem du deine Zeiten oder Wiederholungen dokumentieren kannst.

Zum anderen wollen wir vor Beginn des Programms deinen Ist-Zustand festhalten. Mach dafür vor dem Spiegel ein Foto nur in Unterhose. Ganz wichtig: Du musst dieses Bild später exakt nachstellen können, speziell was die in diesen Fällen oft trügerische Beleuchtung betrifft. Mach das Foto also am besten zu Hause – mit direktem Licht, das von oben kommt.

Wenn du magst, stell dich auf die Waage – allerdings werden wir der Zahl, die du dort zu sehen bekommst, keine größere Beachtung schenken. Warum, erkläre ich dir später noch. Wenn dein persönliches Hauptziel die Fettreduktion ist, nimm stattdessen eine Hose, die dir im Moment gut passt. Sie wird dir am Ende der Challenge als Referenzhose dienen. Die einfachste Methode, den Vorher-Zustand festzuhalten, ist, ein Maßband zu nehmen: Miss den Umfang deines Körpers auf Höhe des Bauchnabels und auf Höhe der Brustwarzen. Schreib die Werte auf.

Weißt du, wie viele Liegestütze und Kniebeugen, vielleicht auch Klimmzüge du am Stück schaffst? Probiere es aus und halte die Zahl der Wiederholungen fest. Ganz grundsätzlich: Mach dir ein umfangreiches Bild von deinem derzeitigen Zustand, sowohl was deinen Alltag als auch dein Fitnesslevel betrifft. Auf der folgenden Seite stelle ich dir dazu einige Fragen. Beantworte sie ehrlich und hebe die Antworten bis zum Ende der Challenge auf. Wir werden uns noch einmal darauf beziehen!

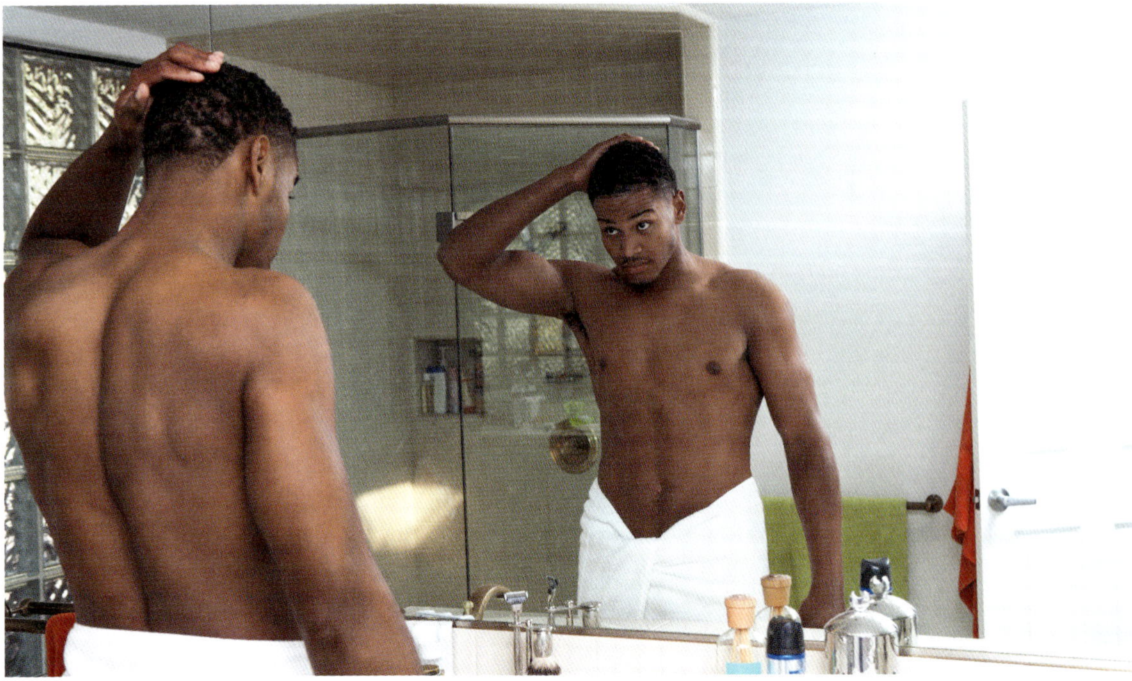

- Wie empfindest du dein Energielevel im Alltag? Fühlst du dich in Beruf und Freizeit belastbar? Ist deine Grundstimmung eher positiv oder negativ?
- Schläfst du gut und wachst du am Morgen mit dem Gefühl auf, wieder frisch für neue Aufgaben zu sein? Oder würdest du am liebsten im Bett liegen bleiben?
- Welche Nahrungsmittel verlangt dein Körper instinktiv? Isst du mehrmals pro Woche Fast Food oder Fertiggerichte?
- Fühlst du dich anderen Menschen gegenüber selbstbewusst und stark – oder bist du eher unsicher und zurückhaltend?
- Zauderst du lange, wenn es darum geht, Entscheidungen zu treffen? Schiebst du unangenehme Dinge meist auf?
- Plagen dich die klassischen Bürojob-Rückenschmerzen vom vielen Sitzen?
- Ist deine natürliche Körperhaltung gerade und aufrecht oder krumm und gebückt?
- Kannst du auch kleine Muskeln und Muskelgruppen bewusst und gezielt ansprechen?
- Bewegst du dich gerne und regelmäßig – oder bleibst du doch öfter zu Hause hängen?

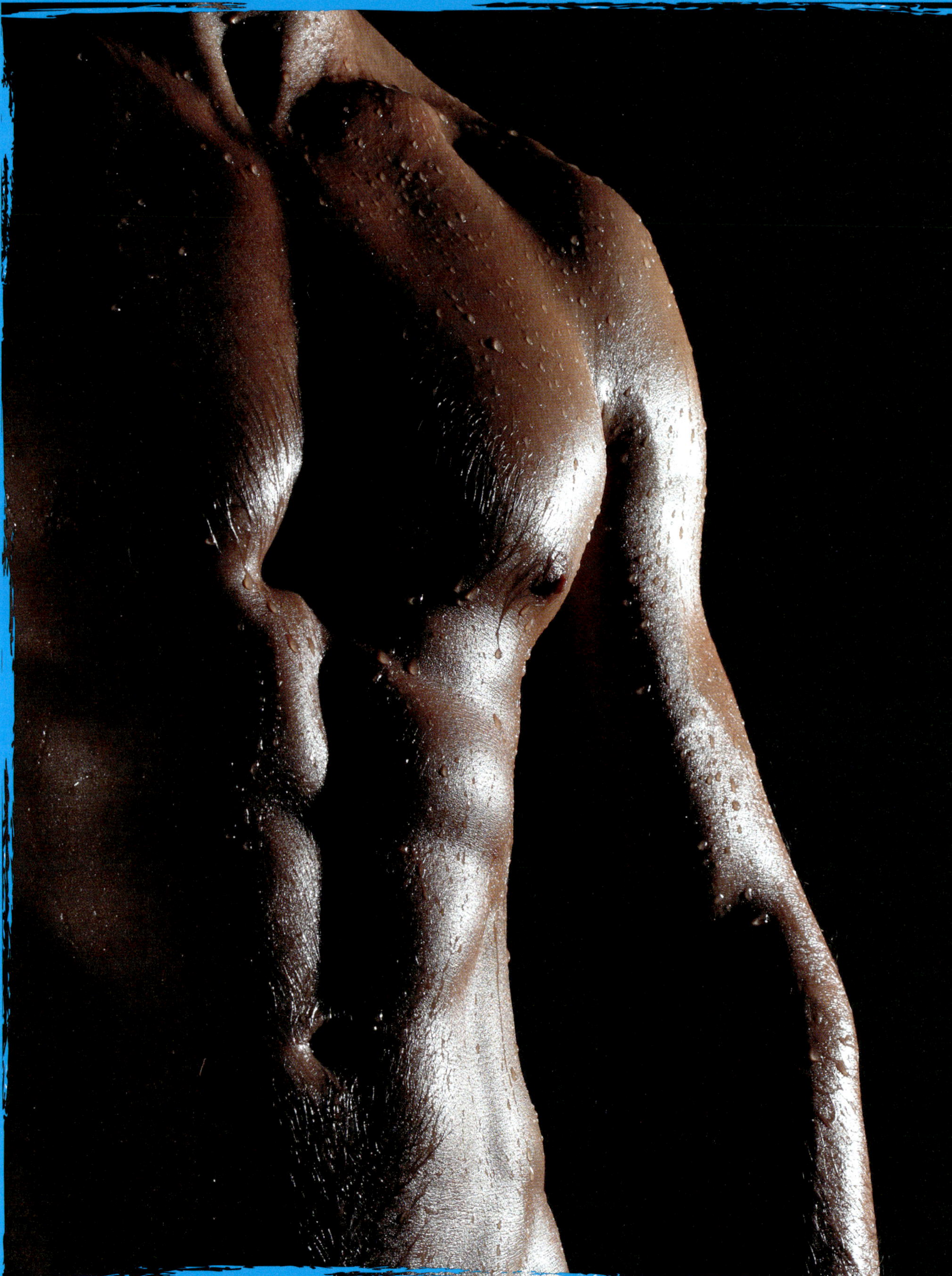

DIE CHALLENGE

Tag 1 bis 90

TAG 1

Ich kann's kaum erwarten, mit dir zusammen loszulegen! Du hast die wichtigsten Infos bekommen und jetzt bist du heiß auf die 90-Tage-Challenge. Genau so! Ab heute wirst du schwitzen – und die Endorphine werden fließen! Wir beginnen mit deinem ersten Evaluations-Workout – kurz „Eval".

DEIN WORKOUT HEUTE: EVAL

Warm-up (Seite 136)

Level I: 4 SÄTZE PRO ÜBUNG

1. Bodyrocks (Seite 138) – Ziel: 25 Wiederholungen pro Satz
2. Türziehen mit Füßen vorne (Seite 146) –Ziel: 12 Wiederholungen pro Satz
3. Prisoner Back Lunges (Seite 154) – Ziel: 12 Wiederholungen pro Satz (6 pro Seite)
4. Enge Dreipunkt-Liegestütze (Seite 142) – Ziel: 12 Wiederholungen pro Satz (6 pro Seite)

Mach vier aufeinanderfolgende Sätze pro Übung, wobei du jeweils 30 Sekunden trainierst und dann 30 Sekunden pausierst. Merk dir die Anzahl deiner Wiederholungen und notiere sie nach jedem Satz.
Schaffst du es, in jedem Satz das angegebene Ziel an Wiederholungen zu erreichen, dann trainiere bei allen folgenden Workouts auf Level II. Wenn nicht, bleib auf Level I.
Die saubere Form ist ein entscheidendes Kriterium – sei ehrlich zu dir selbst! Unsaubere Wiederholungen zählen nicht. Wenn du zwar die Stärke, aber nicht die Balance, Koordination oder Beweglichkeit für eine Übung hast, übe noch weiter auf Level I.

Cool-down (Seite 160)

HOOYA!

Der Wettkampfgedanke ist in uns Männern tief verankert. In der 90-Tage-Challenge bist du zwar allein, aber du trägst den wichtigsten Wettkampf überhaupt aus – den mit dir selbst. Dein Ziel muss sein, deine Werte bei jedem Workout aufs Neue zu verbessern – deshalb dokumentierst du auch immer deine Ergebnisse. Du hast jeden Tag die Chance, besser als dein gestriges Ich zu sein. Nutze sie!

MEIN TIPP

Achte auf eine regelmäßige Atmung. Arbeitest du gegen die Schwerkraft, atmest du aus (etwa, wenn du dich bei Lunges aufrichtest) – und andersherum ein. Gewöhn dir nicht an, bei Belastung die Luft anzuhalten. Ein roter Kopf sieht nicht nur ungesund aus, auch dein Körper will stets mit Sauerstoff versorgt werden.

TAG 2

Ich bremse dich nur ungern – und ganz bestimmt würdest du heute am liebsten schon wieder trainieren. Aber zum erfolgreichen Training gehören nicht nur Workouts, sondern auch Wissen. Das bekommst du ebenfalls von mir. Also pass gut auf!

Deine Aufgabe heute: OPTIMIERE DEINE ERNÄHRUNG!

Echte Fitness und Gesundheit stehen auf mehr als einer Säule. Du wirst weder ab- noch zunehmen oder deinen Körper definieren können, wenn du nicht das Richtige isst. Du wirst die Entwicklung deines Körpers einschränken, wenn du ihm nicht genügend Zeit zur Regeneration gibst. Und auch deine Psyche, deine Motivation spielen eine entscheidende Rolle. Was ich von dir, neben deinem hundertprozentigen Einsatz bei den Workouts, erwarte: dass du bereit bist, alte, ungesunde Verhaltensweisen aufzugeben, und dass du dem Neuen eine Chance gibst. Dass du neugierig bist – selbst wenn du bei einem Thema erst einmal skeptisch sein solltest. Gerade bei Männern und dem Thema Ernährung habe ich in dieser Hinsicht oft schon eine extreme Sturheit nach dem Motto »Schnitzel, Pommes, Bier – und nichts anderes« beobachtet. Steh dir nicht selbst im Weg! Denn wie ich dir schon erklärt habe: Wir ziehen diese 90 Tage nicht zusammen durch, damit du am Ende ein paar Liegestütze mehr schaffst. Wir machen das, damit du danach im Leben mehr schaffst. Mit einem gesunden, fitten Körper – und einem wachen, aufmerksamen Geist!

Lies jetzt den Text auf der folgenden Seite und setze die darin beschriebenen Ernährungsrichtlinien in den nächsten 90 Tagen konsequent um!

Bonusaufgabe

Besorg dir einen Block oder ein kleines Buch, mit dem du in Zukunft Ernährungstagebuch führst. So wird es dir viel leichter fallen, deine Eiweißzufuhr zu kontrollieren.

HOOYA!

Kurzfristige Extreme sind Blödsinn. Das Einzige, was wirklich hilft, um eine athletische Figur zu bekommen und zu erhalten, ist eine dauerhaft konsequente Ernährung. Natürlich kombiniert mit ebenso dauerhaft konsequentem Krafttraining.

DIE PERFEKTE ERNÄHRUNG

Hast du schon einmal jemanden gesehen, der vor der Fahrt in den Urlaub Altöl in den Tank seines Autos geschüttet hat? Nein? Kein Wunder! Schließlich fährt ein Auto nun mal am besten mit Benzin. Mit unserem Körper verhält es sich ähnlich: Je hochwertiger der Brennstoff, desto leistungsfähiger sind wir. Oder anders ausgedrückt: Ohne das richtige Essen funktioniert auch das beste Fitnessprogramm nicht!

Zwei Dinge wirst du ab jetzt beherzigen: viel Wasser trinken und viel Gemüse essen. Denn das ist die Grundlage gesunder Ernährung.

Ebenfalls ausgesprochen wichtig ist, dass du genügend Eiweiß zu dir nimmst – du findest es in Fleisch, Fisch, Geflügel, Meeresfrüchten, Eiern, Nüssen und in geringeren Anteilen in Milchprodukten und Hülsenfrüchten. Eiweiß, also Proteine und deren Bestandteile, die Aminosäuren, ist unser wichtigster Nährstoff. Unser Körper braucht es für Aufbau und Reparatur der Zellen. Vereinfacht gesagt bedeutet das: Muskeln funktionieren ohne Eiweiß nicht. Von Muskelwachstum ganz zu schweigen.

Als Orientierung gilt folgender Richtwert: Du solltest täglich nicht weniger als 1,5 Gramm Eiweiß pro Kilogramm Idealgewicht zu dir nehmen (und die Obergrenze von 4 g nicht überschreiten, das kann der Körper nicht mehr verwerten) – bei 80 Kilogramm entspräche das 120 Gramm pro Tag, idealerweise verteilt auf fünf Mahlzeiten. 100 Gramm Fisch, Fleisch, Geflügel und Meeresfrüchte haben je etwa 20 Gramm Eiweiß, ein Ei circa sieben.

Von jetzt an wird Eiweiß die Basis jeder deiner Mahlzeiten sein. Bevor du etwas isst, stellst du dir also die Frage: Wie viel Eiweiß ist drin? Im Supermarkt hilft der Blick auf die Zutaten und die Nährwerttabelle – was du dir sowieso angewöhnen solltest.

Was wir nicht brauchen, sind schlechte Kohlenhydrate in Form von unnötigem Zucker. Und unsere Nahrungsmittel sind verseucht mit diesen billigen, leeren Kalorien, die den Blutzuckerspiegel Achterbahn fahren lassen und oft zu Heißhungerattacken führen. Was die tägliche Verteilung betrifft: Das Frühstück darf, entsprechend deinen Zielen, kohlenhydratlastiger sein als die anderen Mahlzeiten. Aufgepasst: Zucker taucht unter vielen verschiedenen Namen auf – vom vermeintlich gesunden Fruchtzucker (Fruktose) über Saccharose bis zu Maltodextrin. Fett hingegen hat immer noch einen viel zu schlechten Ruf. Im Gegensatz zu den Kohlenhydraten sind Fette überlebenswichtig für unseren Körper, wobei wir einfach und mehrfach ungesättigte Fettsäuren bevorzugen sollten. Zudem machen Fette satt – und beugen schnellen Heißhungerattacken nach dem Essen vor. Bedienen darfst du dich vor allem bei Nüssen, natürlichen Ölen, Eiern und fettem Fisch, etwas weniger häufig auch bei Käse. Unbedingt vermeiden solltest du künstliche, gehärtete Fette, die vor allem in industriell verarbeiteten Nahrungsmitteln und speziell beim Frittieren vorkommen.

Von nun an geht dein Blick beim Einkaufen nicht zuerst auf die schöne bunte Verpackung eines Produkts, sondern sofort zu den Inhaltsstoffen und Nährwerten: viel Eiweiß, gute Fette – kaufen. Viel Zucker – liegen lassen. Gemüse darfst du sowieso so viel einkaufen und essen, wie du möchtest.

Es ist mir wichtig, dass du nicht zur kalorienzählenden Rechenmaschine wirst. Wenn die Qualität deiner Nahrung stimmt, musst du dir über die Quantität kaum Gedanken machen. Du musst auch keine Vitamine und Mineralstoffe zählen: Wer sich ausgewogen ernährt, bekommt im Prinzip von allem genug.

Im hinteren Teil dieses Buches (ab Seite 163) findest du eine Auswahl an Rezepten für Frühstück, Mittagessen und Abendessen sowie eine Auswahl an Snacks. Ich empfehle dir, dich zumindest anfangs an die Rezepte zu halten oder diese als adaptierbare Grundlage für deine Mahlzeiten zu nehmen. Wenn dir das Ernährungskonzept in Fleisch und Blut übergegangen ist, kannst du aber gern auch eigene Gerichte entwickeln.

TAG 3

Heute steht dein zweites Workout auf dem Plan. Wir kommen so richtig ins Rollen! Hast du noch Muskelkater von Tag 1? Darüber sehen wir ausnahmsweise hinweg. Spätestens in der dritten Woche sollte dein Körper das Training schon gut verkraften und du dürftest dann am Tag nach den Einheiten kaum noch Muskelkater spüren. Let's do it!

DEIN WORKOUT HEUTE: OPUS

Warm-up (Seite 136)

Level I: 4 RUNDEN

1. Hohe Skorpion-Kicks (Seite 140)
2. Zombie Squats (Seite 156)
3. Enge Dreipunkt-Liegestütze (Seite 142)
4. Fallschirmspringer (Seite 148)

Level II: 5 RUNDEN

1. Seitliche Skorpion-Kicks (Seite 140)
2. Prisoner Squats (Seite 157)
3. Schulterbreite Dreipunkt-Liegestütze (Seite 143)
4. Fallschirmspringer mit Armen in T-Position (Seite 149)

Du beginnst mit der ersten Übung, trainierst diese 45 Sekunden, wechselst dabei bei einseitigen Übungen nach jeder Wiederholung die Seite und machst dann 15 Sekunden Pause. Dann wechselst du zur nächsten Übung. Je nach Level machst du vier oder fünf Runden, also Durchgänge aller Übungen. Versuche, dabei ein stetes Tempo zu halten und während der 45 Sekunden nicht zu stoppen. Notiere dir am Schluss die Anzahl der Wiederholungen pro Übung in der letzten Runde.

Cool-down (Seite 160)

After Workout: Fitnessshake à la Munich Mule

1 Portion, ca. 25 g Eiweiß

1 Stück Ingwer, je nach Schärfe bis zu daumengroß
2 Äpfel, ½ Gurke
2 Esslöffel neutrales Proteinpulver oder 150 g Magerquark
ggf. etwas Wasser für eine flüssigere Konsistenz

Alle Zutaten im Mixer oder mit dem Pürierstab gut durchmischen!

MEIN TIPP

Trink nach jeder Trainingseinheit einen fettfreien Shake – das Eiweiß hilft deinem Körper bei Muskelaufbau und Regeneration. Schneller Zucker ist in diesem Fall sinnvoll, um deine Energiespeicher zu füllen. Der Shake ersetzt im Ernährungsplan eine Mahlzeit – je nach Trainingszeit Frühstück, Mittag-, Abendessen oder Snack.

TAG 4

Spürst du deine ersten beiden Workouts in den Knochen? Lass dich nicht abschrecken, wenn du Muskelkater hast. Du darfst jedenfalls schon ein bisschen stolz auf dich sein: Die ersten wichtigen Schritte, dein Leben zu verändern, sind gemacht. Jetzt nehmen wir gemeinsam den Schwung für die kommenden Aufgaben mit!

Deine Aufgabe heute: GEH CLEVER EINKAUFEN

Du hast das Einkaufen bisher anderen überlassen? Tja, so wird's nicht weitergehen. Willst du die Challenge bestehen, musst du dich zwangsläufig selbst mit dem Thema beschäftigen. So ein Supermarkt ist ein Ort der 1000 Verlockungen – schließlich haben die Marketingabteilungen der Nahrungsmittelkonzerne ihr Bestes gegeben, um ihre Produkte in Szene zu setzen. Aber du schaust ab jetzt hinter die schöne Fassade – du lässt dich von Versprechen der Industrie nicht mehr verführen. Wenn du heute einkaufen gehst, machst du dir bei allem, was du in die Hand nimmst, bewusst, was drin ist. Was wir wollen: Eiweiß, Gemüse, gute Fette. Und kurze Zutatenlisten. Wenn du ein Produkt begutachtest, auf dessen Zutatenliste ein halbes Chemielabor steht, kommt es nicht in den Korb! Was ebenfalls kein Mensch braucht, sind Geschmacksverstärker: Vorsicht bei allem, was Mononatriumglutamat – oder den harmlos klingenden Hefeextrakt – enthält. Was du ab jetzt immer mit nach Hause bringen solltest, wenn du einkaufst: pro Tag, für den du planst, mindestens drei Portionen Eiweiß, davon gerne auch mal Quark oder Hüttenkäse, und mindestens drei – große! – Portionen Gemüse. Was du nicht mehr kaufst: »leere« Kohlenhydrate und Industrieerzeugnisse wie abgepackte und massenhaft gefertigte Backwaren sowie Süßigkeiten und Knabbereien wie Chips. Schau genau hin – und lass dich nicht von irgendwelchen Ernährungsratschlägen auf der Packung irritieren. Die sind für unsere Zwecke nicht im Geringsten geeignet.

Der Snack für ganz Eilige

1 Portion, ca. 20 g Eiweiß

1 Banane
1 Packung (150 g) Hüttenkäse
1 Teelöffel Zimt

Alles in einer kleinen Schüssel vermischen. Essen!

Bonusaufgabe

Kauf je eine Sorte Fisch, Fleisch und Eiweiß aus Milchprodukten – je vielseitiger deine Eiweißquellen, desto besser. Übrigens: Milch zählt für uns aufgrund ihres hohen Nährwerts als Nahrungsmittel, nicht als Getränk.

HOOYA!

Idealerweise schaffst du es, deinen Eiweißbedarf auf natürliche Art zu decken. Das ist manchmal nicht leicht. Daher kann der Einsatz von Proteinpulver sinnvoll sein. Das Pulver sollte mehr als 80-, besser 90-prozentig sein und Molke-Protein (englisch *whey*-Protein) enthalten. Damit eignet es sich gut für den After-Workout-Shake. Die Zutatenliste sollte möglichst kurz sein und wenig chemische Zusätze enthalten.

TAG 5

Hier kommt Workout Nummer drei! Bestimmt hat dich mittlerweile der Ehrgeiz gepackt, bei jedem Training die bestmöglichen Ergebnisse zu liefern. Freu dich auf das gute Gefühl danach, wenn du wirklich alles reingelegt hast! Du wirst sehen: Dann schmecken auch der Shake oder das Essen danach noch mal besser.

DEIN WORKOUT HEUTE: RUCKUS

Warm-up (Seite 136)

Level I: 16 MINUTEN

1. Prisoner Back Lunges (Seite 154) – 8 Wiederholungen (4 pro Seite)
2. Enge Dreipunkt-Liegestütze (Seite 142) – 6 Wiederholungen (3 pro Seite)
3. Einbeiniges Kreuzheben (Seite 152) – 8 Wiederholungen (4 pro Seite)
4. Türziehen mit Füßen vorne (Seite 146) – 6 Wiederholungen

Level II: 20 MINUTEN

1. Zombie Side Lunges (Seite 155) – 6 Wiederholungen (3 pro Seite)
2. Schulterbreite Dreipunkt-Liegestütze (Seite 143) – 6 Wiederholungen (3 pro Seite)
3. Einbeiniges Kreuzheben mit Armen in T-Position (Seite 153) – 8 Wiederholungen (4 pro Seite)
4. Tischziehen mit gebeugten Beinen (Seite 147) – 6 Wiederholungen

Führe die Übungen mit der für dein Level angegebenen Wiederholungszahl nacheinander durch und absolviere in der vorgegebenen Zeit so viele Runden wie möglich. Du kannst jederzeit eine Pause einlegen – versuche allerdings, so kurz und selten wie möglich auszusetzen. Notiere dir die Anzahl der absolvierten vollständigen Runden.

Cool-down (Seite 160)

MEIN TIPP

Wenn du eine Pause machen musst, atme zwei-, dreimal kräftig durch und mach dann weiter. Besser, du pausierst öfter kurz, als dass du bis zur totalen Ermüdung trainierst und dann zu lange Ruhezeiten hast.

TAG 6

Gerade wenn du in den vergangenen Monaten sportlich nicht besonders aktiv warst, wirst du dich heute sicher ziemlich beansprucht fühlen. Und das solltest du auch! Die 90-Tage-Challenge ist schließlich kein Wellnessprogramm. Denk dran: Alles, was du investierst, zahlt sich am Ende für dich aus!

Deine Aufgabe heute: MACHE EINEN VORRATSCHECK – DARAUF FOLGT DIE ENTRÜMPELUNG

Vielleicht wird dir die Ernährungsumstellung schwerer fallen als das Training. Dir wird nichts anderes übrig bleiben, als dich der Herausforderung zu stellen! Heute schaust du in deine Schränke, Regale und möglichen geheimen Verstecke – und kontrollierst, welche Lebensmittel du eigentlich zu Hause hortest. Auf der schwarzen Liste stehen ab jetzt Süßigkeiten, Chips und Knabbereien, Alkohol sowie Kohlenhydrate ohne Nährwert wie Weißmehlprodukte. Die Süßigkeiten, Chips und den Alkohol kannst du an Menschen verschenken, die sich darüber freuen. Die Kohlenhydrate wandern an ihrem Aufbewahrungsort ganz nach hinten. Die Ernährung umzustellen hat übrigens nicht im Geringsten etwas mit Geißelung oder Spaßverderberei zu tun: Was wir machen, ist schlichtweg, deinem Körper (wieder) beizubringen, was gut für ihn ist. Und das ist: gutes tierisches Eiweiß – am besten immer aus der Region –, dazu auch Milchprodukte sowie Öle, ungewürzte Nüsse, Gewürze (echte Gewürze wie Pfeffer oder Zimt, Ketchup zählt nicht dazu!), Kräuter und, du hast es dir vielleicht schon gedacht: Gemüse. Und zwar viel davon.

HOOYA!

Fett hat mehr Kalorien (9 kcal pro Gramm) als Eiweiß oder Kohlenhydrate (je 4 kcal). Im Gegensatz zu Kohlenhydraten sind Fette aber essenziell, also lebensnotwendig. Zudem machen sie satt – und schmecken meistens ziemlich gut. Dass immer noch so viele Menschen Low-Fat-Diäten machen, hat mit gesunder Ernährung und sinnvoller Nährstoffzufuhr nichts zu tun. Es geht da wohl um reine Mathematik, also ums Kalorienzählen. Aber uns interessieren Zahlen weniger. Wir wollen Qualität. Und Fett hat unbestrittene Qualitäten.

MEIN TIPP

Eine tolle Eiweißquelle für unterwegs ist Beef Jerky, also Trockenfleisch. Viele Supermärkte und vor allem Outdoorläden haben es im Sortiment. Aber achte darauf: Einige Hersteller mischen völlig unnötige Geschmacksverstärker bei. Die kannst du dir sparen.

TAG 7

Sechs Tage hast du hinter dir – und drei Workouts. Kompliment, denn das war kein leichtes Programm. Aber du bleibst dran und hast dir nun deinen zweiten Tag ohne Training verdient. Was nicht heißt, dass wir nicht gemeinsam weiterarbeiten. Heute musst du dich nicht auspowern – und tust dir dennoch etwas Gutes.

Deine Aufgabe heute: REGENERATION – SAUNA, DAMPFBAD & CO.

Vielleicht hast du in der ersten Woche meiner 90-Tage-Challenge vieles grundlegend anders gemacht als zuvor in deinem Alltag. Jedenfalls hast du bestimmt hart trainiert. Und wo Körper und Geist sich verausgaben, muss auch Raum für Entspannung sein. Das heißt für dich, dass du in deiner Stadt oder in deiner Region ein Schwimmbad mit Sauna ausfindig machst – und natürlich auch hingehst! Nimm dir zwei, drei Stunden Zeit, leg keine wichtigen Termine davor oder danach und lass es dir in der Sauna, im Dampfbad oder im Whirlpool gut gehen. Natürlich ist es wichtig, dass du dich in unseren gemeinsamen 90 Tagen voll reinhängst (nichts anderes erwarte ich!). Aber für den Trainingserfolg, ja für den Erfolg im Leben sind bewusst gesetzte Phasen, in denen du neue Kraft schöpfen kannst, ebenso wichtig. Tatsächlich findet das Wachstum der Muskeln nicht unter Belastung statt – sondern an Tagen wie heute. Genau jetzt macht dein Körper dich ein kleines bisschen stärker. Unterstütze ihn dabei – natürlich auch mit der richtigen Ernährung.

MOBILITY-Workout

Für das Mobility-Workout, das du auch gerne jeden Tag nach dem Aufstehen oder vor dem Zubettgehen durchführen kannst, kombinieren wir Warm-up (Seite 136) und Cool-down (Seite 160) der normalen Workouts. Achte auf langsame und saubere Bewegungen! Du sollst dich dabei nicht anstrengen, aber konzentriert bleiben und die Spannung halten.

1. Hüftrotation im Vierfüßlerstand – 10 Wiederholungen (5 pro Bein)
2. Schulterkreisen in Seitenlage – 10 Wiederholungen (5 pro Seite)
3. Vom Hund in den Kniestand – 10 Wiederholungen
4. Kniender Ausfallschritt mit Armen über Kopf – 10 Wiederholungen (5 pro Seite)
5. Z-Dehnung – 20 Sekunden halten pro Position und Seite
6. Sitzende Grätsche – 15 Sekunden halten pro Position und Seite
7. Skorpion-Dehnung – 20 Sekunden halten pro Position und Seite

HOOYA!

Oft vernachlässigen Männer Beweglichkeit als Aspekt ihrer Fitness. Gerade im Studio lassen sich viele ungern bei Beweglichkeitsübungen beobachten – schließlich stemmen die anderen Gewichte. Das ist fahrlässig. Mangelnde Beweglichkeit wird dich in deiner Entwicklung maßgeblich behindern.

TAG 8

So wichtig die Regeneration für dich und deinen Körper ist – gewöhn dich nicht zu sehr daran. Heute gehen wir schon wieder ans Limit! Das Workout kennst du aus der ersten Woche. Du kannst dich also voll auf deine Performance konzentrieren.

DEIN WORKOUT HEUTE: EVAL

Warm-up (Seite 136)

Level I: 4 SÄTZE PRO ÜBUNG

1. Bodyrocks (Seite 138) – Ziel: 25 Wiederholungen pro Satz
2. Türziehen mit Füßen vorne (Seite 146) – Ziel: 12 Wiederholungen pro Satz
3. Prisoner Back Lunges (Seite 154) – Ziel: 12 Wiederholungen pro Satz (6 pro Seite)
4. Enge Dreipunkt-Liegestütze (Seite 142) – Ziel: 12 Wiederholungen pro Satz (6 pro Seite)

Level II: 5 SÄTZE PRO ÜBUNG

1. Bodyrocks mit Arm nach vorne (Seite 139) – Ziel: 12 Wiederholungen pro Satz (6 pro Seite)
2. Tischziehen mit gebeugten Beinen (Seite 147) – Ziel: 10 Wiederholungen pro Satz
3. Zombie Side Lunges (Seite 155) – Ziel: 12 Wiederholungen pro Satz (6 pro Seite)
4. Schulterbreite Dreipunkt-Liegestütze (Seite 143) – Ziel: 12 Wiederholungen pro Satz (6 pro Seite)

Mach je nach Level vier oder fünf aufeinanderfolgende Sätze pro Übung, wobei du jeweils 30 Sekunden trainierst und dann 30 Sekunden pausierst. Zähl die Anzahl der sauberen Wiederholungen und notiere sie nach jedem Satz.
Falls du bisher auf Level I trainiert hast und es jetzt schaffst, in jedem Satz das angegebene Ziel an Wiederholungen zu erreichen, trainiere bei allen folgenden Workouts auf Level II. Wenn nicht, bleib auf Level I.
Wenn du bislang auf Level II trainiert hast und es jetzt schaffst, in jedem Satz das angegebene Ziel an Wiederholungen zu erreichen, trainiere bei allen folgenden Workouts auf Level III. Wenn nicht, bleib auf Level II.

Cool-down (Seite 160)

MEIN TIPP

Natürlich wäre es cool, auf dem höchsten Level zu trainieren. Und eines Tages wirst du, wenn du hartnäckig genug bist, sicher dort ankommen. Aber es sollte nicht dein oberstes Ziel sein, so schnell wie möglich aufzusteigen. Die Workouts sind so konzipiert, dass du in jedem Schwierigkeitsgrad ans Limit gehen kannst. Das ist entscheidend.

TAG 9

Nach einem weiteren toughen Workout steht für dich heute wieder Theorie auf dem Plan. Du würdest viel lieber trainieren? Das freut mich – gute Einstellung! Und ich verspreche dir, wir werden bald noch einen Gang hochschalten. Aber heute arbeitet nur dein Gehirn!

Deine Aufgabe für heute: ÜBERDENKE DEIN TRINKVERHALTEN!

Wir Männer haben es nicht immer leicht mit den Marketingmaßnahmen der Fitness- und Gesundheitsindustrie. Da wird uns versprochen, genau mit diesem Pülverchen so hart wie noch nie trainieren und mit genau diesem Getränk die Regeneration auf das Sensationellste ankurbeln zu können. Schlag nur mal eine Fitnesszeitschrift auf. Gerade was die Flüssigkeitszufuhr betrifft, werden völlig unsinnigerweise Wunder versprochen, viele Studios schließen sogar noch gesonderte Getränkeabos ab, damit wir für ein paar Euros mehr im Monat irgendeine Zuckerbrühe trinken dürfen. In jedem Supermarkt gibt es Tabletten und Sportgetränke, die mit so übertriebenen Preisen wie Versprechen aufwarten. Große Marken haben den Trend entdeckt und geben ihren Produkten schmeichelnde Namen, in denen »Vitamine« vorkommen. Lass dir keinen Quatsch erzählen. Für den Trainingserfolg ist immer noch dein Wille entscheidend, dich voll reinzuhängen und dich diszipliniert zu ernähren. Was das Trinken betrifft, ist die Sache am Ende gar nicht so schwer. Auf der folgenden Seite erkläre ich dir, was gut für dich ist und wovon du die Finger lassen solltest.

Bonusaufgabe

Erstelle eine Liste: Welche Getränke kamen bei dir bisher regelmäßig auf den Tisch? Und vergleiche die Liste danach mit meinen Regeln auf der folgenden Seite.

MEIN TIPP

Fertig zubereitete Eiweißdrinks und auch Eiweißriegel taugen in den allermeisten Fällen überhaupt nichts, sollte man nicht massiv an Masse zulegen wollen. Sie sind meist absolute Zuckerbomben. Die bessere Alternative: selber machen – und die Kontrolle darüber haben, was im Shake drin ist.

TRINK, SO VIEL DU KANNST – ABER KEINE KALORIEN!

Zugegeben: Es ist nicht immer leicht, perfekt zu essen, gerade wenn wir unterwegs sind und keine selbst zubereitete Mahlzeit bereitsteht. Da wird es dich sicher freuen zu hören, dass die Sache mit dem Trinken sich einfacher handhaben lässt: Und zwar gibt es jetzt, von einigen Ausnahmen abgesehen, die ich dir erklären werde, nur noch Wasser, als Richtwert drei Liter am Tag – also keine Kalorien mehr durch Getränke. Und auch keinerlei Süßstoffe mehr, falls du gedacht hast, du kommst mit Light-Getränken durch.

Softdrinks gehören zu den schlimmsten Dickmachern unserer Gesellschaft. Kaum einer würde löffelweise Zucker in sich hineinschaufeln. Wenn der Zucker allerdings in Flüssigkeit aufgelöst ist, scheint das kein Problem mehr zu sein. In einem halben Liter Cola oder Limonade schwimmen rund 50 Gramm Zucker – das sind je nach Sorte 15 bis 20 Würfelzucker. Grob gerechnet bringt es der halbe Liter auf einen Brennwert von 200 bis 250 kcal. Und ich sage bewusst Brennwert, denn Nährwert hat das Getränk keinen und außer Kalorien nichts zu bieten. Dennoch schleppen viele Menschen kistenweise übergroße Flaschen von dem Zeug aus dem Supermarkt nach Hause.

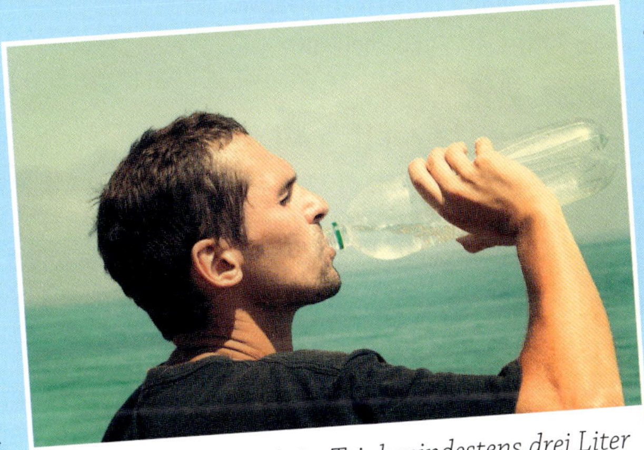

Wasser ist lebenswichtig. Trink mindestens drei Liter am Tag.

Problematisch sind auch Säfte, die uns gerne als besonders gesund verkauft werden. Überraschung: Das sind sie nicht! Mit Ausnahme von vor deinen Augen (und am besten durch deine eigenen Hände) frisch gepressten Säften liefern auch sie nur unnütze Kalorien. Das hat vor allem damit zu tun, dass praktisch alles, was im Supermarkt im Regal steht, der Haltbarkeit wegen pasteurisiert wurde, also stark erhitzt. Den Vitaminen, die mal in der Frucht enthalten waren, tut das nicht gut. Vor allem dem Vitamin C nicht. Oft werden nach dem Pasteurisieren wieder Vitamine aus dem Labor zugesetzt, deren Nutzen und Verträglichkeit zumindest angezweifelt werden müssen. Und warum die Fälschung nehmen, wenn das Original viel besser ist? Das ist also Ausnahme eins: frisch gepresste Säfte.

Was Smoothies betrifft, die immer noch sehr offensiv vermarktet werden: Von Hand und frisch zubereitet können sie eine leckere Zwischenmahlzeit darstellen. Aber fast alles, was du im Geschäft kaufen kannst, ist leider ebenfalls Schrott. Auch hier gilt: Tauchen irgendwo die Worte »pasteurisiert« oder auch nur »schonend erhitzt« auf, solltest du die Finger vom Produkt lassen.

Natürlich müssen wir auch über das Thema Alkohol sprechen, und da kann es nur eine klare Ansage geben: Während der gesamten Challenge gibt es genau 0,0 Prozent davon. Wir wollen hier nicht darüber diskutieren, ob und was Alkohol als Genussmittel zur Lebensqualität beitragen kann. Dies ist ein Intensivprogramm, währenddessen wir dem Körper geben wollen, was wirklich gut für ihn ist. Und das ist Alkohol nun mal nicht. Für die Dauer der Challenge ebenfalls tabu sind alkoholfreies Bier und alle Arten von sogenannten Sportgetränken.

Milch, die kein Durstlöscher und sehr nährstoffreich ist, zählt, wie ich schon erwähnt hatte, ab nun zu den Nahrungsmitteln, nicht mehr zu den Getränken.

TAG 10

Darf ich vorstellen: ein neues Workout! Zu Deutsch: Tyrann. Klingt fies? Fändest du es etwa besser, wenn deine Workouts Pusteblume und Wattebausch hießen? Eben! Was wir wollen, ist Intensität! Die bringt der Tyrann ganz sicher.

DEIN WORKOUT HEUTE: TYRANT

Warm-up (Seite 136)

Level I: 5 RUNDEN

1. Hüftheben (Seite 144) – 14 Wiederholungen (7 pro Seite)
2. Zombie Squats (Seite 156) – 20 Wiederholungen
3. Bodyrocks (Seite 138) – 40 Wiederholungen
4. Einbeiniges Kreuzheben (Seite 152) – 14 Wiederholungen (7 pro Seite)

Level II: 6 RUNDEN

1. Hüftheben mit Liegestütz (Seite 145) – 10 Wiederholungen (5 pro Seite,10 Liegestütze)
2. Prisoner Squats (Seite 157) – 16 Wiederholungen
3. Bodyrocks mit Arm nach vorne (Seite 139) – 16 Wiederholungen (8 pro Seite)
4. Einbeiniges Kreuzheben mit Armen in T-Position (Seite 153) – 16 Wiederholungen (8 pro Seite)

Level III: 7 RUNDEN

1. Hüftheben mit zwei Liegestützen (Seite 145) – 8 Wiederholungen (4 pro Seite, 16 Liegestütze)
2. Prisoner Squats mit Sprung (Seite 157) – 14 Wiederholungen
3. Bodyrocks mit Arm zur Seite (Seite 139) – 14 Wiederholungen (7 pro Seite)
4. Einbeiniges Kreuzheben mit Drehung (Seite 153) – 14 Wiederholungen (7 pro Seite)

Absolviere das deinem Level entsprechende Workout in zügigem, stetem Tempo und mit sauberer Ausführung. Notiere dir danach die benötigte Zeit.

Cool-down (Seite 160)

MEIN TIPP

Du musst nicht zwangsläufig alle Wiederholungen am Stück machen. Teile sie in kleinere Segmente auf, wenn du Pausen brauchst. So schaffst du es, deine Kräfte besser einzuteilen.

TAG 11

Wenn du heute nichts spürst, hast du gestern etwas falsch gemacht! Wie schon vor einer Woche kümmern wir uns heute darum, dass deine Basics für ein erfolgreiches Training und ein gesundes Leben stimmen. Also genieß den Tag ohne Workout – morgen knallt's wieder!

Deine Aufgabe heute: TRINK DEINEN KAFFEE SCHWARZ!

Kaffee ist von einem Frühstückstisch und aus den Büros in diesem Land nicht wegzudenken. Manche trinken ihn zum Genuss, manche sind regelrecht süchtig und brauchen mehrere Tassen pro Tag. Manchmal ist zu lesen, er sei besonders ungesund, dann wieder, man könne ihn bedenkenlos trinken. Ja, was denn nun? Ich erlaube dir ausdrücklich, Kaffee zu trinken. Ohne Zusatzstoffe ist er ein Naturprodukt und dank seines Koffeins als Wachmacher ohne Kalorien oft gut zu gebrauchen. Allerdings mit Einschränkungen: Zucker im Kaffee ist ab jetzt tabu. Und die Milch – die in unserem Plan zu den Nahrungsmitteln, nicht zu den Getränken gehört – reduzieren wir auf ein absolutes Minimum. Deshalb wirst du heute, falls du überhaupt Kaffeetrinker bist, zum Test eine Tasse Kaffee schwarz trinken! Schmeckt gar nicht so schlecht? Umso besser! Wenn du deinen Kaffee auf diese Weise partout nicht herunterbekommst, misch ein paar Tropfen Milch dazu – aber nicht mehr als nötig, um ihn genießbar zu machen! Dass du während der Challenge keine sündhaft teuren und mit Sirups und Unmengen von Milch versetzten Kaffeegetränke der gängigen Ketten trinkst, versteht sich von selbst. Das sind einfach nur Zuckerbomben, die ihr Geld nicht wert sind.

HOOYA!

Die Zero-Produkte aus dem Getränkeregal zielen explizit auf Männer ab – und ihre deutlich reduzierte Kalorienzahl wird als gesundheitsfördernd verkauft. Aber hier gilt, was für praktisch alle Produkte mit dem Label »Zero« oder »Light« gilt: Wenn Zucker – oder auch Fett – reduziert werden, ist der Ersatz meistens noch schlimmer. Bei Getränken sind das Zuckerersatzstoffe aus dem Chemielabor – unnatürlicher geht's nicht. Finger weg!

MEIN TIPP

Ich würde dir empfehlen, so wenige Plastikflaschen wie möglich zu verwenden. Die Weichmacher im Plastik können Gesundheitsschäden hervorrufen. Wenn du Durst hast, ist Wasser aus der Plastikflasche natürlich immer noch besser als kein Wasser. Aber wenn du die Wahl hast: Nimm Glas!

TAG 12

Das ist doch echt der Hammer! Und ja, der Name ist Programm. Du lernst heute ein neues Workout kennen: Zeig ihm, wo der Hammer hängt!

DEIN WORKOUT HEUTE: HAMMER

Warm-up (Seite 136)

Level I: 4 SÄTZE PRO ÜBUNG

1. Hohe Skorpion-Kicks (Seite 140)
2. Einbeiniges Kreuzheben (Seite 152)
3. Fallschirmspringer (Seite 148)
4. Lunges mit Armen über Kopf (Seite 158)

Level II: 5 SÄTZE PRO ÜBUNG

1. Seitliche Skorpion-Kicks (Seite 140)
2. Einbeiniges Kreuzheben mit Armen in T-Position (Seite 153)
3. Fallschirmspringer mit Armen in T-Position (Seite 149)
4. Lunges mit halber Seitbeugung (Seite 158)

Level III: 6 SÄTZE PRO ÜBUNG

1. Seitliche Skorpion-Kicks zum Boden (Seite 141)
2. Einbeiniges Kreuzheben mit Drehung (Seite 153)
3. Fallschirmspringer mit Armen in Y-Position (Seite 149)
4. Lunges mit Seitbeugung (Seite 159)

Jede Übung besteht aus 40 Sekunden Belastung, dabei wechselst du bei einseitigen Übungen nach jeder Wiederholung die Seite, gefolgt von 20 Sekunden Pause. Beende alle Sätze einer Übung, bevor du mit der nächsten weitermachst. Achte auf zügiges und stetes Tempo und versuche, während der Belastungsphasen nicht zusätzlich zu pausieren. Notiere dir die Anzahl der Wiederholungen, die du im letzten Satz jeder Übung geschafft hast.

Cool-down (Seite 160)

MEIN TIPP

Atme in den Pausen kräftig durch, mach deine Gelenke locker – und trink einen Schluck Wasser, wenn du durstig bist!

TAG 13

Nicht schlecht! Du hast nun schon zwei Wochen und sechs Workouts hinter dir. Das ist mehr, als manche Menschen in ihrem ganzen Leben schaffen. Also sei stolz, ruh dich zwei Tage lang aus – und mach dich ein bisschen klüger, während dein Körper regeneriert.

Deine Aufgabe heute: BRING GESCHMACK IN DEIN GETRÄNK!

Möglicherweise musst du dich erst noch daran gewöhnen, jeden Tag mehrere Liter Wasser zu trinken. Aber das ist für unsere 90-Tage-Challenge absolut nötig. Damit es auf Dauer nicht zu fad wird, habe ich einige Tipps für dich, wie du ein bisschen gesunde geschmackliche Abwechslung in deine Flüssigkeitszufuhr bringen kannst. Sehr lecker ist zum Beispiel Ingwerwasser: Besorg dir heute also eine Knolle Ingwer. Fülle eine Teetasse mit kochendem Wasser. In das Wasser wirfst du nun ein daumendickes Stück Ingwer, das du zuvor in Scheiben geschnitten hast. Das Ganze lässt du dann rund zehn Minuten ziehen, ehe du es in ein größeres Gefäß umfüllst und mit kaltem Wasser oder besser Eiswürfeln aufgießt und kühl stellst. So kannst du dir problemlos einen Liter Ingwerwasser zum Trinken vorbereiten, der nicht nur schmeckt, sondern auch deinem Magen guttut. In Zukunft darfst du gerne etwas experimentieren, z. B. mit frischer Minze, die mit aufgegossen wird, oder einem Spritzer Zitrone oder Limette. Orientalisch wird's mit ein, zwei Kardamomkapseln.

Bonusaufgabe

Das mag für passionierte Biertrinker eine Umstellung sein – aber: Probier ein paar Sorten Tee aus – der ist ebenfalls großartig geeignet, um Geschmack in deine Flüssigkeitszufuhr zu bringen. Und er schmeckt auch im Sommer, mittlerweile gibt es sogar spezielle »kalte« Teesorten, die ebenfalls per Beutel zubereitet werden.

Afghanischer Tee

Für eine große Tasse

½ Handvoll frische Minzeblätter
3 dünne Scheiben Ingwer
2 Kardamomkapseln

Entweder füllst du alle Zutaten in ein Teesäckchen, übergießt es mit kochendem Wasser und lässt alles für zehn Minuten ziehen. Oder du gibst die Zutaten einfach so in die Tasse und übergießt sie, wenn sie dich beim Trinken nicht stören.

TAG 14

Hast du immer noch Muskelkater? Dann wirst du dich sicher über diesen weiteren Ruhetag freuen. In der dritten Woche sollte sich dein Körper dann besser an die Belastung gewöhnen. Du kannst ihn dabei weiter unterstützen. Vor allem an der frischen Luft!

Deine Aufgabe heute: GEH 30 MINUTEN SPAZIEREN – OHNE HANDY!

Spazieren gehen? Überlassen das Männer nicht ihren Eltern oder Großeltern? Nein! Heute wirst du genau das tun, eine halbe Stunde mindestens, gerne auch eine Viertelstunde länger. Warum? Weil du so auf sanfte Art und Weise die Regeneration des Körpers ankurbelst, weil du, ohne einen Trainingsreiz zu setzen, das Herz-Kreislauf-System so weit in Schwung bringst, dass der Nähr- und Baustofftransport für deine Muskeln noch besser funktioniert. Wichtig dabei ist: Wir machen heute keinen Sport. Also renne nicht, sondern denke daran, langsam zu gehen. Natürlich darfst du gerne jemanden mitnehmen, mit dem du dich unterwegs unterhalten kannst. Was allerdings zu Hause bleibt, sind jegliche elektronischen Geräte (dazu gehört auch der Walkman!): Gönn nicht nur deinem Körper Ruhe, sondern auch deinem Geist – das Smartphone kommt nicht in die Tasche. Ich bin wirklich kein Verächter moderner Technologie (sonst hätte ich schließlich auch keine Apps entwickelt), aber du wirst sehen, wie viel leichter es dir fällt, zur Ruhe zu kommen, wenn du dich einmal nur auf dich selbst zu besinnen brauchst.

MOBILITY-Workout

Das Mobility-Workout besteht aus unserem Warm-up (Seite 136) und Cool-down (Seite 160). Achte auf langsame und saubere Bewegungen! Du sollst dich dabei nicht anstrengen, aber konzentriert bleiben und die Spannung halten.

1. Hüftrotation im Vierfüßlerstand – 10 Wiederholungen (5 pro Bein)
2. Schulterkreisen in Seitenlage – 10 Wiederholungen (5 pro Seite)
3. Vom Hund in den Kniestand – 10 Wiederholungen
4. Kniender Ausfallschritt mit Armen über Kopf – 10 Wiederholungen (5 pro Seite)
5. Z-Dehnung – 20 Sekunden halten pro Position und Seite
6. Sitzende Grätsche – 15 Sekunden halten pro Position und Seite
7. Skorpion-Dehnung – 20 Sekunden halten pro Position und Seite

MEIN TIPP

Wenn du in der Stadt wohnst, nutze dein Fahrrad oder die öffentlichen Verkehrsmittel (und wenn es gar nicht anders geht, dein Auto), um in den nächsten Park zu kommen. Der Erholungsfaktor ist inmitten von Natur gleich viel höher.

TAG 15

So! Zwei Wochen hast du hinter dir und zwei freie Tage. Wenn das mal kein Grund ist, heute bei Eval, unserem wöchentlichen Evaluationsworkout, alles zu geben und neue Bestwerte aufzustellen. Aber denk daran: Nur sauber ausgeführte Wiederholungen zählen. Wenn du hier schummelst, betrügst du dich nur selbst.

DEIN WORKOUT HEUTE: EVAL

Warm-up (Seite 136)

Level I: 4 SÄTZE PRO ÜBUNG

1. Bodyrocks (Seite 138) – Ziel: 25 Wiederholungen pro Satz
2. Türziehen mit Füßen nach vorne (Seite 146) – Ziel: 12 Wiederholungen pro Satz
3. Prisoner Back Lunges (Seite 154) – Ziel: 12 Wiederholungen pro Satz (6 pro Seite)
4. Enge Dreipunkt-Liegestütze (Seite 142) – Ziel: 12 Wiederholungen pro Satz (6 pro Seite)

Level II: 5 SÄTZE PRO ÜBUNG

1. Bodyrocks mit Arm nach vorne (Seite 139) – Ziel: 12 Wiederholungen pro Satz (6 pro Seite)
2. Tischziehen mit gebeugten Beinen (Seite 147) – Ziel: 10 Wiederholungen pro Satz
3. Zombie Side Lunges (Seite 155) – Ziel: 12 Wiederholungen pro Satz (6 pro Seite)
4. Schulterbreite Dreipunkt-Liegestütze (Seite 142) – Ziel: 12 Wiederholungen pro Satz (6 pro Seite)

Level III: 6 SÄTZE PRO ÜBUNG

1. Bodyrocks mit Arm zur Seite (Seite 139)
2. Tischziehen mit erhöhten Beinen (Seite 147)
3. Iron Mikes (Seite 155)
4. Weite Dreipunkt-Liegestütze (Seite 143)

Mach je nach Level vier, fünf oder sechs aufeinanderfolgende Sätze pro Übung, wobei du jeweils 30 Sekunden trainierst und dann 30 Sekunden pausierst. Zähle die Anzahl der sauberen Wiederholungen und notiere sie nach jedem Satz. Schaffst du es, in jedem Satz das angegebene Ziel an Wiederholungen zu erreichen, dann trainiere bei allen folgenden Workouts auf einem Level höher – es sei denn, du bist schon auf Level III.

Cool-down (Seite 160)

MEIN TIPP

Führe alle Übungen mit dem maximal möglichen Bewegungsumfang aus. Nur so arbeitest du zugleich an deiner Beweglichkeit.

TAG 16

Pausentag! Das heißt für dich vor allem: gut essen, um deinem Körper die Nährstoffe zu geben, die er braucht, damit er für das nächste Workout morgen wieder fit ist. Mittlerweile sollte er schon von ganz allein nach hochwertiger Nahrung verlangen. Denk dran: Eiweiß, Gemüse, Wasser!

Deine Aufgabe heute: WERDE DIR KLAR ÜBER DEIN ZIEL

Die Grundlagen des richtigen Essens und Trinkens haben wir uns bereits vergegenwärtigt. Du weißt nun, welche Nährstoffe essenziell sind, und genauso, wie du unnötige Kalorien sparst. Damit schaffen wir eine wichtige Basis für erfolgreiches Training. Auch ganz entscheidend ist, dass du deinen Kopf, deine Psyche in die richtige Verfassung bringst, um die 90-Tage-Challenge und damit deine Ziele erfolgreich angehen zu können. Ich werde dir erklären, welche Ziele du sinnvollerweise setzen kannst und welche Fallen dabei bestehen. Wir werden über Inspiration, Disziplin und faule Ausreden sprechen. Und darüber, warum die Waage, nach der sich so viele Menschen richten, für uns nur wenig aufschlussreiche Erkenntnisse liefert. Insbesondere geht es mir darum, dass du den Sinn dessen, was wir hier tun, wirklich verinnerlichst: Die Challenge ist keine fixe Idee, um mal eben ein paar Korrekturen an deinem Körper vorzunehmen. Nein, sie ist viel mehr als das – sie bringt dich als Mensch in deinem gesamten Leben weiter. Du wirst viel über dich lernen in den kommenden Wochen. Vor allem wirst du erfahren, was du zu leisten imstande bist, wenn du es nur willst! Lies jetzt dazu den Text auf der folgenden Seite.

Bonusaufgabe

Nichtraucher müssen an dieser Stelle nicht weiterlesen. Wenn du aber Raucher bist, sei ehrlich zu dir selbst: Mit Sicherheit weißt du, dass Zigaretten nicht gesund sind. Nun trainierst du in der 90-Tage-Challenge so hart und tust deinem Körper so viel Gutes – da wäre es doch wirklich schade, trotzdem noch zu rauchen. Jetzt ist der perfekte Zeitpunkt, um damit aufzuhören – oder deinen Zigarettenkonsum zumindest deutlich einzuschränken. Unsere Workouts werden dir mit freiem Atem und freier Lunge jedenfalls leichter fallen!

DEINE ZIELE – SO PACKST DU JEDES WORKOUT

Warum trainieren wir eigentlich? Die einen lieben das Gefühl, total ausgepowert zu sein und alles gegeben zu haben, die anderen die Befriedigung, sich etwas wirklich Gutes getan zu haben. Uns alle verbindet, dass wir Ziele haben. Manchmal formulieren wir diese ganz expliziert (»In zwei Monaten wieder in die Anzughose passen«), manchmal etwas beiläufiger (»Nicht zunehmen«). Für dich ist es ganz entscheidend, dein persönliches »Warum« zu finden.

Was ist deine innerste Motivation, diese 90-Tage-Challenge durchzuziehen? Was möchtest du am Ende erreichen? Das wirst du jetzt klar ausformulieren, am besten sogar aufschreiben und dir von da an vor und bei jedem Training vor Augen halten. Es wird dir helfen, die notwendige Intensität an den Tag zu legen.

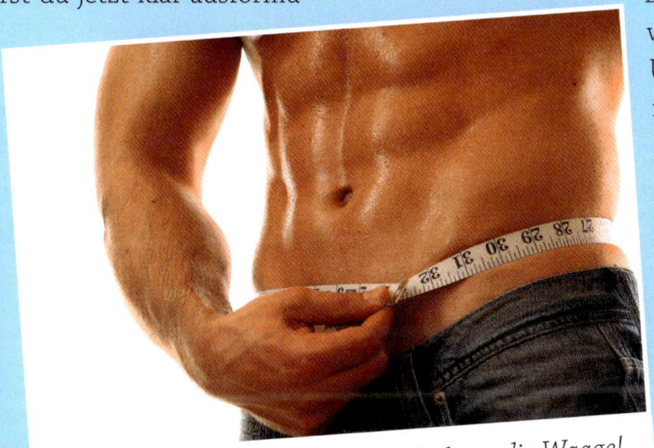

Halte dich lieber an das Maßband als an die Waage!

Gute Ziele sind messbar. Das einfachste und klarste Ziel, das du dir setzen kannst, ist, diese Challenge zu absolvieren, Tag für Tag, nichts auszulassen. Ein weniger sinnvolles Ziel ist es, eine bloße Zahl an Kilos auf der Waage verlieren zu wollen. Im Grunde sind Waagen, die nur das Körpergewicht eines Menschen anzeigen, gerade für Sportler nutzlos. Sie geben keinerlei Aufschluss über die Zusammensetzung des Körpers – das heißt konkret darüber, wie hoch der Muskel- und der Fettanteil ist.

Immer wieder höre ich von Männern, die von ihrem Fitnessprogramm enttäuscht sind, weil sie nur soundsoviele Kilos abgenommen haben und nicht so viele wie gewünscht. Dabei haben sie völlig vernachlässigt, was mit ihrer Körperzusammensetzung passiert ist. Muskeln haben eine höhere Dichte als Fett. In ein und denselben Körper passen bei gleichem Gewicht mehr Muskeln als Fett. Vor lauter Fixierung auf die Zahl auf der Waage vergessen die Menschen, in den Spiegel zu schauen oder in sich hineinzuhören, ob ihr gesamtes Körpergefühl besser geworden ist. Auch der Body-Mass-Index ist bei sehr aktiven Sportlern als Gesundheitskriterium schwierig, da auch er die Körperzusammensetzung nicht berücksichtigt. Demnach müssten fast alle Profisportler übergewichtig sein – tatsächlich sind sie einfach nur sehr muskulös.

Ein konkreter Gewichtsverlust als Ziel ist also Unsinn. Gerade Klamotten sind an dieser Stelle eine gute Hilfe. »Ich möchte nach den 90 Tagen wieder in die Jeans von vor zwei Jahren passen« oder »Ich möchte, dass meine T-Shirts an den Armen spannen« wären bessere Alternativen. Fasse deine Ziele konkret – und setze einen zeitlichen Rahmen. Zum Beispiel könnte ein Ziel auch lauten: »Ich will jedes Workout innerhalb der Challenge mit einer neuen Bestleistung abschließen.« Oder ganz einfach: »Beim Vorher-nachher-Foto will ich sichtbare Fortschritte machen.«

Wichtig ist, dass du dir dein Ziel bei unserer Challenge stets vor Augen hältst, dass du stets an den tieferen Sinn denkst. Irgendwann werden auch Tage kommen, an denen die Begeisterung ein wenig nachlässt, an denen du schuften musst. Und genau dann solltest du dein Ziel klar vor Augen haben, damit du dich genauso durchkämpfst wie am ersten Tag!

TAG 17

Das Workout Opus kennst du schon aus der ersten Woche. Mittlerweile hast du einige weitere Trainingseinheiten hinter dir. Das heißt: Du wirst heute richtig angreifen – und deine bisherigen Bestwerte toppen. Los – du schaffst das!

DEIN WORKOUT HEUTE: OPUS

Warm-up (Seite 136)

Level I: 4 RUNDEN

1. Hohe Skorpion-Kicks (Seite 140)
2. Zombie Squats (Seite 156)
3. Enge Dreipunkt-Liegestütze (Seite 142)
4. Fallschirmspringer (Seite 148)

Level II: 5 RUNDEN

1. Seitliche Skorpion-Kicks (Seite 141)
2. Prisoner Squats (Seite 157)
3. Schulterbreite Dreipunkt-Liegestütze (Seite 143)
4. Fallschirmspringer mit Armen in T-Position (Seite 149)

Level III: 6 RUNDEN

1. Seitliche Skorpion-Kicks zum Boden (Seite 141)
2. Prisoner Squats mit Sprung (Seite 157)
3. Weite Dreipunkt-Liegestütze (Seite 143)
4. Fallschirmspringer mit Armen in Y-Position (Seite 149)

Du trainierst 45 Sekunden, wechselst dabei bei einseitigen Übungen nach jeder Wiederholung die Seite, machst 15 Sekunden Pause und wechselst dann zur nächsten Übung. Je nach Level machst du vier, fünf oder sechs Runden. Versuche, dabei ein stetes Tempo zu halten und während der 45 Sekunden nicht zu stoppen. Notiere dir am Schluss die Anzahl der Wiederholungen pro Übung in der letzten Runde.

Cool-down (Seite 160)

MEIN TIPP

Sorge dafür, dass du schon vor dem Training gut hydriert bist, und gönne dir ein paar große Schlucke Wasser.

TAG 18

Zwickt der Muskelkater noch ein bisschen? Mittlerweile sollte er sich in Grenzen halten und dein Körper sich an unseren Trainingsrhythmus gewöhnt haben. Nutze den heutigen Tag, um wieder etwas zur Ruhe zu kommen und ein paar Verbesserungen in deinem Alltag vorzunehmen.

Deine Aufgabe heute: ERHÖHE DEIN AKTIVITÄTSLEVEL

Erschreckenderweise ist ein Tagesablauf nahezu ohne Bewegung heutzutage problemlos möglich: vom Bett ins Auto zum Arbeitsplatz und wieder zurück. Wer nicht mit dem Auto fährt, nutzt die immer besser ausgebauten Netze der öffentlichen Verkehrsmittel. Sicher, in manchen Fällen ist es ein Segen, derart mobil zu sein. Für viele ist es aber Fluch zugleich, weil Bewegung im Alltag fast nicht mehr stattfindet. Aber nicht bei dir – du wirst ab heute in dieser Hinsicht einiges ändern! Für jeden kleinen Einkauf zum Supermarkt in der Nähe ins Auto setzen? Das gibt es ab jetzt nicht mehr! Zieh deinen Rucksack an und geh zu Fuß – oder fahr mit dem Rad! Aufzug oder Rolltreppen? Kommt gar nicht infrage. Nimm ab sofort konsequent die Treppe! Zwei oder drei Stationen mit dem Bus oder der Straßenbahn zurücklegen? Erledige die Strecke per Fußmarsch! Bring wo immer möglich – noch mehr – Bewegung in deinen Alltag. Und das nicht aus sportlichem Ehrgeiz, sondern einfach nur, weil es guttut. Wann immer du also in Zukunft einen Weg mit einem Verkehrs- oder Hilfsmittel absolvieren könntest, frag dich: Kann ich das nicht auch aus eigener Kraft? Und dann tu es! Fang gleich heute damit an und lege eine moderate Strecke, für die du sonst das Auto oder ein öffentliches Verkehrsmittel benutzt, zu Fuß oder mit dem Fahrrad zurück.

Bonusaufgabe: FINDE DEIN PERSÖNLICHES MOTIVATIONSSYMBOL

Finde einen Gegenstand, der dich immer daran erinnert, was du leisten kannst. Das kann ein Schmuckstück sein, also ein Ring oder eine Kette, ein Poster, vielleicht auch ein Zettel, auf dem du dein Fitnessziel aufschreibst, ein Kleidungsstück oder irgendein anderer Gegenstand, der dich begleitet und mit dem du ab heute ganz klar verknüpfst: Ich bestehe die 90-Tage-Challenge!

MEIN TIPP

Insbesondere wenn ich in einer neuen Stadt bin, erledige ich so viele Strecken wie möglich zu Fuß oder mit dem Rad. Dann ist die Sightseeing-Tour gleich inbegriffen!

TAG 19

Nur noch dieses Workout, dann hast du den anstrengenden Teil der dritten Woche überstanden – und damit fast ein Viertel deiner 90-Tage-Challenge geschafft! Womöglich spürst du schon einen deutlichen Unterschied, was deine Körperhaltung und deine Muskelspannung betrifft.

DEIN WORKOUT HEUTE: RUCKUS

Warm-up (Seite 136)

Level I: 16 MINUTEN

1. Prisoner Back Lunges (Seite 154) – 8 Wiederholungen (4 pro Seite)
2. Enge Dreipunkt-Liegestütze (Seite 142) – 6 Wiederholungen (3 pro Seite)
3. Einbeiniges Kreuzheben (Seite 152) – 8 Wiederholungen (4 pro Seite)
4. Türziehen mit Füßen vorne (Seite 146) – 6 Wiederholungen

Level II: 20 MINUTEN

1. Zombie Side Lunges (Seite 155) – 6 Wiederholungen (3 pro Seite)
2. Schulterbreite Dreipunkt-Liegestütze (Seite 143) – 6 Wiederholungen (3 pro Seite)
3. Einbeiniges Kreuzheben mit Armen in T-Position (Seite 153) – 8 Wiederholungen (4 pro Seite)
4. Tischziehen mit gebeugten Beinen (Seite 147) – 6 Wiederholungen

Level III: 24 MINUTEN

1. Iron Mikes (Seite 155) – 6 Wiederholungen (3 pro Seite)
2. Weite Dreipunkt-Liegestütze (Seite 143) – 6 Wiederholungen (3 pro Seite)
3. Einbeiniges Kreuzheben mit Drehung (Seite 153) – 8 Wiederholungen (4 pro Seite)
4. Tischziehen mit erhöhten Beinen (Seite 147) – 6 Wiederholungen

Führe die Übungen mit der für dein Level angegebenen Wiederholungszahl nacheinander durch und absolviere in der vorgegebenen Zeit so viele Runden wie möglich. Du kannst jederzeit eine Pause einlegen – versuche allerdings, so kurz und selten wie möglich auszusetzen. Notiere dir die Anzahl der absolvierten vollständigen Runden.

Cool-down (Seite 160)

MEIN TIPP

Achte bei den Liegestützen darauf, dass dein Becken nicht durchhängt, sondern die Spannung im Rumpf stets erhalten bleibt.

TAG 20

Ach ja, die menschliche Psyche. Sie spielt sogar den Besten von uns ihre Streiche. Aber das musst du nicht zulassen. Übe dich heute in Willensstärke, während deine Muskeln wachsen. Du wirst sie schon in zwei Tagen wieder brauchen.

Deine Aufgabe heute: ELIMINIERE DEINE AUSREDEN

Der innere Schweinehund wird oft zitiert, wenn es um Sport und Motivation geht. Und tatsächlich kennen wir alle diese Stimme, die uns sagt: »Heute brauchst du dich nicht bewegen, die Arbeit war doch schon so anstrengend.« Oder: »Das Training kannst du auch am nächsten Tag nachholen.« Oder: »Deine Lieblingssporthose ist doch gerade in der Wäsche.« Als ob eine billige Ausrede Grund genug wäre, sich vor diesem schrecklichen Training zu drücken. Aber: Kneifen gilt nicht bei der 90-Tage-Challenge. Sollten dir in den kommenden Wochen die altbekannten Ausreden in den Sinn kommen, schreib sie auf und notiere die stärksten Gegenargumente gleich dazu. So fallen dir, wenn die Ausreden das nächste Mal versuchen, dich von deinem Ziel abzubringen, immer auch gleich die noch stärkeren Gründe dagegen ein. Mach dir klar: Du nimmst dir täglich ungefähr eine halbe Stunde – das ist gerade mal ein Achtundvierzigstel deines Tages! – Zeit für Aktivitäten, die dir unmittelbar wie langfristig Lebensqualität bringen. Besser könnte deine Zeit nicht investiert sein!

Bonusaufgabe

Häng dir einen großen Zettel oder ein Poster an einen gut sichtbaren Ort in deiner Wohnung – oder auch an deinen Arbeitsplatz. Darauf schreibst du: »It's not about having time – it's about making time.« Das gilt übrigens immer im Leben, nicht nur für Fitness.

HOOYA!

Der Trend zu Diabetes und Rückenerkrankungen ist alarmierend – bei Männern sogar noch deutlicher als bei den Frauen, die sind uns, was Trainingsmethoden und Ernährungsbewusstsein betrifft, oft einen Schritt voraus. Ein »Mir geht's doch gut« heißt noch lange nicht, dass das in 20 Jahren immer noch so ist. Unser Körper kann Fehlernährung und mangelnde Bewegung eine gewisse Zeit lang kompensieren. Irgendwann kommt aber zwangsläufig der Punkt, an dem er es nicht mehr schafft. Es sei denn, du beugst aktiv vor!

TAG 21

Die guten Dinge sind oft so einfach! Genau wie beim Bodyweight-Training braucht es auch bei der Regeneration keinen großen Aufwand, um tolle Ergebnisse zu erzielen. Auch heute steht kein Workout an – dafür arbeiten wir an deiner Willenskraft. Du wirst durchhalten, das weiß ich!

Deine Aufgabe heute: MACH ZU HAUSE HEIß-KALTE WECHSELDUSCHEN

Du musst nicht unbedingt in eine Sauna gehen, um die belebende Wirkung von abwechselnder Hitze und Kälte zu spüren. Heute wirst du eine heiß-kalte Wechseldusche nehmen – und in Zukunft machst du das mindestens einmal pro Woche! So kannst du deine Durchblutung ankurbeln – und gleichzeitig auch deinen Willen ein wenig stärken. Stelle das Wasser auf heiß, zähle langsam bis 15 und stelle es dann auf kalt, während du wieder langsam bis 15 zählst. Diesen Ablauf führst du fünfmal hintereinander durch. Heiß heißt: so warm, wie es gerade noch halbwegs angenehm ist. Und kalt: so kalt, wie der Wasserhahn es zulässt. Vielleicht schaffst du zuerst noch nicht die ganze Zeit unter dem kalten Strahl. Dann fang jeweils mit den Händen und Füßen an, dreh den Hahn nicht komplett auf kalt. Arbeite dich Dusche für Dusche weiter Richtung ganz kalt und Körpermitte vor. Was du vor kurzer Zeit noch als unangenehm empfunden hast, wird sich schnell in das Gegenteil umkehren.

MOBILITY-Workout

Das Mobility-Workout besteht aus unserem Warm-up (Seite 136) und Cool-down (Seite 160). Achte auf langsame und saubere Bewegungen! Du sollst dich dabei nicht anstrengen, aber konzentriert bleiben und die Spannung halten.

1. Hüftrotation im Vierfüßlerstand – 10 Wiederholungen (5 pro Bein)
2. Schulterkreisen in Seitenlage – 10 Wiederholungen (5 pro Seite)
3. Vom Hund in den Kniestand – 10 Wiederholungen
4. Kniender Ausfallschritt mit Armen über Kopf – 10 Wiederholungen (5 pro Seite)
5. Z-Dehnung – 20 Sekunden halten pro Position und Seite
6. Sitzende Grätsche – 15 Sekunden halten pro Position und Seite
7. Skorpion-Dehnung– 20 Sekunden halten pro Position und Seite

HOOYA!

Wissenschaftler wollen durch den aktivierten Kreislauf eine entgiftende Wirkung von Wechselduschen bewiesen haben. Den Körper daran zu gewöhnen, mit kaltem Wasser umzugehen, kann im wahrsten Sinne des Wortes coole Konsequenzen haben: Wenn die anderen sich scheuen, in einen kühlen See zu springen, ziehst du das einfach durch!

TAG 22

In Woche vier unserer Challenge nehmen wir Anlauf für noch größere Aufgaben – es ist die letzte, in der du nur dreimal trainierst. Danach wird ein Gang zugelegt: Wir erhöhen auf vier Trainingseinheiten pro Woche. Also gib Gas! Mit Eval bist du ja sowieso schon erfahren.

DEIN WORKOUT HEUTE: EVAL

Warm-up (Seite 136)

Level I: 4 SÄTZE PRO ÜBUNG

1. Bodyrocks (Seite 138) – Ziel: 25 Wiederholungen pro Satz
2. Türziehen mit Füßen nach vorne (Seite 146) – Ziel: 12 Wiederholungen pro Satz
3. Prisoner Back Lunges (Seite 154) – Ziel: 12 Wiederholungen pro Satz (6 pro Seite)
4. Enge Dreipunkt-Liegestütze (Seite 142) – Ziel: 12 Wiederholungen pro Satz (6 pro Seite)

Level II: 5 SÄTZE PRO ÜBUNG

1. Bodyrocks mit Arm nach vorne (Seite 139) – Ziel: 12 Wiederholungen pro Satz (6 pro Seite)
2. Tischziehen mit gebeugten Beinen (Seite 147) – Ziel: 10 Wiederholungen pro Satz
3. Zombie Side Lunges (Seite 155) – Ziel: 12 Wiederholungen pro Satz (6 pro Seite)
4. Schulterbreite Dreipunkt-Liegestütze (Seite 142) – Ziel: 12 Wiederholungen pro Satz (6 pro Seite)

Level III: 6 SÄTZE PRO ÜBUNG

1. Bodyrocks mit Arm zur Seite (Seite 139)
2. Tischziehen mit erhöhten Beinen (Seite 147)
3. Iron Mikes (Seite 155)
4. Weite Dreipunkt-Liegestütze (Seite 143)

Mach je nach Level vier, fünf oder sechs aufeinanderfolgende Sätze pro Übung, wobei du jeweils 30 Sekunden trainierst und dann 30 Sekunden pausierst. Zähle die Anzahl der sauberen Wiederholungen und notiere sie nach jedem Satz. Schaffst du es, in jedem Satz das angegebene Ziel an Wiederholungen zu erreichen, dann trainiere bei allen folgenden Workouts auf einem Level höher – es sei denn, du bist schon auf Level III.

Cool-down (Seite 160)

MEIN TIPP

Setz dich bei den Eval-Workouts nicht zu sehr unter Druck. Wenn du auf deinem Level bleibst – total okay! Schließlich hast du noch viele weitere Chancen, ein Level aufzusteigen. Und ans Limit gehen kannst du sowieso immer, egal auf welchem Level du trainierst.

TAG 23

Du bist müde? Das wundert mich nicht, schließlich trainierst du extrem hart. In dieser Woche erfährst du, warum es wichtig ist, auf deinen Körper zu hören. Und genauso wie du trainierst, verlange ich von dir, dass du genügend schläfst. Richtig – das ist ein Befehl!

Deine Aufgabe heute: SORGE FÜR GENÜGEND SCHLAF

Stell dir das Gleichgewicht zwischen Aktivität und Regeneration in unserem Körper wie das Pendel einer alten Standuhr vor: Ziehen wir dieses Pendel auf eine Seite und halten es dort fest, funktioniert die Uhr nicht. Nur wenn es sich stetig hin- und herbewegt, geht der Zeiger auf dem Ziffernblatt voran. Auf uns bezogen heißt das: Wenn wir nur trainieren, wenn wir ständig aktiv sind und uns keine Pausen gönnen, kommen wir letztendlich auch nicht weiter. Vielleicht mag das der Tatkraft, die du in den vergangenen drei Wochen entwickelt hast, ein wenig widersprechen, aber du darfst mit bestem Gewissen auch mal faul sein, wenn du dein Training wie im Plan durchziehst. Ohne Regenerationszeiten besteht die Gefahr, dass du ins Übertraining gerätst: Indikatoren dafür sind Müdigkeit, nachlassende Motivation und stärkerer Muskelkater, obwohl du eigentlich aktiv und gesund lebst. Wenn du das spürst, weißt du, es ist Zeit für mehr Pausentage – oder ganz einfach für mehr Schlaf. In den kommenden Tagen wirst du erfahren, warum guter Schlaf so unersetzbar wichtig ist, vor allem für Trainierende. Lies dir heute dazu den Text auf der folgenden Seite durch.

Bonusaufgabe

Du führst doch schon Ernährungstagebuch, richtig? Ab heute wird zugleich ein Schlaftagebuch daraus. Hast du noch kein Notizbuch? Dann wird es höchste Zeit, eines zu besorgen!

MEIN TIPP

Keine Kohlenhydrate vor dem Einschlafen. Das lässt nur deinen Blutzuckerspiegel in die Höhe schießen und liefert Energie, die du zu diesem Zeitpunkt überhaupt nicht brauchen kannst. Dass du dich – aus vielerlei Gründen – vom Einschlafbier verabschiedest, ist sowieso klar, oder?

DAS ZAUBERMITTEL SCHLAF

Wir haben in diesem Buch schon über das richtige Essen und Trinken gesprochen, auch über die nötige Motivation für den Trainingserfolg. Dazu kommt nun eine weitere unersetzbare Komponente: Schlaf. Und zwar genügend davon.

Stell dir unseren Schlaf als kostenloses, individuell angepasstes Regenerationsprogramm vor, das dir im Grunde immer zur Verfügung steht – wenn du ihm die notwendige Zeit gibst. Kurz zusammengefasst könnte man sagen, dass unser Körper den Schlaf dazu nutzt, seine tägliche Leistungsfähigkeit zu gewährleisten: durch Reparaturmaßnahmen innerlich wie äußerlich etwa, durch eine Art Reset für den Kopf (weswegen wir bei wichtigen Entscheidungen gerne mal »eine Nacht darüber schlafen«) und vor allem durch die vermehrte Ausschüttung von Wachstumshormonen. Wer viel und gut schläft, macht auch bessere Fortschritte bei unserer Challenge. Sieben Stunden sollten für Männer das absolute Minimum sein. Wenn möglich, erhöhe deine Schlafzeit auf sieben bis neun Stunden.

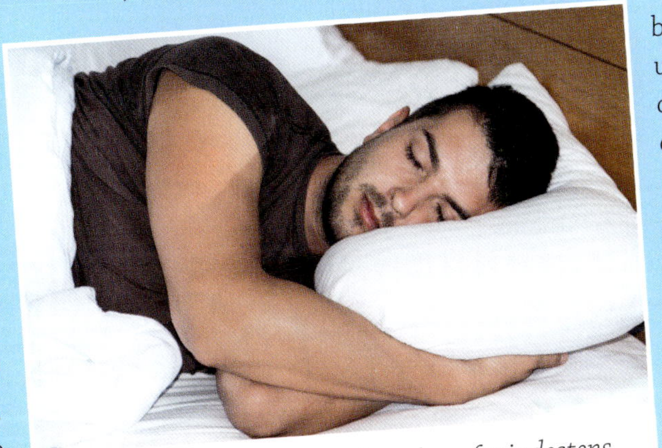

Geh früh genug ins Bett, sodass du auf mindestens sieben Stunden Schlaf kommst.

Das mag dann bedeuten, dass du früher ins Bett gehen musst. Lass dich nicht von der irrsinnigen Annahme mancher Menschen beeindrucken, dass nur Langweiler, Kinder und Rentner früh ins Bett gehen. Quatsch! Früh ins Bett zu gehen, ist viel besser als sein Ruf. Und mal ehrlich: Es bietet nicht jeder Abend Highlights, für die es sich lohnen würde, lange aufzubleiben und auf Schlaf zu verzichten. Zwei Stunden vor dem Fernseher kosten deinen Körper Ressourcen. Zwei Stunden Schlaf generieren neue.

Ich weiß von meinen vielen Reisen, dass es für Menschen mit unregelmäßigen Arbeitszeiten nicht leicht ist, einen geregelten Schlafrhythmus zu finden – was eigentlich unser Ziel ist. Im Idealfall haben wir Tag für Tag feste Schlaf- und Aufstehzeiten, denn was das betrifft, steht unser Körper total auf Regelmäßigkeit. Hast du wechselnden Schichtdienst, versuche trotzdem, zumindest eine Kernzeit für den Schlaf zu fixieren.

Schlaf ist also wichtig, Schlaf ist gut und Schlaf braucht einfach eine bewusste Priorität in unserem Leben. Das bedeutet nicht, dass du dich sklavisch an deinen neuen Rhythmus halten musst – wenn alle deine Freunde am Wochenende feiern, musst du natürlich nicht als Einziger um 22 Uhr nach Hause gehen. Vielleicht hast du den einen oder anderen sowieso schon etwas irritiert, weil du eisern meine 90-Tage-Challenge durchziehst – an dieser Stelle darfst du dann auch mal eine Ausnahme machen und aus deinem gewohnten Schlafrhythmus ausbrechen, insbesondere wenn du am nächsten Tag ausschlafen kannst.

Wenn dir also in Zukunft tatsächlich einmal langweilig sein sollte: Geh schlafen! Das funktioniert sogar in kleinen Dosen tagsüber, darauf werde ich in den kommenden Tagen noch zu sprechen kommen.

TAG 24

Erinnerst du dich noch an Tag 10 unserer Challenge? Richtig! Da hast du Bekanntschaft mit Tyrant gemacht. Freu dich: Er ist wieder da! Und es ist genau der richtige Tag, um ihm zu zeigen, dass er sich dir besser nicht in den Weg stellen sollte. Volle Intensität!

DEIN WORKOUT HEUTE: TYRANT

Warm-up (Seite 136)

Level I: 5 RUNDEN

1. Hüftheben (Seite 144) – 14 Wiederholungen (7 pro Seite)
2. Zombie Squats (Seite 156) – 20 Wiederholungen
3. Bodyrocks (Seite 138) – 40 Wiederholungen
4. Einbeiniges Kreuzheben (Seite 152) – 14 Wiederholungen (7 pro Seite)

Level II: 6 RUNDEN

1. Hüftheben mit Liegestütz (Seite 145) – 10 Wiederholungen (5 pro Seite,10 Liegestütze)
2. Prisoner Squats (Seite 157) – 16 Wiederholungen
3. Bodyrocks mit Arm nach vorne (Seite 139) – 16 Wiederholungen (8 pro Seite)
4. Einbeiniges Kreuzheben mit Armen in T-Position (Seite 153) – 16 Wiederholungen (8 pro Seite)

Level III: 7 RUNDEN

1. Hüftheben mit zwei Liegestützen (Seite 145) – 8 Wiederholungen (4 pro Seite, 16 Liegestütze)
2. Prisoner Squats mit Sprung (Seite 157) – 14 Wiederholungen
3. Bodyrocks mit Arm zur Seite (Seite 139) – 14 Wiederholungen (7 pro Seite)
4. Einbeiniges Kreuzheben mit Drehung (Seite 153) – 14 Wiederholungen (7 pro Seite)

Absolviere das deinem Level entsprechende Workout in zügigem, stetem Tempo und mit sauberer Ausführung. Notiere dir danach die benötigte Zeit.

Cool-down (Seite 160)

MEIN TIPP

Für jedes Workout ist es entscheidend, dass du bei bestmöglicher Technik dein persönliches Tempo findest, lieber etwas langsamer als zu schnell.

TAG 25

Wahrscheinlich hast du mittlerweile so viel Schwung, dass du dich nur ungern von mir bremsen lässt. Ich tu's trotzdem: Ruh dich heute aus – und vor allem schlaf gut! Ich kann nicht oft genug betonen, wie wichtig die Regeneration ist.

Deine Aufgabe heute: SCHLAF MINDESTENS SIEBEN STUNDEN

Wie du schon gemerkt hast, verlangen Fitness und Gesundheit ein bisschen Planung. Genauso wie du einem Workout Platz in deinem Leben einräumen musst, braucht auch der Schlaf seinen Raum. Tragischerweise ist es gerade unter Männern immer noch schick, mit kurzen Schlaf- und langen Arbeitszeiten zu prahlen. Heute beginnen wir damit, deine Schlafzeiten anzupassen. Und zwar wirst du dich ab jetzt nicht mehr scheuen, früh ins Bett zu gehen. Jedenfalls so früh, dass du bis zu deinem Aufwachzeitpunkt mindestens sieben, besser acht Stunden geschlafen hast. Plane dabei unbedingt noch eine halbe Stunde zum Einschlafen mit ein. Acht Stunden sind also das Ziel. Stehst du um sieben Uhr in der Früh auf, gehst du somit spätestens um halb elf ins Bett. Vielleicht machst du das sowieso schon, weil dein Tag anstrengend ist – vielleicht auch nicht. Beantworte ehrlich die Frage: Was gibt es Dringendes an einem Abend um halb elf zu erledigen, was unserem so gesunden und erholsamen Schlaf vorzuziehen wäre? Im Internet surfen? Fernsehen? Die einzige Ausrede, die zählt, ist, *Fit ohne Geräte*-Bücher zu lesen. Nein, ernsthaft: Ab ins Bett!

HOOYA!

Wie wir uns beim Aufstehen fühlen, hängt nicht nur von der Dauer des Schlafes ab, sondern auch von der Schlafphase, in der wir uns beim Klingeln des Weckers befunden haben. Je tiefer wir schlafen, wenn wir aufgeweckt werden, desto länger brauchen wir, um auf Touren zu kommen.

MEIN TIPP

Es gibt sehr gute Smartphone-Apps, die deine Schlafphase erkennen und dich darauf angepasst wecken können – zum Teil für weniger als einen Euro. Probier mal eine aus!

TAG 26

Heute wartet Hammer auf dich – und dann ist es Zeit, sich vom gemütlichen Teil der Challenge zu verabschieden. Du hast deinen Körper schon auf ein neues Level gebracht, aber damit geben wir uns nicht zufrieden. In drei Tagen gibt es neue Herausforderungen für dich!

DEIN WORKOUT HEUTE: HAMMER

Warm-up (Seite 136)

Level I: 4 SÄTZE PRO ÜBUNG

1. Hohe Skorpion-Kicks (Seite 140)
2. Einbeiniges Kreuzheben (Seite 152)
3. Fallschirmspringer (Seite 148)
4. Lunges mit Armen über Kopf (Seite 158)

Level II: 5 SÄTZE PRO ÜBUNG

1. Seitliche Skorpion-Kicks (Seite 140)
2. Einbeiniges Kreuzheben mit Armen in T-Position (Seite 153)
3. Fallschirmspringer mit Armen in T-Position (Seite 149)
4. Lunges mit halber Seitbeugung (Seite 158)

Level III: 6 SÄTZE PRO ÜBUNG

1. Seitliche Skorpion-Kicks zum Boden (Seite 141)
2. Einbeiniges Kreuzheben mit Drehung (Seite 153)
3. Fallschirmspringer mit Armen in Y-Position (Seite 149)
4. Lunges mit Seitbeugung (Seite 159)

Jede Übung besteht aus 40 Sekunden Belastung, dabei wechselst du bei einseitigen Übungen nach jeder Wiederholung die Seite, gefolgt von 20 Sekunden Pause. Beende alle Sätze einer Übung, bevor du mit der nächsten weitermachst. Achte auf zügiges und stetes Tempo und versuche, während der Belastungsphasen nicht zusätzlich zu pausieren. Notiere dir die Anzahl der Wiederholungen, die du im letzten Satz jeder Übung geschafft hast.

Cool-down (Seite 160)

MEIN TIPP

Wenn du auf Level I oder II trainierst und das Gefühl hast, dass dich eine der Übungen wirklich unterfordert, mach stattdessen die Übung aus dem nächsthöheren Level. Aber denk dran: Komplett ein Level aufsteigen darfst du nur, wenn du beim Eval-Workout die Voraussetzungen dafür erfüllt hast!

TAG 27

Zuallererst einmal ein riesiges Kompliment! Du hast nun fast vier Wochen lang durchgehalten – das ist aller Ehren wert. Betrachte die beiden kommenden Tage als eine Art Kurzurlaub von deinen Workouts. Denn danach geht es richtig zur Sache!

Deine Aufgabe heute: SCHALTE EINE STUNDE VOR DEM SCHLAFENGEHEN ALLE BILDSCHIRME AUS

Um deine Schlafzeiten haben wir uns schon gekümmert. Jetzt wollen wir uns noch mit der Schlafqualität befassen. Ab heute wirst du eine Stunde vor dem Schlafengehen in keinen Bildschirm mehr schauen! Warum? Höchstwahrscheinlich bekommst du tagsüber schon genug Input in Form von Bildern, Ton, Texten – wenn nicht am Computer, dann sicher zumindest über dein Mobiltelefon. Geben wir deinen Gedanken und deinem Gehirn, das tagsüber hart gearbeitet hat, nun die Chance, frühzeitig vor dem Schlafen zur Ruhe zu kommen – und beschießen wir sie nicht weiter mit Inhalten, die wahrscheinlich sowieso nicht allzu wichtig sind. Das Einschlafen sollte dir dann deutlich leichter fallen. Dunkle dein Zimmer vor dem Zubettgehen so weit wie möglich ab, schalte sämtliche Elektrogeräte aus – also alle möglichen künstlichen Störfaktoren, die deinen Schlaf beeinträchtigen könnten. Hast du keinen Bereitschaftsdienst oder dergleichen, schalte dein Handy auf Flugmodus.

HOOYA!

Ein heller Bildschirm vor dem Schlafengehen wird vom Gehirn wie ein Blick in die Sonne verarbeitet – er wirkt sehr stimulierend. Es hat sich bei vielen Menschen schon eingeschliffen, immer wieder das Smartphone zur Hand zu nehmen und in den sozialen Netzwerken zu checken, was die Freunde machen, insbesondere vor dem Schlafengehen. Das kannst du bedenkenlos auch am nächsten Morgen tun.

MEIN TIPP

Versuche es mal mit einem Hörbuch! Hier kannst du nicht vorblättern oder umschalten, sondern bist gezwungen, dem Tempo des Sprechers zu folgen. Das ist eine gute Möglichkeit zu entschleunigen. Nachdem mittlerweile fast jedes erfolgreiche Buch auch als Hörbuch erhältlich ist, sollte es dir leichtfallen, etwas zu finden, was dir gefällt.

TAG 28

Ich hoffe, du bist gut erholt und ausgeschlafen. Dieser Tag dient wieder einmal deiner Regeneration. Genieße ihn und faulenze mit bestem Gewissen. Achtest du auf die notwendige Eiweißzufuhr? Die ist grundlegend wichtig – keine Mahlzeit ohne Proteine!

Deine Aufgabe heute: MACHE POWER-NAPPING

Wie wichtig und erholsam Schlaf für uns ist, brauche ich nun wohl nicht mehr zu betonen. Jedenfalls musst du dich dabei nicht auf die Nacht beschränken. Du kannst auch tagsüber eine kurze, nützliche Pause einlegen. Das ist keinesfalls nur für ältere Menschen und Säuglinge sinnvoll – gerade Männer, die viel leisten, profitieren ungemein davon. Ich selbst bin ein großer Freund des Power-Naps – früher hätte man es »Mittagsschläfchen« genannt. Genauso wie für das Trainingskonzept von *Fit ohne Geräte* gilt auch für den Power-Nap, dass das Gute so nah liegt: Warum Geld für die Erholung ausgeben, wenn es ein simples, einfaches Nickerchen auch tut? Heute wirst du dir Zeit dafür nehmen. Setz oder leg dich für eine halbe Stunde gemütlich hin und schließe die Augen. Falls du heute arbeiten musst, hast du dafür vielleicht in der Mittagspause Zeit und Raum. Wenn nicht, versuche einen Power-Nap, wenn du zu Hause angekommen bist. Sollte heute gar keine Möglichkeit dafür sein, hole das zum nächstmöglichen Zeitpunkt nach. Nach der Aufwachphase fühlst du dich gleich ein bisschen frischer. Schlaf tagsüber aber nicht länger als 20, maximal 30 Minuten. Sonst kann aus dem Power-Nap ein Tiefschlaf werden. Und dann wird's schwierig, sofort wieder frisch zu sein. Höre in Zukunft gut auf deinen Körper: Teilt er dir mit, dass er gerne schlafen möchte – dann tue ihm den Gefallen. Natürlich nur, wenn es die äußeren Umstände zulassen.

MOBILITY-Workout

Das Mobility-Workout besteht aus unserem Warm-up (Seite 136) und Cool-down (Seite 160). Achte auf langsame und saubere Bewegungen! Du sollst dich dabei nicht anstrengen, aber konzentriert bleiben und die Spannung halten.

1. Hüftrotation im Vierfüßlerstand – 10 Wiederholungen (5 pro Bein)
2. Schulterkreisen in Seitenlage – 10 Wiederholungen (5 pro Seite)
3. Vom Hund in den Kniestand – 10 Wiederholungen
4. Kniender Ausfallschritt mit Armen über Kopf – 10 Wiederholungen (5 pro Seite)
5. Z-Dehnung – 20 Sekunden halten pro Position und Seite
6. Sitzende Grätsche – 15 Sekunden halten pro Position und Seite
7. Skorpion-Dehnung – 20 Sekunden halten pro Position und Seite

MEIN TIPP

Wenn du zu denjenigen gehörst, die nicht tagsüber schlafen können – einfach für eine gewisse Zeit die Augen zu schließen und zu ruhen, weckt ebenfalls neue Kräfte! Diese Auszeit zu nehmen, lohnt sich also auf jeden Fall.

TAG 29

Ab heute beginnt die neue Zeitrechnung für dich. Das bedeutet: ein Trainingstag mehr pro Woche! Dein neuer Rhythmus sieht so aus: zwei Workouts, ein Tag Pause – zwei Workouts, zwei Tage Pause. Das bedeutet nicht, dass du auch mal ein Workout lockerer angehen lassen kannst. Im Gegenteil! Nutze die Gelegenheit, alles aus dir herauszuholen!

DEIN WORKOUT HEUTE: EVAL

Warm-up (Seite 136)

Level I: 4 SÄTZE PRO ÜBUNG

1. Bodyrocks (Seite 138) – Ziel: 25 Wiederholungen pro Satz
2. Türziehen mit Füßen nach vorne (Seite 146) – Ziel: 12 Wiederholungen pro Satz
3. Prisoner Back Lunges (Seite 154) – Ziel: 12 Wiederholungen pro Satz (6 pro Seite)
4. Enge Dreipunkt-Liegestütze (Seite 142) – Ziel: 12 Wiederholungen pro Satz (6 pro Seite)

Level II: 5 SÄTZE PRO ÜBUNG

1. Bodyrocks mit Arm nach vorne (Seite 139) – Ziel: 12 Wiederholungen pro Satz (6 pro Seite)
2. Tischziehen mit gebeugten Beinen (Seite 147) – Ziel: 10 Wiederholungen pro Satz
3. Zombie Side Lunges (Seite 155) – Ziel: 12 Wiederholungen pro Satz (6 pro Seite)
4. Schulterbreite Dreipunkt-Liegestütze (Seite 142) – Ziel: 12 Wiederholungen pro Satz (6 pro Seite)

Level III: 6 SÄTZE PRO ÜBUNG

1. Bodyrocks mit Arm zur Seite (Seite 139)
2. Tischziehen mit erhöhten Beinen (Seite 147)
3. Iron Mikes (Seite 155)
4. Weite Dreipunkt-Liegestütze (Seite 143)

Mach je nach Level vier, fünf oder sechs aufeinanderfolgende Sätze pro Übung, wobei du jeweils 30 Sekunden trainierst und dann 30 Sekunden pausierst. Zähle die Anzahl der sauberen Wiederholungen und notiere sie nach jedem Satz. Schaffst du es, in jedem Satz das angegebene Ziel an Wiederholungen zu erreichen, dann trainiere bei allen folgenden Workouts auf einem Level höher – es sei denn, du bist schon auf Level III.

Cool-down (Seite 160)

MEIN TIPP

Gerade bei dynamischen Übungen wie den Iron Mikes ist Kontrolle alles. Spring lieber weniger hoch, aber lande dafür umso präziser!

TAG 30

Vielleicht hast du dich beim Aufstehen schon auf einen ruhigen Tag gefreut. Da wirst du dich umgewöhnen müssen: Heute wird wieder trainiert! Aber keine Sorge: Ich weiß, dass du dich schnell auf den neuen Rhythmus einstellen wirst. Noch mehr Einsatz für noch bessere Ergebnisse!

DEIN WORKOUT HEUTE: OPUS

Warm-up (Seite 136)

Level I: 4 RUNDEN

1. Hohe Skorpion-Kicks (Seite 140)
2. Zombie Squats (Seite 156)
3. Enge Dreipunkt-Liegestütze (Seite 142)
4. Fallschirmspringer (Seite 148)

Level II: 5 RUNDEN

1. Seitliche Skorpion-Kicks (Seite 140)
2. Prisoner Squats (Seite 157)
3. Schulterbreite Dreipunkt-Liegestütze (Seite 143)
4. Fallschirmspringer mit Armen in T-Position (Seite 149)

Level III: 6 RUNDEN

1. Seitliche Skorpion-Kicks zum Boden (Seite 141)
2. Prisoner Squats mit Sprung (Seite 157)
3. Weite Dreipunkt-Liegestütze (Seite 143)
4. Fallschirmspringer mit Armen in Y-Position (Seite 149)

Du trainierst 45 Sekunden, wechselst dabei bei einseitigen Übungen nach jeder Wiederholung die Seite, machst 15 Sekunden Pause und wechselst dann zur nächsten Übung. Je nach Level machst du vier, fünf oder sechs Runden. Versuche, dabei ein stetes Tempo zu halten und während der 45 Sekunden nicht zu stoppen. Notiere dir am Schluss die Anzahl der Wiederholungen pro Übung in der letzten Runde.

Cool-down (Seite 160)

HOOYA!

Die US-Spezialeinheiten müssen sich unter widrigsten Bedingungen fit halten können: bei Hitze, Kälte, auf engstem Raum, unter- wie oberirdisch. Und selbstverständlich haben sie keine Fitnessgeräte dabei. Genau das Gleiche gilt für dich. Alles, was du brauchst, hast du immer dabei: deinen Körper.

TAG 31

Nach zwei Trainingstagen in Folge gibt es heute den Faulenzbefehl. Gerade jetzt ist es wichtig, den Körper nicht noch weiter zu beanspruchen. Vier Trainingseinheiten pro Woche sind wirklich gehobenes Fitnessniveau, die Belastung für deinen Körper ist gerade zu Beginn nicht zu unterschätzen.

Deine Aufgabe heute: TRIFF DIE RICHTIGE WAHL BEIM ESSEN UNTERWEGS

Bestimmt hast du auch schon über den makellosen Körper eines Hollywoodstars gestaunt, wenn der Held ganz beiläufig sein T-Shirt auszieht und seine Bauchmuskeln spielen lässt. Ganz davon abgesehen, dass beim Film massiv mit Beleuchtungs- und Make-up-Tricks nachgeholfen wird: Es ist der Beruf dieser Menschen, sich in die entsprechende körperliche Verfassung zu bringen (je nach Rolle müssen sie auch mal übel zunehmen). Um sicherzustellen, dass sie zu Drehbeginn die körperlichen Anforderungen erfüllen, werden sie im Vorfeld tagtäglich von Personal Trainern betreut und oft auch Mahlzeit für Mahlzeit bekocht. Wenn sie nicht sogar noch zu ganz anderen Mitteln greifen, auch das ist nicht ausgeschlossen. Jedenfalls ist das, was du dort siehst, nicht die echte Welt. Mit dem Challenge-Plan helfe ich dir natürlich, dasselbe zu erreichen – also in kürzester Zeit in Topform zu kommen –, aber vermutlich hast du keinen Koch, der dir jeden Tag fünf perfekt auf dein Ziel abgestimmte Mahlzeiten hinstellt. Deshalb ist hier deine Initiative gefragt. Im Alltag richtig essen ist nicht immer leicht. Aber ich kann dir zeigen, wie es zumindest leichter und praktischer wird. Lies jetzt den Text auf der folgenden Seite.

Bonusaufgabe

Check deine Umgebung – wo findest du den besten Supermarkt mit einer großen Auswahl an frischem Gemüse? Und wo ist der nächste regionale Metzger? Dein Fleisch sollte nicht um die halbe Welt gereist sein, bevor es auf deinem Teller landet. Übernimm Verantwortung! Für dich selbst – und für deine Familie, wenn du eine hast!

Selbst gemachtes Studentenfutter – süß oder salzig

ca. 3 Portionen, 8 g Eiweiß pro Portion

100 g ungewürzte Nüsse (Fertigmischung oder selbst zusammengestellt)
50 g Beeren (süß) oder entsteinte schwarze Oliven, trocken eingelegt, und etwas Salz und Pfeffer (salzig)

Röste die Nüsse auf höchster Stufe in einer Pfanne. Pass aber auf, dass sie nicht anbrennen. Wenn sie leicht gebräunt sind, füll sie in eine Schüssel und lass sie etwas abkühlen. Gib die Beeren (und je nach Geschmack eine Prise Salz) für die süße, Oliven sowie Salz und Pfeffer für die salzige Variante hinzu. So frisch wie möglich essen!

DIE PLANUNG MACHT'S: RICHTIG ERNÄHREN IN JOB UND ALLTAG

Ich gebe zu, es ist nicht so leicht, immer die passende Mahlzeit oder den passenden Snack zur Hand zu haben. Gerade wenn wir auf Reisen oder bei der Arbeit sind, ist oft kein voll ausgestatteter Supermarkt verfügbar, in dem wir alles bekommen, was wir brauchen. Auch Kantinen sind problematisch, weil sie in Sachen Ernährung bisweilen im letzten Jahrtausend hängen geblieben sind und auch aus Kostengründen viel lieber billige Schnitzel mit Pommes als frischen Salat und Gemüse servieren.

Das bedeutet für dich: Ohne sinnvolle Planung geht es nicht. Wenn dich etwa im Zug der Hunger überrascht, bleibt dir in den meisten Fällen nur die Wahl zwischen einer Fertig-Gulaschsuppe, einem Schokoriegel oder einer Weißmehlsemmel mit Salami im Bordbistro. Das ist natürlich nicht das, was wir brauchen, um die notwendigen Nährstoffe und die notwendige Energie für die 90-Tage-Challenge bereitzustellen.

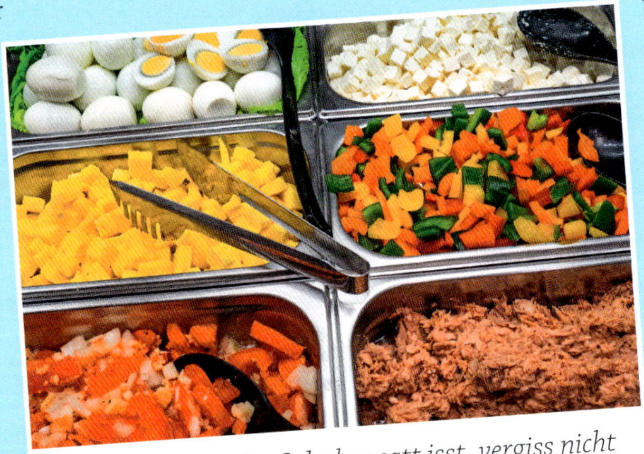

Wenn du dich an der Salatbar satt isst, vergiss nicht das Eiweiß!

Du musst dich also zwangsläufig mit dem Gedanken anfreunden, dir schon im Voraus zu überlegen, wie du die kommenden Tage verbringen wirst, dementsprechend einkaufen – und dich vorbereiten. Wenn etwa der Hunger auf Reisen kommt, wirst du einfach nur in deine Tasche greifen und dir zum Beispiel eine Portion selbst gemachtes Studentenfutter (Rezept siehe Seite 65) herausholen. Eine Wasserflasche sollte dich sowieso schon begleiten.

Zurück zur Kantine: Wenn keine festen Gerichte serviert werden, lassen sich Hauptgericht und Beilagen oft selbst kombinieren. Dein Ziel sollte es wie immer sein, Eiweiß mit Gemüse zu verbinden – auch unter Zuhilfenahme der Salatbar, sollte es eine geben. Die Reduzierung von Sättigungsbeilagen führt auch dazu, dass du dich nach dem Essen nicht mit prallem Bauch zurück an den Arbeitsplatz schleppen musst – wo du dann, wenn der Blutzuckerspiegel nach einer Weile wieder sinkt, erst einmal furchtbar müde wirst.

Hast du in der Arbeit keinerlei Möglichkeit, etwas zu essen zu kaufen, ist deine gute Planung umso mehr gefragt. Du könntest auf dem Arbeitsweg nach Einkaufsmöglichkeiten Ausschau halten (liegt vielleicht ein Metzger auf deinem Arbeitsweg?), aber noch besser ist es, wenn du dir dein Essen selbst mitbringst. Bereite einfach am Vorabend so viel zu, dass du am Tag darauf noch eine Portion deines Gerichts in die Arbeit mitnehmen kannst. Falls du dort keine Mikrowelle zur Verfügung hast, weil du etwa stets mobil oder draußen arbeitest, such dir im hinteren Teil des Buches Rezepte heraus, die du zur Not auch kalt essen kannst. Oder ersetze im schlimmsten Fall das Mittagessen durch einen Snack.

Worauf du achten musst, wenn du ein Restaurant besuchst, erfährst du in vier Tagen. In der Mittagspause gelten natürlich die gleichen Regeln wie am Abend!

TAG 32

Ruckus kennst du schon – die Zeit ist also reif für einen neuen Bestwert! Was glaubst du, wie toll sich die beiden Pausentage anfühlen werden, wenn du heute und morgen absolut ans Limit gehst? Gib alles! Ich weiß, dass du das schaffst.

DEIN WORKOUT HEUTE: RUCKUS

Warm-up (Seite 136)

Level I: 16 MINUTEN

1. Prisoner Back Lunges (Seite 154) – 8 Wiederholungen (4 pro Seite)
2. Enge Dreipunkt-Liegestütze (Seite 142) – 6 Wiederholungen (3 pro Seite)
3. Einbeiniges Kreuzheben (Seite 152) – 8 Wiederholungen (4 pro Seite)
4. Türziehen mit Füßen vorne (Seite 146) – 6 Wiederholungen

Level II: 20 MINUTEN

1. Zombie Side Lunges (Seite 155) – 6 Wiederholungen (3 pro Seite)
2. Schulterbreite Dreipunkt-Liegestütze (Seite 143) – 6 Wiederholungen (3 pro Seite)
3. Einbeiniges Kreuzheben mit Armen in T-Position (Seite 152) – 8 Wiederholungen (4 pro Seite)
4. Tischziehen mit gebeugten Beinen (Seite 147) – 6 Wiederholungen

Level III: 24 MINUTEN

1. Iron Mikes (Seite 155) – 6 Wiederholungen (3 pro Seite)
2. Weite Dreipunkt-Liegestütze (Seite 143) – 6 Wiederholungen (3 pro Seite)
3. Einbeiniges Kreuzheben mit Drehung (Seite 152) – 8 Wiederholungen (4 pro Seite)
4. Tischziehen mit erhöhten Beinen (Seite 147) – 6 Wiederholungen

Führe die Übungen mit der für dein Level angegebenen Wiederholungszahl nacheinander durch und absolviere in der vorgegebenen Zeit so viele Runden wie möglich. Du kannst jederzeit eine Pause einlegen – versuche allerdings, so kurz und selten wie möglich auszusetzen. Notiere dir die Anzahl der absolvierten vollständigen Runden.

Cool-down (Seite 160)

MEIN TIPP

Achte bei den Lunges und Iron Mikes stets darauf, deine Arme und Hände in korrekter Position zu halten. Lass deine Ellbogen, gerade wenn die Hände hinter deinem Kopf verschränkt sind, nicht nach vorne fallen. Das wird der Beweglichkeit deiner Schultern ungemein helfen.

TAG 33

Dein letztes Workout für diese Woche. Du fühlst dich müde? Egal! Beiß dich durch! Du hast schon so viel erreicht – da ist der nächste Schritt auch kein Problem für dich.

DEIN WORKOUT HEUTE: TYRANT

Warm-up (Seite 136)

Level I: 5 RUNDEN

1. Hüftheben (Seite 144) – 14 Wiederholungen (7 pro Seite)
2. Zombie Squats (Seite 156) – 20 Wiederholungen
3. Bodyrocks (Seite 138) – 40 Wiederholungen
4. Einbeiniges Kreuzheben (Seite 152) – 14 Wiederholungen (7 pro Seite)

Level II: 6 RUNDEN

1. Hüftheben mit Liegestütz (Seite 145) – 10 Wiederholungen (5 pro Seite,10 Liegestütze)
2. Prisoner Squats (Seite 157) – 16 Wiederholungen
3. Bodyrocks mit Arm nach vorne (Seite 139) – 16 Wiederholungen (8 pro Seite)
4. Einbeiniges Kreuzheben mit Armen in T-Position (Seite 153) – 16 Wiederholungen (8 pro Seite)

Level III: 7 RUNDEN

1. Hüftheben mit zwei Liegestützen (Seite 145) – 8 Wiederholungen (4 pro Seite, 16 Liegestütze)
2. Prisoner Squats mit Sprung (Seite 157) – 14 Wiederholungen
3. Bodyrocks mit Arm zur Seite (Seite 139) – 14 Wiederholungen (7 pro Seite)
4. Einbeiniges Kreuzheben mit Drehung (Seite 153) – 14 Wiederholungen (7 pro Seite)

Absolviere das deinem Level entsprechende Workout in zügigem, stetem Tempo und mit sauberer Ausführung. Notiere dir danach die benötigte Zeit.

Cool-down (Seite 160)

MEIN TIPP

Solltest du auf Level II oder III trainieren und vorübergehend eine leichte Sportverletzung oder sonstige körperliche Einschränkung haben, kannst du einzelne Übungen auch gegen solche aus niedrigeren Leveln austauschen, um die Belastung für die betroffene Partie zu verringern.

TAG 34

Puh! Was für eine Woche! Glückwunsch jedenfalls – vier Trainingseinheiten in fünf Tagen, das schafft nicht jeder. Auch heute möchte ich dich deshalb wieder dazu ermahnen, Rücksicht auf deinen Körper zu nehmen und so gut es geht zu entspannen.

Deine Aufgabe heute: NIMM DEIN ESSEN MIT!

Vielleicht hast du dich schon irgendwann einmal über Mitmenschen amüsiert, die ihr Essen in Plastikboxen von zu Hause mitgebracht hatten. Nun – du bist jetzt einer von ihnen. Weil das nicht spießig, sondern einfach praktisch und sinnvoll ist. Vielleicht musst du dir von Kumpels und Kollegen mal einen Spruch anhören, wenn du anfängst, dein Essen aus der Tasche zu ziehen. Aber da musst du durch. Du hast sicher zwei, drei mikrowellenfeste Plastikboxen, in denen du in Zukunft Essen transportieren kannst. Wenn nicht – besorg dir welche im nächsten größeren Supermarkt. Klar, das wird in der Vorbereitung etwas Aufwand bedeuten: kochen und einpacken. Aber wenn du dann hungrig bist und sofort etwas Leckeres und Gesundes zur Hand hast, wirst du garantiert froh sein, die Mühe auf dich genommen zu haben. Natürlich spricht auch nichts dagegen, den Inhalt der Boxen nach dem Aufwärmen schön auf einem Teller anzurichten – wie du möchtest. Die Plastikboxen eignen sich auch für den Einsatz zu Hause: Du wirst sicher in die Situation kommen (oder schon gekommen sein), dass von deiner Mahlzeit eine Portion übrig geblieben ist. Rein in die Box – am nächsten Tag aufwärmen, passt. Und, ganz ehrlich, eigentlich sind die Freunde oder Kollegen doch nur neidisch, wenn du etwas Hochwertiges auspackst.

Bonusaufgabe

Wenn du magst, kauf dir gleich noch einen Salatshaker mit Extrafach für selbst gemachtes Dressing. Denn fertiges Dressing genügt unseren Qualitätsansprüchen in den meisten Fällen nicht.

Deftige Salatsoße

Für 2 große Portionen Salat

- 4 Esslöffel Olivenöl
- 2 Esslöffel Zitronensaft
- 1 Teelöffel Senf
- 1 Teelöffel Honig
- Salz und Pfeffer, am besten aus der Mühle
- 1 Spritzer Wasser
- ½ Handvoll gehackte Blätter Basilikum
- 3 Esslöffel Sonnenblumenkerne

Ein kräftiges, universell einsetzbares Dressing mit Zutaten, die in jedem Haushalt vorhanden sein sollten. Am besten in einer Tasche oder in einer kleinen Schüssel gut durchmischen, dann auf den Salat!

TAG 35

Gut möglich, dass du auch heute früh noch platt warst, als du aufgestanden bist. Schließlich hast du extrem hart trainiert. Aber – Überraschung! – in der sechsten Woche deiner 90-Tage-Challenge setzen wir noch mal einen drauf! Also ruh dich gut aus – und achte vor allem darauf, genügend zu schlafen.

Deine Aufgabe heute: FINDE DAS BESTE RESTAURANT IN DEINER GEGEND

Das Essen selbst zuzubereiten ist und bleibt die erste Wahl – schließlich hast du dann volle Kontrolle, was darin enthalten ist und was nicht. Dennoch ist es zur Abwechslung selbstverständlich entspannend und gesellig, auswärts essen zu gehen. Nicht alle Restaurants sind gleichermaßen für unsere Zwecke geeignet. Zwar gibt es in vielen Gaststätten den obligatorischen Fitnesssalat mit Putenbruststreifen, leider wird er mancherorts aber einfach aus Fertigsalat angerichtet und mit Soße aus dem Eimer übergossen. Heute ist deine Aufgabe, dich in deiner Umgebung einmal konkret umzuschauen: In welchen Lokalen bekommst du Eiweiß und Gemüse lecker zubereitet serviert? Das heißt: Wo wird frisches Gemüse als Beilage serviert, wo gibt es eine umfangreichere Salatkarte? Gerade die neuen Gastrotrends sind oft recht flexibel: Burritos – mit Reis, aber ohne Wrap – gibt es auch in der Schüssel, Burger werden mit Vollkornsemmel und Salat serviert statt mit Pommes. Und anstelle einer Schorle bestellst du ein Glas Wasser mit einer Zitronenscheibe. Auch die afrikanische und orientalische Küche bietet hervorragende fleisch- und gemüselastige Gerichte. Bei der Suche können dir einige Apps und Websites gute Dienste leisten.

MOBILITY-Workout

Das Mobility-Workout besteht aus unserem Warm-up (Seite 136) und Cool-down (Seite 160). Achte auf langsame und saubere Bewegungen! Du sollst dich dabei nicht anstrengen, aber konzentriert bleiben und die Spannung halten.

1. Hüftrotation im Vierfüßlerstand – 10 Wiederholungen (5 pro Bein)
2. Schulterkreisen in Seitenlage – 10 Wiederholungen (5 pro Seite)
3. Vom Hund in den Kniestand – 10 Wiederholungen
4. Kniender Ausfallschritt mit Armen über Kopf – 10 Wiederholungen (5 pro Seite)
5. Z-Dehnung – 20 Sekunden halten pro Position und Seite
6. Sitzende Grätsche – 15 Sekunden halten pro Position und Seite
7. Skorpion-Dehnung – 20 Sekunden halten pro Position und Seite

MEIN TIPP

Gerade mit ein paar Kumpels macht es wahnsinnig viel Spaß, zum Chicken-Wings- oder Spareribs-all-you-can-Eat zu gehen! Schau dabei nur, dass du nicht das frittierte Zeug abbekommst.

TAG 36

Zur Einstimmung in die neue Woche schlägt der schon bekannte Hammer zu. Du bist gut ausgeruht und kennst die Übungen, also häng dich richtig rein. Ab morgen warten dann ganz neue Herausforderungen in Form eines neuen Workouts auf dich!

DEIN WORKOUT HEUTE: HAMMER

Warm-up (Seite 136)

Level I: 4 SÄTZE PRO ÜBUNG

1. Hohe Skorpion-Kicks (Seite 140)
2. Einbeiniges Kreuzheben (Seite 152)
3. Fallschirmspringer (Seite 148)
4. Lunges mit Armen über Kopf (Seite 158)

Level II: 5 SÄTZE PRO ÜBUNG

1. Seitliche Skorpion-Kicks (Seite 140)
2. Einbeiniges Kreuzheben mit Armen in T-Position (Seite 153)
3. Fallschirmspringer mit Armen in T-Position (Seite 149)
4. Lunges mit halber Seitbeugung (Seite 158)

Level III: 6 SÄTZE PRO ÜBUNG

1. Seitliche Skorpion-Kicks zum Boden (Seite 141)
2. Einbeiniges Kreuzheben mit Drehung (Seite 153)
3. Fallschirmspringer mit Armen in Y-Position (Seite 149)
4. Lunges mit Seitbeugung (Seite 159)

Jede Übung besteht aus 40 Sekunden Belastung, dabei wechselst du bei einseitigen Übungen nach jeder Wiederholung die Seite, gefolgt von 20 Sekunden Pause. Beende alle Sätze einer Übung, bevor du mit der nächsten weitermachst. Achte auf zügiges und stetes Tempo und versuche, während der Belastungsphasen nicht zusätzlich zu pausieren. Notiere dir die Anzahl der Wiederholungen, die du im letzten Satz jeder Übung geschafft hast.

Cool-down (Seite 160)

MEIN TIPP

Bei aller Ambition: Mach dich nicht fertig, wenn du bei einem Workout oder einer Übung einmal schlechter bist als beim vorherigen Mal. Die Tagesform schwankt, das ist ganz normal.

TAG 37

Wo der Hammer ist, ist der Amboss nicht weit. Zeit für ein neues Workout! Beim ersten Mal stehen auch hier wieder die saubere Ausführung und das Erlernen der Übungen im Vordergrund. Gelegenheit für neue Rekorde hast du in den kommenden Wochen genug!

DEIN WORKOUT HEUTE: ANVIL

Warm-up (Seite 136)

Level I: 4 RUNDEN

1. Hüftheben (Seite 144)
2. Prisoner Back Lunges (Seite 154)
3. Türziehen mit Füßen vorne (Seite 146)
4. Einbeiniges Kreuzheben (Seite 152)

Level II: 5 RUNDEN

1. Hüftheben mit Liegestütz (Seite 145)
2. Zombie Side Lunges (Seite 155)
3. Tischziehen mit gebeugten Beinen (Seite 147)
4. Einbeiniges Kreuzheben mit Armen in T-Position (Seite 153)

Level III: 6 RUNDEN

1. Hüftheben mit zwei Liegestützen (Seite 145)
2. Iron Mikes (Seite 155)
3. Tischziehen mit erhöhten Beinen (Seite 147)
4. Einbeiniges Kreuzheben mit Drehung (Seite 153)

Du trainierst 45 Sekunden, wechselst dabei bei einseitigen Übungen nach jeder Wiederholung die Seite, machst 15 Sekunden Pause und wechselst dann zur nächsten Übung. Je nach Level machst du vier, fünf oder sechs Runden. Versuche, dabei ein stetes Tempo zu halten und während der 45 Sekunden nicht zu stoppen. Notiere dir am Schluss die Anzahl der Wiederholungen pro Übung in der letzten Runde.

Cool-down (Seite 160)

HOOYA!

Die Namen aller Workouts in diesem Buch stammen aus meiner Zeit bei den US-Spezialeinheiten. Sie wurden als Codes für Ziele verwendet.

TAG 38

Falls Hammer und Amboss dich weichgeklopft haben – deine heutige Aufgabe darfst du auf der Couch erledigen. Jetzt ist es umso wichtiger, dass du genügend isst, vor allem ausreichend Eiweiß. Wer gut trainiert, sollte noch besser essen! Beides zusammen bringt den Erfolg.

Deine Aufgabe für heute: ÜBERNIMM DIE EINSTELLUNG EINES SPITZENATHLETEN

Wenn erfolgreiche Menschen, gerade erfolgreiche Sportler, nach ihrem Erfolgsrezept gefragt werden, hört man oft dieselbe Antwort: Sie geben niemals auf. Sie wissen, dass sie nicht an jedem Tag Höchstleistungen bringen können, dass Verletzungen und Krankheiten sie zurückwerfen können und werden. Dennoch, sie machen weiter, egal was kommt. Und wenn sie in einem Wettkampf versagen, dann versuchen sie es beim nächsten wieder. Michael Jordan etwa wird von vielen als der beste Basketballer aller Zeiten angesehen, seine spielentscheidenden Würfe sind Legende geworden. Und was sagt Jordan selbst? Er habe in seiner Karriere 300 Spiele verloren und mehr als 9000 Würfe nicht getroffen, 26 davon hätten den Sieg am Ende eines Spiels bedeutet. Aber Jordan hat nach jeder Niederlage, nach jedem Fehlschlag weitergemacht. Und das, erklärt er, sei der Grund, warum er am Ende so erfolgreich war. Diese Einstellung brauchst auch du. Lass dich nicht von einzelnen schlechten Tagen runterziehen. Setz den Stahlhelm auf und marschier einfach weiter! Dein Trainingserfolg wird dir am Ende recht geben. Lies jetzt den Text auf der folgenden Seite.

Bonusaufgabe

Finde eine Trainingslocation draußen, in deiner näheren Umgebung. Magst du lieber Parks und die Natur? Oder vielleicht einen Hinterhof mit urbanem Flair?

HOOYA!

Vielleicht sehnst du dich manchmal nach Gesellschaft bei deinen Workouts, nach einer Gruppe, Unterstützung und Zusammenhalt. Mag sein, dass einige von deinen Kumpels zusammen trainieren. Aber lass mich eine Sache klarstellen: Die allermeisten wirklich erfolgreichen Fitnesssportler trainieren allein. Denn jeder, der nicht mindestens so motiviert ist wie du, ist ein Hindernis für dich. Klar kann die Gruppe oder die Begleitung pushen. Sie kann aber auch dazu verleiten, sich hinter ihr zu verstecken.

SO STEHST DU JEDES TIEF DURCH!

Begeisterung für eine Sache ist die beste Motivation, die es gibt. Wenn du für etwas brennst, fällt es dir leicht, auch die größten Mühen auf dich zu nehmen. Nur macht unser Körper, unser menschliches Wesen da manchmal nicht mit: Er ist nun mal keine 24/7-Begeisterungsmaschine und möchte manchmal auch zu einer guten Sache überredet werden.

Vielleicht bist du während der Challenge schon einmal aufgestanden oder aus der Arbeit gekommen und hast dir gedacht: Heute habe ich keine Lust zu trainieren! Weil die Arbeit so anstrengend war, weil dich vielleicht eine wichtige Entscheidung beschäftigt oder Zwischenmenschliches dich aufwühlt und an dir zehrt. Vielleicht hat dich aber auch nur die Faulheit gepackt. Zuerst einmal: Hab kein schlechtes Gewissen, wenn es Tage gibt, an denen du so gar nicht motiviert bist, mit dem nächsten Workout weiterzumachen. Das ist normal, das ist menschlich. Auch ich habe diese Tage, an denen irgendetwas in mir sagt: Ach, lass es doch sein heute.

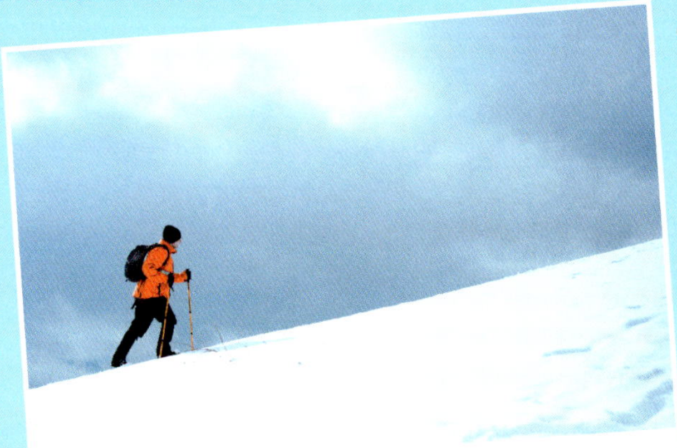

Manchmal muss man sich durchbeißen. Behalte immer dein Ziel vor Augen!

Was wir an solchen Tagen tun müssen, ist so klar wie einfach: weitermachen! Nicht hadern, nicht nachdenken und schon gar keine Ausreden suchen: einfach stur durchziehen!

Wir reden hier schließlich nicht von einem irren Aufwand, den es zu betreiben gilt, sondern von – Warm-up und Cool-down mit eingerechnet – einer halben Stunde am Tag, die du letztendlich in deine Gesundheit und in dein Wohlbefinden investierst. Diese halbe Stunde hat einen festen Platz in deinem Leben, die lässt du dir von nichts und niemandem nehmen.

Es ist erstaunlich, welche Streiche uns unser Körper gelegentlich spielt: Ich selbst erlebe manchmal Tage, an denen ich mich psychisch total ausgelaugt fühle, aber im Training dann ganz neue Kräfte entwickle. Manchmal läuft unsere Maschine scheinbar auf Notstrom, aber es ist nur ein kleiner Impuls, der sie wieder auf Hochleistung bringt.

Machst du an einem dieser grauen Tage den ersten Schritt und beginnst ganz einfach mit deinem Workout, ergibt sich der Rest von allein. Für mich hat das Warm-up hier große Bedeutung: Es macht nicht nur meinen Körper bereit für das Training, sondern auch meinen Kopf. Ich kann beiseiteschieben, was mich zuvor beschäftigt hat, innerlich zur Ruhe kommen und bin danach bereit, voll durchzustarten.

Ich habe niemals behauptet, dass die 90-Tage-Challenge leicht wird. Ich habe dir schon gesagt, dass sie dich beanspruchen wird, dass sie deinen ganzen Einsatz fordern wird. Aber am Ende machen uns eben nicht die Errungenschaften, die uns zugeflogen sind, stolz. Sondern diejenigen, für die wir hart arbeiten mussten, für die wir uns wirklich Mühe gemacht haben. Weil eine Sache, in die wir viel von unseren Ressourcen investiert haben, viel mehr wert ist. So wird es dir am Ende unserer gemeinsamen 90 Tage auch gehen: Du wirst zurückblicken und stolz sein können, weil du auch an den schwierigen Tagen einfach weitermarschiert bist.

TAG 39

So langsam nähern wir uns der Halbzeit unseres Programms – du machst das bisher großartig! Damit du dich nicht langweilst, bekommst du heute schon wieder ein neues Workout. Nutze dieses erste Mal, um dich an die neuen Übungen zu gewöhnen.

DEIN WORKOUT HEUTE: BURNER

Warm-up (Seite 136)

Level I: 16 MINUTEN

1. Zombie Squats (Seite 156) – 15 Wiederholungen
2. Seestern (Seite 150) – 10 Wiederholungen (5 pro Seite)
3. Lunges mit Armen über Kopf (Seite 158) – 10 Wiederholungen (5 pro Seite)
4. Hohe Skorpion-Kicks (Seite 140) – 10 Wiederholungen (5 pro Seite)

Level II: 20 MINUTEN

1. Prisoner Squats (Seite 157) – 15 Wiederholungen
2. Seestern mit Liegestütz (Seite 151) – 10 Wiederholungen (5 pro Seite)
3. Lunges mit halber Seitbeugung (Seite 159) – 10 Wiederholungen (5 pro Seite)
4. Seitliche Skorpion-Kicks (Seite 140) – 10 Wiederholungen (5 pro Seite)

Level III: 24 MINUTEN

1. Prisoner Squats mit Sprung (Seite 157) – 15 Wiederholungen
2. Seestern mit federndem Liegestütz (Seite 151) – 10 Wiederholungen (5 pro Seite)
3. Lunges mit Seitbeugung (Seite 159) – 10 Wiederholungen (5 pro Seite)
4. Seitliche Skorpion-Kicks zum Boden (Seite 140) – 10 Wiederholungen (5 pro Seite)

Mach so viele Runden wie möglich in der angegebenen Zeit. Notiere dir die Anzahl der absolvierten vollständigen Runden. Achte wie immer auf saubere Ausführung!

Cool-down (Seite 160)

MEIN TIPP

Schau während deiner Workouts nicht zu oft (oder gar nicht) auf die Uhr. Konzentrier dich ausschließlich auf die Ausführung. Der Timer klingelt schon früh genug!

TAG 40

Und weiter geht's mit unserer Lernwoche und dem letzten neuen Workout: Du triffst heute den Joker. Präge dir den Ablauf gut ein, damit du während des Trainings keine unnötigen Pausen machen musst. Du hast dich bisher schon großartig durchgekämpft, also wirst du das auch heute tun!

DEIN WORKOUT HEUTE: JOKER

Warm-up (Seite 136)

Level I: 5 RUNDEN

1. Prisoner Back Lunges (Seite 154) – 20 Wiederholungen (10 pro Seite)
2. Hohe Skorpion-Kicks (Seite 140) – 10 Wiederholungen (5 pro Seite)
3. Türziehen mit Füßen vorne (Seite 146) – 10 Wiederholungen
4. Hüftheben (Seite 144) – 10 Wiederholungen (5 pro Seite)

Level II: 6 RUNDEN

1. Zombie Side Lunges (Seite 155) – 20 Wiederholungen (10 pro Seite)
2. Seitliche Skorpion-Kicks (Seite 140) – 10 Wiederholungen (5 pro Seite)
3. Tischziehen mit gebeugten Beinen (Seite 147) – 10 Wiederholungen
4. Hüftheben mit Liegestütz (Seite 145) – 10 Wiederholungen (5 pro Seite)

Level III: 7 RUNDEN

1. Iron Mikes (Seite 155) – 20 Wiederholungen (10 pro Seite)
2. Seitliche Skorpion-Kicks zum Boden (Seite 141) – 10 Wiederholungen (5 pro Seite)
3. Tischziehen mit erhöhten Beinen (Seite 147) – 10 Wiederholungen
4. Hüftheben mit zwei Liegestützen (Seite 145) – 10 Wiederholungen (5 pro Seite)

Absolviere die Übungen nacheinander in der angegebenen Anzahl von Runden. Du kannst so oft pausieren, wie du willst – aber halte die Pausenzeiten so gering wie möglich. Notiere am Ende deine Zeit.

Cool-down (Seite 160)

MEIN TIPP

Neues Workout – große Aufmerksamkeit. Heute liegt der Fokus wieder einmal auf dem Erlernen der neuen Bewegungen.

TAG 41

Was für ein wilder Ritt! Ich darf dir dazu gratulieren, die überaus anstrengenden Workouts in dieser Woche überstanden zu haben. Was jetzt kommt, ist klar: Füße hochlegen, gut essen, schlafen. Und dabei natürlich noch ein bisschen was Neues lernen und ausprobieren.

Deine Aufgabe heute: ISS ETWAS GESUNDES, WAS DU FRÜHER NICHT MOCHTEST!

Vielleicht war es Spinat. Oder Brokkoli. Oder die harmlose Gurke. Jedenfalls gab es in deiner Kindheit sicher irgendein Gemüse, das du ganz und gar nicht mochtest. Und nun rate mal: Heute wirst du es essen! Dabei geht es mir nicht darum, dich zu quälen. Mitnichten! Wir können uns im Laufe von Jahren verändern, was unsere Vorlieben und Gewohnheiten betrifft. Das bedeutet auch, dass du Dingen, die du einst abgelehnt hast, eine neue Chance geben solltest. Deswegen wirst du bei einer deiner heutigen Mahlzeiten in den Gemüseanteil etwas damals Ungeliebtes hineinmischen. Oder es gleich roh essen, wenn das möglich ist. Du solltest dabei ausblenden, dass du es als Kind vielleicht sogar ausgespuckt hast. Du wirst sehen: Es ist nicht halb so schlimm, wie du es womöglich in Erinnerung hast. Und so kannst du vielen Dingen im Leben begegnen, bei denen du eine festgefahrene Meinung hast: Vielleicht nimmst du sie mittlerweile ganz anders wahr.

HOOYA!

Welcher Mann putzt schon gerne seine Wohnung? Aber ganz ehrlich: Haushaltstätigkeiten machen gerade deswegen so wenig Spaß, weil wir von vornherein davon ausgehen, dass sie schlimm sind. Wie fast immer im Leben ist auch das reine Einstellungssache. Nimm's einfach mit einem gewissen Gleichmut hin, dass ab und zu mal gesaugt und gespült werden muss. Du hast die Kontrolle und triffst die Entscheidungen, nicht deine Launen.

MEIN TIPP

Nase zuhalten, um weniger zu schmecken, zählt nicht. Sei neugierig und unvoreingenommen!

TAG 42

Genießt du deine Pausentage? Das solltest du jedenfalls mit bestem Gewissen tun! Mittlerweile kannst du auf sechs Wochen Training zurückblicken – eine tolle Leistung! Und du weißt ja, das nächste Workout steht schon vor der Tür: Morgen darfst du dich wieder verausgaben!

Deine Aufgabe heute: MACH PROGRESSIVE MUSKELENTSPANNUNG

Aktive Regeneration für den Körper hast du in den ersten Wochen der Challenge schon kennengelernt. Heute beschäftigen wir uns mit aktiver Regeneration für den Geist. Und zwar wirst du heute progressive Muskelentspannung ausprobieren. Klingt esoterisch? Ist es aber nicht. Gerade Spitzenathleten praktizieren es. Und du weißt mittlerweile, dass man sich nicht von alten Vorurteilen aufhalten lassen sollte. Es geht ganz einfach darum, zur Ruhe zu kommen und deinen geistigen Fokus zu schärfen. Das Kurzprogramm geht so: Such dir einen ruhigen Platz, setz dich aufrecht hin. Atme für eine Minute mit geschlossenen Augen kräftig durch. Dann fang bei den Zehen an, dich auf einzelne Muskelgruppen zu konzentrieren. Erst spannst du sie für vier bis fünf Sekunden fest, aber nicht verkrampft an, dann lässt du für denselben Zeitraum locker. Das kannst du bis zu zehn Mal wiederholen. Arbeite dich auf diese Art und Weise bis zum Nacken hoch. Du kannst damit gut und gerne eine halbe Stunde verbringen. Die Technik eignet sich übrigens auch für den Einsatz im Alltag!

MOBILITY-Workout

Das Mobility-Workout besteht aus unserem Warm-up (Seite 136) und Cool-down (Seite 160). Achte auf langsame und saubere Bewegungen! Du sollst dich dabei nicht anstrengen, aber konzentriert bleiben und die Spannung halten.

1. Hüftrotation im Vierfüßlerstand – 10 Wiederholungen (5 pro Bein)
2. Schulterkreisen in Seitenlage – 10 Wiederholungen (5 pro Seite)
3. Vom Hund in den Kniestand – 10 Wiederholungen
4. Kniender Ausfallschritt mit Armen über Kopf – 10 Wiederholungen (5 pro Seite)
5. Z-Dehnung – 20 Sekunden halten pro Position und Seite
6. Sitzende Grätsche – 15 Sekunden halten pro Position und Seite
7. Skorpion-Dehnung – 20 Sekunden halten pro Position und Seite

TAG 43

Mittlerweile hast du schon alle Workouts der 90-Tage-Challenge kennengelernt, vier von acht werden dir bis zum Ende jeweils pro Woche begegnen. Du wirst dich Tag für Tag weiterentwickeln und immer bessere Leistungen abliefern können! Bleib dran!

DEIN WORKOUT HEUTE: EVAL

Warm-up (Seite 136)

Level I: 4 SÄTZE PRO ÜBUNG

1. Bodyrocks (Seite 138) – Ziel: 25 Wiederholungen pro Satz
2. Türziehen mit Füßen nach vorne (Seite 146) – Ziel: 12 Wiederholungen pro Satz
3. Prisoner Back Lunges (Seite 154) – Ziel: 12 Wiederholungen pro Satz (6 pro Seite)
4. Enge Dreipunkt-Liegestütze (Seite 142) – Ziel: 12 Wiederholungen pro Satz (6 pro Seite)

Level II: 5 SÄTZE PRO ÜBUNG

1. Bodyrocks mit Arm nach vorne (Seite 139) – Ziel: 12 Wiederholungen pro Satz (6 pro Seite)
2. Tischziehen mit gebeugten Beinen (Seite 147) – Ziel: 10 Wiederholungen pro Satz
3. Zombie Side Lunges (Seite 155) – Ziel: 12 Wiederholungen pro Satz (6 pro Seite)
4. Schulterbreite Dreipunkt-Liegestütze (Seite 142) – Ziel: 12 Wiederholungen pro Satz (6 pro Seite)

Level III: 6 SÄTZE PRO ÜBUNG

1. Bodyrocks mit Arm zur Seite (Seite 139)
2. Tischziehen mit erhöhten Beinen (Seite 147)
3. Iron Mikes (Seite 155)
4. Weite Dreipunkt-Liegestütze (Seite 143)

Mach je nach Level vier, fünf oder sechs aufeinanderfolgende Sätze pro Übung, wobei du jeweils 30 Sekunden trainierst und dann 30 Sekunden pausierst. Zähle die Anzahl der sauberen Wiederholungen und notiere sie nach jedem Satz. Schaffst du es, in jedem Satz das angegebene Ziel an Wiederholungen zu erreichen, dann trainiere bei allen folgenden Workouts auf einem Level höher – es sei denn, du bist schon auf Level III.

Cool-down (Seite 160)

MEIN TIPP

Sei nicht frustriert, wenn du bei den Eval-Workouts auf einem Level bleibst. Die Intensität definiert den Erfolg der Trainingseinheiten, nicht das Level.

TAG 44

Vielleicht spürst du die höhere Belastung durch die größere Anzahl an Trainingseinheiten immer noch in Form von Muskelkater. Halte durch – das wird bald besser. Genieß es, dich bei deinen Workouts zu verausgaben, und genieß die Dusche danach.

DEIN WORKOUT HEUTE: OPUS

Warm-up (Seite 136)

Level I: 4 RUNDEN

1. Hohe Skorpion-Kicks (Seite 140)
2. Zombie Squats (Seite 156)
3. Enge Dreipunkt-Liegestütze (Seite 142)
4. Fallschirmspringer (Seite 148)

Level II: 5 RUNDEN

1. Seitliche Skorpion-Kicks (Seite 140)
2. Prisoner Squats (Seite 157)
3. Schulterbreite Dreipunkt-Liegestütze (Seite 143)
4. Fallschirmspringer mit Armen in T-Position (Seite 149)

Level III: 6 RUNDEN

1. Seitliche Skorpion-Kicks zum Boden (Seite 140)
2. Prisoner Squats mit Sprung (Seite 157)
3. Weite Dreipunkt-Liegestütze (Seite 143)
4. Fallschirmspringer mit Armen in Y-Position (Seite 149)

Du trainierst 45 Sekunden, wechselst dabei bei einseitigen Übungen nach jeder Wiederholung die Seite, machst 15 Sekunden Pause und wechselst dann zur nächsten Übung. Je nach Level machst du vier, fünf oder sechs Runden. Versuche, dabei ein stetes Tempo zu halten und während der 45 Sekunden nicht zu stoppen. Notiere dir am Schluss die Anzahl der Wiederholungen pro Übung in der letzten Runde.

Cool-down (Seite 160)

MEIN TIPP

Nutze die 15 Sekunden Pause zwischen den Übungen, um dir den Ablauf der folgenden Übung noch einmal zu vergegenwärtigen und dich gleich in die richtige Ausgangsposition zu bringen.

TAG 45

Halbzeit! Das bedeutet, du hast schon 25 Workouts hinter dir! Mehr, als mancher Studiogänger in einem ganzen Jahr schafft. Es macht mich stolz, wie du mitziehst – und du darfst stolz sein. Mit genau demselben Schwung packst du die zweite Hälfte!

Deine Aufgabe heute: SAG NEIN ZU JUNKFOOD UND FERTIGPRODUKTEN

Um mögliche Vorwürfe gleich im Vornherein zu entkräften: Ich möchte dich nicht zum Asketen erziehen! Und ich möchte dir schon gar nicht den Spaß verderben! Ich selbst esse für mein Leben gern Süßes, Fettiges und Salziges – sofern meine Form und Trainingsphase es erlauben. Und genau das ist der springende Punkt. Wir befinden uns hier in einem Intensivprogramm. Um den größtmöglichen Erfolg zu erzielen, musst du auch den größtmöglichen Einsatz und das ein oder andere Opfer bringen. Mit deiner Ernährung legst du die Grundlage für dein Training. Mir geht es darum, dass du in diesen 90 Tagen die Voraussetzungen hast, um wirklich erfolgreich zu sein. Und weil wir in dieser Hinsicht konsequent sind, sagen wir Nein zu Junkfood und Fertigprodukten, Nein zu künstlichen Süßigkeiten, Nein zu Lebensmitteln aus dem Chemielabor, denn die sind kein echter Genuss. Damit beschäftigen wir uns dann übrigens in wenigen Tagen. Wie du mit unseren Rezepten wahrscheinlich schon festgestellt hast: Genuss geht auch ohne Einschränkungen bei der Gesundheit! Es braucht keine Geschmacksverstärker und kein Lexikon für die Zutaten, damit dein Essen richtig gut schmeckt. Aber wie gesagt: Zuerst kommt der harte Teil! Lies dir jetzt den Text auf der folgenden Seite durch und setze die Anweisungen konsequent um.

Bonusaufgabe

Schau dir den Film *Pumping Iron* an, einen Bodybuilding-Klassiker mit dem jungen Arnold Schwarzenegger. Nicht, weil die Menschen dort als Vorbilder dienen. Erstens ist er Kult für alle Fitnesssportler und zweitens bekommst du so einen Einblick, wie viel Disziplin manche Menschen aufbringen können – und müssen.

MEIN TIPP

Ich liebe vietnamesische Restaurants – es ist wirklich schwer, dort kein ordentliches Essen zu bekommen. Eiweiß, dazu Gemüse, scharf gewürzt: perfekt! Je nach deinem Trainingsziel hältst du die Reismenge dabei gering oder möglichst groß.

VERSUCHUNGEN UND WIE DU IHNEN WIDERSTEHST

Ganz bestimmt wirst du in den vergangenen Wochen mehr als einmal gedacht haben: jetzt ein Schokoriegel! Oder ein Kuchen. Oder wonach es dich auch immer gelüstet, was aber in der 90-Tage-Challenge nicht mehr auf dem Speiseplan steht. Tatsächlich kann das Verlangen des Körpers nach Zucker und Ungesundem hartnäckig sein. Vor allem aber sind mit der Erinnerung an die ungesunden Dinge, die wir einst geliebt haben, eben diese Emotionen verknüpft. Wir denken nicht nur an den Geschmack, sondern auch an das Gefühl, wie gerne wir etwas gegessen haben.

Und so wie wir Menschen oftmals nach einer gewissen Zeit aus einer katastrophalen Beziehung nur die schönsten Erinnerungen mitnehmen, kann das auch mit Essen passieren. Da gaukelt uns etwas in uns vor, dass diese Schokolade dort im Regal das Wunderbarste und Leckerste ist, was es überhaupt gibt auf der Welt. Und es ist nicht leicht, dieser Versuchung zu widerstehen.

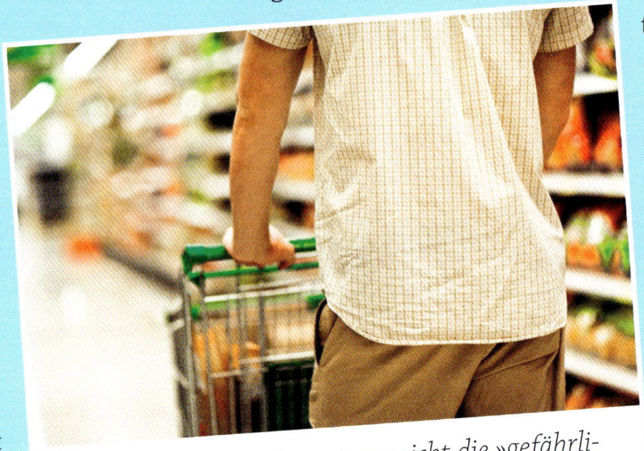

Betrete im Supermarkt erst gar nicht die »gefährlichen« Gänge.

Die gute Nachricht ist: Wir können unseren Körper tatsächlich darauf programmieren, was er gut finden soll. Mit ein bisschen Verstand und Hartnäckigkeit wirst du das auf jeden Fall schaffen. Sind die Gelüste nach Zucker, Alkohol oder Künstlichem einmal besonders groß, sei ganz nüchtern und analytisch: Was wir wollen, sind Nahrungsmittel, die uns weiterbringen. Die Eiweiß, gute Fette und andere Nährstoffe enthalten. Jede Mahlzeit kann ein Schritt nach vorne sein. Und genauso kann jede Mahlzeit ein Schritt zurück sein. Aber du hast zu hart trainiert und mittlerweile zu viel investiert, um das zuzulassen!

Besonders schwierig ist es auch, Nein zu ungesunden Nahrungsmitteln zu sagen, wenn ein gewisser gesellschaftlicher Druck dahintersteht. Vor allem was Alkohol betrifft, herrscht vielerorts noch eine unhinterfragte Trinkkultur: Wer trinkt, hat Spaß – wer nicht trinkt, ist ein Langweiler. Da gilt es sogar als ungesellig, einen Schnaps freundlich, aber bestimmt abzulehnen.

Das ist eine völlig verzerrte Sichtweise der Dinge – als ob du die Verantwortung für die Stimmung der anderen tragen würdest! Du trägst allein die Verantwortung für dich! Und du hast nun mal beschlossen, in unseren gemeinsamen 90 Tagen ein paar grundlegende Dinge in deinem Leben zu ändern. Du hast die Kontrolle erlangt! Wahrscheinlich bewundern Menschen in deinem Umfeld sogar deine Disziplin. Nur fällt es, gerade in der Gruppe, viel leichter, über den, der kein Bier trinkt, zu spotten, als ihm zu seinem Durchhaltevermögen zu gratulieren.

Vielleicht wirst du nach den 90 Tagen wieder Dinge probieren, die du zuvor sehr gern gemocht hast, und dann feststellen, dass sie viel klebriger oder künstlicher sind, als du sie in Erinnerung behalten hast. Weil du deinem Körper in unserer gemeinsamen Zeit gezeigt hast, was er wirklich braucht. Und vor allem: dass das wunderbar schmeckt!

TAG 46

Hoffentlich gut ausgeruht und ausgeschlafen startest du in das erste Workout der zweiten Hälfte unserer Challenge. Heute kannst du einfach so lange Vollgas geben, bis dein Timer klingelt. Höchste Energie und keine Ausreden!

DEIN WORKOUT HEUTE: RUCKUS

Warm-up (Seite 136)

Level I: 16 MINUTEN

1. Prisoner Back Lunges (Seite 154) – 8 Wiederholungen (4 pro Seite)
2. Enge Dreipunkt-Liegestütze (Seite 142) – 6 Wiederholungen (3 pro Seite)
3. Einbeiniges Kreuzheben (Seite 152) – 8 Wiederholungen (4 pro Seite)
4. Türziehen mit Füßen vorne (Seite 146) – 6 Wiederholungen

Level II: 20 MINUTEN

1. Zombie Side Lunges (Seite 155) – 6 Wiederholungen (3 pro Seite)
2. Schulterbreite Dreipunkt-Liegestütze (Seite 143) – 6 Wiederholungen (3 pro Seite)
3. Einbeiniges Kreuzheben mit Armen in T-Position (Seite 153) – 8 Wiederholungen (4 pro Seite)
4. Tischziehen mit gebeugten Beinen (Seite 147) – 6 Wiederholungen

Level III: 24 MINUTEN

1. Iron Mikes (Seite 155) – 6 Wiederholungen (3 pro Seite)
2. Weite Dreipunkt-Liegestütze (Seite 143) – 6 Wiederholungen (3 pro Seite)
3. Einbeiniges Kreuzheben mit Drehung (Seite 153) – 8 Wiederholungen (4 pro Seite)
4. Tischziehen mit erhöhten Beinen (Seite 147) – 6 Wiederholungen

Führe die Übungen mit der für dein Level angegebenen Wiederholungszahl nacheinander durch und absolviere in der vorgegebenen Zeit so viele Runden wie möglich. Du kannst jederzeit eine Pause einlegen – versuche allerdings, so kurz und selten wie möglich auszusetzen. Notiere dir die Anzahl der absolvierten vollständigen Runden.

Cool-down (Seite 160)

MEIN TIPP

Achte bei den Zugübungen darauf, dass deine Rumpfmuskulatur stabil bleibt und du nicht durchsackst. Steif wie ein Brett zu sein, ist hier ausnahmsweise eine gute Sache!

TAG 47

Du hast doppelten Grund zur Freude: Einmal darfst du dich in dieser Woche noch verausgaben und dann warten schon zwei Regenerationstage auf dich. Trinkst du genügend Wasser? Gerade an Workout-Tagen ist es wichtig, dass du gut hydriert bist.

DEIN WORKOUT HEUTE: TYRANT

Warm-up (Seite 136)

Level I: 5 RUNDEN

1. Hüftheben (Seite 144) – 14 Wiederholungen (7 pro Seite)
2. Zombie Squats (Seite 156) – 20 Wiederholungen
3. Bodyrocks (Seite 138) – 40 Wiederholungen
4. Einbeiniges Kreuzheben (Seite 152) – 14 Wiederholungen (7 pro Seite)

Level II: 6 RUNDEN

1. Hüftheben mit Liegestütz (Seite 145) – 10 Wiederholungen (5 pro Seite,10 Liegestütze)
2. Prisoner Squats (Seite 157) – 16 Wiederholungen
3. Bodyrocks mit Arm nach vorne (Seite 139) – 16 Wiederholungen (8 pro Seite)
4. Einbeiniges Kreuzheben mit Armen in T-Position (Seite 153) – 16 Wiederholungen (8 pro Seite)

Level III: 7 RUNDEN

1. Hüftheben mit zwei Liegestützen (Seite 145) – 8 Wiederholungen (4 pro Seite, 16 Liegestütze)
2. Prisoner Squats mit Sprung (Seite 157) – 14 Wiederholungen
3. Bodyrocks mit Arm zur Seite (Seite 139) – 14 Wiederholungen (7 pro Seite)
4. Einbeiniges Kreuzheben mit Drehung (Seite 153) – 14 Wiederholungen (7 pro Seite)

Absolviere das deinem Level entsprechende Workout in zügigem, stetem Tempo und mit sauberer Ausführung. Notiere dir danach die benötigte Zeit.

Cool-down (Seite 160)

HOOYA!

Beweglichkeit wird von so vielen Männern vernachlässigt – und ist doch ein entscheidender Faktor für echte Fitness. Was bringt uns große Kraft, wenn unser Körper in seiner Beweglichkeit eingeschränkt ist? Schön, wenn jemand irrsinnig viel Gewicht beim Bankdrücken stemmen kann – viel besser, wenn jemand freie Handstandliegestütze schafft!

TAG 48

Inzwischen dürftest du ein ganz neues Körpergefühl entwickelt haben. Merkst du, wie du dich in jeder Situation stabiler bewegst? Zieht das Selbstbewusstsein auch schon mit? Denk dran: Jeder erfolgreiche Tag deiner Challenge ist eine Investition in deine Zukunft.

Deine Aufgabe heute: BIETE NÖRGLERN DIE STIRN!

Neid auf das, was andere erreicht haben, zeigt sich bei den meisten Menschen auf eine von zwei gegensätzlichen Arten: Die einen sind in der Lage, die zugrunde liegende Leistung anzuerkennen – und gratulieren. Die anderen haben weniger Klasse und werten die Leistung spöttisch ab. In deinem Umfeld wird es sicher Menschen geben, die mitbekommen haben, mit welcher Hingabe und Disziplin du in den vergangenen Wochen trainierst und dich ernährst – und die vor lauter Neid nichts Besseres zu tun haben, als dich einen Spinner zu nennen. Weil du keinen Alkohol trinkst oder weil deine Workouts ein wichtiger Bestandteil deines Tagesablaufs geworden sind. Mach dir und diesen Personen von jetzt an ganz klar: Du tust, was du tust, weil du damit ein aktiverer, gesünderer und letztendlich glücklicherer Mensch bist. Einer, der optimistischer und mit mehr Selbstvertrauen durch das Leben gehen kann, der weniger Sorgen um sein Befinden hat und damit auch die Zeit mit sich selbst und mit anderen mehr genießen kann. Wer das nicht verstehen kann oder will – ganz ehrlich: Dem musst du in dieser Hinsicht keine Beachtung mehr schenken.

Bonusaufgabe

Geh ganz bewusst in einem Supermarkt zu dem Regal mit deinen liebsten Ernährungssünden wie Süßigkeiten oder Chips. Schau dir die Packungen und vor allem die Inhaltsstoffe genau an: Dann mach dir bewusst, warum dieses Produkt nicht mehr in deinen Ernährungsplan passt (Zucker!). Und lass es links liegen.

MEIN TIPP

Es gibt Menschen, die erzählen einem den ganzen Tag, was alles im Leben nicht geht. Weil das Wetter zu schlecht ist, die Regierung nichts taugt und ihnen überhaupt jeder nur Böses will. Meist ist das, was sie erzählen, nur eine selbstgefälligere Formulierung für »Ich habe nicht den Willen, etwas zu schaffen«. Hör nicht hin, sie halten dich nur auf. Uns interessiert nur, was wir schaffen und erreichen können!

TAG 49

Falls du heute nicht stillsitzen kannst, nutze die Gelegenheit für ein kleines Mobility-Workout, mit dem wir deine Beweglichkeit noch weiter verbessern.

Deine Aufgabe heute: GEH INS CAFÉ – OHNE KUCHEN!

Such dir heute ein Café in deiner Nähe aus: eines, das du schon kennst, oder eines, das du gerne ausprobieren möchtest. Was ich dir dort zeigen will: dass es auch inmitten von Latte macchiatos und Schokokuchen Alternativen gibt, auf die du nicht verzichten musst. Natürlich gilt weiterhin: keine Kalorien durch Getränke. Und damit fallen schon mal alle Kaffeespezialitäten mit Milch und/oder Zucker aus. Schwarzer Kaffee ist ein Energieschub praktisch ohne Kalorien – genau richtig. Du wirst erstaunt sein, wie unterschiedlich die Geschmacksnuancen sind, wenn nicht alles nach Milch und Zucker schmeckt. Oder Tee, zum Beispiel mit frisch aufgebrühten Minzblättern? Schau auf der Karte genau hin: Bestimmt gibt es sowohl deftige als auch süße Speisen, die gut in unseren Plan passen: Rührei zum Beispiel, mit Speck oder mit Lachs. Oder Naturjoghurt mit frischem Obstsalat. Im Café gilt das Gleiche wie im Restaurant: Wenn die Qualität stimmt, geht das Personal gerne auf deine Wünsche ein. Du kannst danach mit dem guten Gewissen nach Hause gehen, nicht nur gut, sondern auch clever gegessen zu haben. Ach ja, und: Lass dein Handy zu Hause.

MOBILITY-Workout

Das Mobility-Workout besteht aus unserem Warm-up (Seite 136) und Cool-down (Seite 160). Achte auf langsame und saubere Bewegungen! Du sollst dich dabei nicht anstrengen, aber konzentriert bleiben und die Spannung halten.

1. Hüftrotation im Vierfüßlerstand – 10 Wiederholungen (5 pro Bein)
2. Schulterkreisen in Seitenlage – 10 Wiederholungen (5 pro Seite)
3. Vom Hund in den Kniestand – 10 Wiederholungen
4. Kniender Ausfallschritt mit Armen über Kopf – 10 Wiederholungen (5 pro Seite)
5. Z-Dehnung – 20 Sekunden halten pro Position und Seite
6. Sitzende Grätsche – 15 Sekunden halten pro Position und Seite
7. Skorpion-Dehnung – 20 Sekunden halten pro Position und Seite

MEIN TIPP

Hervorragend zu unserem Ernährungsprogramm passen die immer beliebter werdenden Tapas-Restaurants. Dort kannst du ganz individuell vom Rind bis zu Meeresfrüchten viele Varianten von Eiweiß mit Gemüse bestellen – mit einer mediterranen Geschmacksnote.

TAG 50

Bestimmt haben dich schon einige Personen in deinem Umfeld auf deine Veränderung angesprochen: Mittlerweile hat sich die Zusammensetzung deines Körpers schon deutlich verändert. Und du fühlst dich aktiver und gesünder! Weiter so!

DEIN WORKOUT HEUTE: HAMMER

Warm-up (Seite 136)

Level I: 4 SÄTZE PRO ÜBUNG

1. Hohe Skorpion-Kicks (Seite 140)
2. Einbeiniges Kreuzheben (Seite 152)
3. Fallschirmspringer (Seite 148)
4. Lunges mit Armen über Kopf (Seite 158)

Level II: 5 SÄTZE PRO ÜBUNG

1. Seitliche Skorpion-Kicks (Seite 140)
2. Einbeiniges Kreuzheben mit Armen in T-Position (Seite 153)
3. Fallschirmspringer mit Armen in T-Position (Seite 149)
4. Lunges mit halber Seitbeugung (Seite 158)

Level III: 6 SÄTZE PRO ÜBUNG

1. Seitliche Skorpion-Kicks zum Boden (Seite 141)
2. Einbeiniges Kreuzheben mit Drehung (Seite 153)
3. Fallschirmspringer mit Armen in Y-Position (Seite 149)
4. Lunges mit Seitbeugung (Seite 159)

Jede Übung besteht aus 40 Sekunden Belastung, dabei wechselst du bei einseitigen Übungen nach jeder Wiederholung die Seite, gefolgt von 20 Sekunden Pause. Beende alle Sätze einer Übung, bevor du mit der nächsten weitermachst. Achte auf zügiges und stetes Tempo und versuche, während der Belastungsphasen nicht zusätzlich zu pausieren. Notiere dir die Anzahl der Wiederholungen, die du im letzten Satz jeder Übung geschafft hast.

Cool-down (Seite 160)

MEIN TIPP

Stell dir bei den Fallschirmspringern vor, der Luftwiderstand im freien Fall würde deine Arme und Beine nach oben drücken!

TAG 51

Sicher sind die Workouts mittlerweile ein unverzichtbarer Teil deines Lebens geworden. Und weißt du, was sich noch besser anfühlt, als zu trainieren? Neue Bestwerte aufstellen – heute ist mal wieder der Amboss dran! Also: Gib ihm!

DEIN WORKOUT HEUTE: ANVIL

Warm-up (Seite 136)

Level I: 4 RUNDEN

1. Hüftheben (Seite 144)
2. Prisoner Back Lunges (Seite 154)
3. Türziehen mit Füßen vorne (Seite 146)
4. Einbeiniges Kreuzheben (Seite 152)

Level II: 5 RUNDEN

1. Hüftheben mit Liegestütz (Seite 145)
2. Zombie Side Lunges (Seite 155)
3. Tischziehen mit gebeugten Beinen (Seite 147)
4. Einbeiniges Kreuzheben mit Armen in T-Position (Seite 153)

Level III: 6 RUNDEN

1. Hüftheben mit zwei Liegestützen (Seite 145)
2. Iron Mikes (Seite 155)
3. Tischziehen mit erhöhten Beinen (Seite 147)
4. Einbeiniges Kreuzheben mit Drehung (Seite 153)

Du trainierst 45 Sekunden, wechselst dabei bei einseitigen Übungen nach jeder Wiederholung die Seite, machst 15 Sekunden Pause und wechselst dann zur nächsten Übung. Je nach Level machst du vier, fünf oder sechs Runden. Versuche, dabei ein stetes Tempo zu halten und während der 45 Sekunden nicht zu stoppen. Notiere dir am Schluss die Anzahl der Wiederholungen pro Übung in der letzten Runde.

Cool-down (Seite 160)

After Workout: Pina Colada Fitness-Style

1 Portion, ca. 25 g Eiweiß

300 ml Kokosdrink
1 Handvoll frische Ananas
2 Esslöffel Proteinpulver (neutral oder Vanille)
zerstoßenes Eis nach Wunsch

Alle Zutaten ab in den Mixer – oder mit dem Pürierstab vermischen!

TAG 52

Auch auf die Gefahr hin, dass ich dich langweile: Denk dran, dass zu echter Fitness mehr als hartes Training gehört – auch die Ernährung und die Regeneration sind wichtig. Freu dich: Diese Woche beschäftigen wir uns mit dem Thema Genuss!

Deine Aufgabe für heute: BELOHNE DICH SO, DASS ES DEINEM ZIEL NICHT SCHADET

Mittlerweile dürftest du das Gefühl schon kennen, wenn du dich nach einem Workout unter die Dusche schleppst, total ausgepowert, aber vollkommen glücklich. Nach dem Sport wird ein Lastwagen an glücklich machenden Hormonen ausgeschüttet. Das ist der Grund dafür, dass du in diesem Moment einfach nur zufrieden und stolz bist, dich gequält zu haben. Eigentlich, möchte man meinen, ist das schon Belohnung genug, wenn wir regelmäßig trainieren. Aber ganz so leicht ist es nicht: Für den gleichen Hormonkick müssen wir unsere Leistung stetig steigern, der Körper gewöhnt sich schnell an Belastungen. Und manchmal reichen die körpereigenen Systeme nicht aus, um nach vollbrachter Tat für das richtige Gefühlshoch zu sorgen. Wir werden in diesen Tagen genauer darüber sprechen, wie du dir ein paar Goodies gönnen kannst, ohne ein schlechtes Gewissen haben zu müssen. Lies jetzt dazu den Text auf der folgenden Seite.

Bonusaufgabe

Erfülle dir heute einen kleinen Wunsch – einfach so, für die Disziplin, die du bisher aufgebracht hast! Vielleicht gibt es da diesen Actionfilm, den du schon lange haben wolltest, oder das neue Album eines deiner Lieblingsmusiker ... Gönn dir was!

MEIN TIPP

Ich sehe wirklich nicht oft fern, aber gerne mal eine gute Serie. In jüngerer Vergangenheit haben mir *Breaking Bad* und *Dexter* besonders gut gefallen. Auch eine Stunde auf dem Sofa kann damit zur Belohnung werden!

BELOHNEN – ABER CLEVER!

Wenn wir etwas Außergewöhnliches geleistet oder erreicht haben, gönnen wir uns gerne eine Belohnung. Das ist in unseren Synapsen so verankert und grundsätzlich ist es auch gar nicht verkehrt. Schließlich macht das gute Gefühl, sich etwas wirklich verdient zu haben, die Belohnung nur umso süßer. Ein wenig problematisch ist allerdings oftmals die Art dieser Belohnungen, etwa wenn sie aus maßlos viel Essen und ebenso vielen ungesunden Getränken bestehen. Feiern ist gut und wichtig für die Psyche – aber es geht auch cleverer, als dabei den Körper mit lauter Zeug, das er nicht braucht, auf seinem Erfolgsweg wieder zurückzuwerfen.

Ich möchte, dass du dich weiterhin belohnst. Wenn du einen wirklich harten Tag hattest und du am Ende ein großartiges Workout hinlegst, dann hast du dir das verdient. Nur darf diese Belohnung eben nicht aus einer Packung Chips und einem Bier bestehen. Du weißt: Wir wollen Nährstoffe, die uns voranbringen. Mit einem alkoholischen Getränk nach dem Training bringst du viele Prozesse in deinem Körper erst einmal durcheinander, weil dieser sich dann zuerst um den Giftabbau kümmern muss.

Was wir also tun wollen, ist, Alternativen zu finden. Belohnungen, die dir wirklich guttun. Das kann Essen sein, muss es aber nicht. Ein Beispiel: Du hast in deinem Beruf ein wichtiges Ziel erreicht und hast allen Grund, stolz zu sein. Früher hättest du dir vielleicht ein paar Biere darauf gegönnt. Heute wollen wir zwei Fliegen mit einer Klappe schlagen: Gutes tun für Psyche und Körper. Warum versuchst du es nicht mit einem selbst gemachten Smoothie und deinem Lieblingsobst? Mit einem großen Salat in deinem Lieblingsrestaurant? Mit einer Packung edler Nüsse? Die Möglichkeiten sind vielfältig!

Lass zu, dass sich die Muster in deinem Kopf verändern. Ein Grund zum Feiern muss nicht automatisch bedeuten, dass Alkohol getrunken wird – auch wenn das in unserer Gesellschaft so verankert ist. Ich möchte dir zeigen, dass du die Kontrolle hast. Und die hast du auch hier: Du zeigst deinem Körper, womit er belohnt werden soll. Und ganz ehrlich: Was ist so großartig daran, nach einem Abend im Rausch erst einmal die Hälfte (oder mehr!) des darauffolgenden Tages mit einem brummenden Schädel im Bett zu liegen und zu nichts zu gebrauchen zu sein?

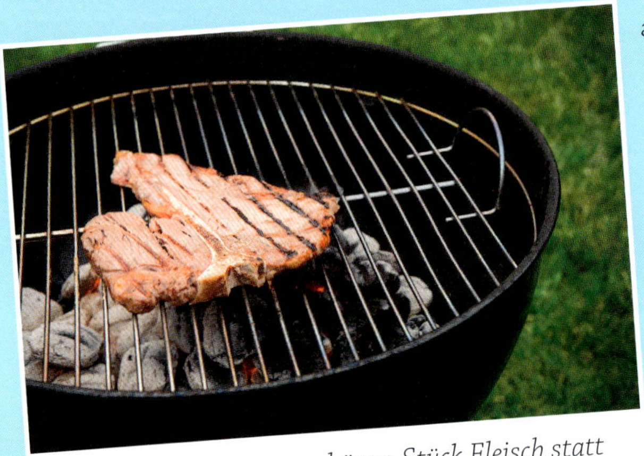

Belohne dich mit einem schönen Stück Fleisch statt mit Chips oder Schokolade.

Natürlich muss es nicht immer nur Essen sein, mit dem du dich belohnst. Sicher hast du den einen oder anderen materiellen Wunsch. Gerade, wenn du erfolgreich Fett reduziert und Muskeln aufgebaut hast, freut sich dein Kleiderschrank über neuen Inhalt. Du hast hart gearbeitet, du darfst den Erfolg auch zeigen – warum nicht mit einem neuen T-Shirt von deiner Lieblingsmarke?

Am Ende soll in deinem Kopf fest verankert sein: Wenn ich etwas leiste, passiert etwas Gutes. Das wird dir helfen, bei Workouts und im Leben noch mehr aus dir herauszuholen, noch mehr zu leisten. Und mit der Belohnung pushst du dich gleich noch ein Stück weiter!

TAG 53

Du bist nun in der 8. Woche deiner Challenge. Mittlerweile sollten dir die Übungen aller acht Workouts in Fleisch und Blut übergegangen sein. Falls du noch kleinere Probleme hast: Geh die entsprechenden Übungen einmal langsam durch.

DEIN WORKOUT HEUTE: BURNER

Warm-up (Seite 136)

Level I: 16 MINUTEN

1. Zombie Squats (Seite 156) – 15 Wiederholungen
2. Seestern (Seite 150) – 10 Wiederholungen (5 pro Seite)
3. Lunges mit Armen über Kopf (Seite 158) – 10 Wiederholungen (5 pro Seite)
4. Hohe Skorpion-Kicks (Seite 142) – 10 Wiederholungen (5 pro Seite)

Level II: 20 MINUTEN

1. Prisoner Squats (Seite 157) – 15 Wiederholungen
2. Seestern mit Liegestütz (Seite 150) – 10 Wiederholungen (5 pro Seite)
3. Lunges mit halber Seitbeugung (Seite 159) – 10 Wiederholungen (5 pro Seite)
4. Seitliche Skorpion-Kicks (Seite 143) – 10 Wiederholungen (5 pro Seite)

Level III: 24 MINUTEN

1. Prisoner Squats mit Sprung (Seite 157) – 15 Wiederholungen
2. Seestern mit federndem Liegestütz (Seite 151) – 10 Wiederholungen (5 pro Seite)
3. Lunges mit Seitbeugung (Seite 159) – 10 Wiederholungen (5 pro Seite)
4. Seitliche Skorpion-Kicks zum Boden (Seite 143) – 10 Wiederholungen (5 pro Seite)

Mach so viele Runden wie möglich in der angegebenen Zeit. Notiere dir die Anzahl der absolvierten vollständigen Runden. Achte wie immer auf saubere Ausführung!

Cool-down (Seite 160)

MEIN TIPP

Geh bei den Ausfallschritten so tief wie möglich nach unten – bis du mit deinem Knie fast den Boden spürst. Maximale Bewegungsumfänge für maximale Effektivität!

TAG 54

Wieder einmal stehst du vor dem vierten Workout in fünf Tagen. Und wieder einmal möchte ich, dass du das Letzte aus dir herausholst, bevor du in deine beiden Pausentage gehst. Du bist ein Kämpfer – und das zeigst du heute!

DEIN WORKOUT HEUTE: JOKER

Warm-up (Seite 136)

Level I: 5 RUNDEN

1. Prisoner Back Lunges (Seite 156) – 20 Wiederholungen (10 pro Seite)
2. Hohe Skorpion-Kicks (Seite 142) – 10 Wiederholungen (5 pro Seite)
3. Türziehen mit Füßen vorne (Seite 148) – 10 Wiederholungen
4. Hüftheben (Seite 146) – 10 Wiederholungen (5 pro Seite)

Level II: 6 RUNDEN

1. Zombie Side Lunges (Seite 157) – 20 Wiederholungen (10 pro Seite)
2. Seitliche Skorpion-Kicks (Seite 143) – 10 Wiederholungen (5 pro Seite)
3. Tischziehen mit gebeugten Beinen (Seite 149) – 10 Wiederholungen
4. Hüftheben mit Liegestütz (Seite 147) – 10 Wiederholungen (5 pro Seite)

Level III: 7 RUNDEN

1. Iron Mikes (Seite 155) – 20 Wiederholungen (10 pro Seite)
2. Seitliche Skorpion-Kicks zum Boden (Seite 141) – 10 Wiederholungen (5 pro Seite)
3. Tischziehen mit erhöhten Beinen (Seite 147) – 10 Wiederholungen
4. Hüftheben mit zwei Liegestützen (Seite 145) – 10 Wiederholungen (5 pro Seite)

Absolviere die Übungen nacheinander in der angegebenen Anzahl von Runden. Du kannst so oft pausieren, wie du willst – aber halte die Pausenzeiten so gering wie möglich. Notiere am Ende deine Zeit.

Cool-down (Seite 160)

HOOYA!

Es hält sich unter Fitnesssportlern hartnäckig die Ansicht, dass Krafttraining mit hohen Wiederholungszahlen für eine bessere Definition der Muskeln sorgt. So viel dazu: Ohne die passende Ernährung – und vor allem eine Reduzierung von Kohlenhydraten – passiert gar nichts. In Kombination mit hochintensivem Intervalltraining ist das die beste Methode, definierte Muskeln zu bekommen.

TAG 55

Ein Tag ohne Workout bedeutet nicht einen Tag ohne Disziplin. Vor allem ist wichtig, dass du deinem Körper ausreichend Eiweiß für seine Reparatur- und Aufbaumaßnahmen zur Verfügung stellst. An dieser Stelle auch meine regelmäßige Ermahnung: Schläfst du weiter genügend?

Deine Aufgabe heute: FINDE EINE NEUE LIEBLINGSSÜßIGKEIT

Viele Menschen lieben Schokolade und belohnen sich damit. Schließlich deutet manches darauf hin, dass es nach deren Konsum zu einer Ausschüttung von Glückshormonen kommt. Die gute Nachricht: Du darfst weiter Schokolade essen. Ab und zu. Die möglicherweise schlechte Nachricht: Du wirst dich deutlich spezialisieren. Die Grundregel lautet: Kakaogehalt mindestens 80 Prozent, keine Zusatzstoffe, eine Rippe zur Belohnung. So stellen wir sicher, dass möglichst wenig Zucker und sonstiger Unsinn enthalten sind und die Menge überschaubar bleibt. Der Kakaoanteil erscheint dir zu kräftig, zu bitter? Sei offen und versuche, dich daran zu gewöhnen. Nach einigen Wochen wirst du womöglich gar keine Milchschokolade mehr mögen: viel zu süß! Ebenso wird es dir mit anderen Süßigkeiten und Desserts gehen: Kuchen, Obstsalat, Joghurts – weg mit dem Zucker!

Bonusaufgabe

Besorg dir eine Sorte Nüsse (pur!), die du bisher noch nicht probiert hast. Grundsätzlich sind Nüsse gute Fett- und Eiweißlieferanten. Du wirst erstaunt sein, wie sie sich geschmacklich unterscheiden können!

Eiweißbomben-Käsekuchen

8–10 Stück, ca. 20 g Eiweiß pro Stück

500 g Quark (gerne 40 % Fett)
optional: zwei Esslöffel Proteinpulver, am besten Vanille
5 Eier
etwas Zitronenschale
Zimt
2 Handvoll Beeren nach Wahl

Backofen auf 200 Grad Ober-/Unterhitze vorwärmen. Quark, Pulver, Eier und Zitronenschale vermengen und dann in eine kleine (Durchmesser ca. 20 cm), mit Backpapier ausgelegte Kuchenform geben, ebenflächig verteilen und glatt streichen. Großzügig mit Zimt bestreuen und 30 Minuten im Ofen backen. Abkühlen lassen und mit den Beeren garnieren. Hält sich wunderbar im Kühlschrank und schmeckt auch kalt!

TAG 56

Blicke zurück: 56 Tage hast du schon absolviert. Dann blicke nach vorne: 34 Tage liegen noch vor dir. Das sind vor allem: 20 Workouts. 20 Gelegenheiten, deinen Körper und seine Fähigkeiten weiter voranzubringen! Ruhe dich dafür heute gut aus.

Deine Aufgabe heute: GEH GANZ BEWUSST DUSCHEN ODER BADEN

Wenn ich dir sage: Geh mal wieder in die Badewanne oder geh mal wieder duschen, dann denkst du dir vielleicht: Das mach ich doch sowieso schon! Und ja, natürlich stehst du regelmäßig unter der Dusche. Nur ist Duschen nicht gleich Duschen. Wenn du in der Früh vor der Arbeit noch schnell unters Wasser springst, können wir dabei wohl kaum von Entspannung sprechen. Wenn du nach einem harten Workout in aller Ruhe die Erfrischung genießt, sicher schon. Damit will ich dir zeigen, dass sich auch selbstverständlich erscheinende Dinge als Belohnung eignen, wenn du ihnen den richtigen Rahmen gibst. Geh also heute baden – oder duschen, wenn du keine Badewanne hast. Aber eben nicht bloß zum Zweck der Reinigung. Nimm ein Buch mit oder ein kühles Getränk, mach das Radio an, wenn du im Badezimmer eins hast. Lass dir Zeit und dich von niemandem hetzen. Mach aus Beiläufigem Lebensqualität! Mit der richtigen Herangehensweise ist das möglich. Ach, und lass dein Handy derweil woanders liegen!

MOBILITY-Workout

Das Mobility-Workout besteht aus unserem Warm-up (Seite 136) und Cool-down (Seite 160). Achte auf langsame und saubere Bewegungen! Du sollst dich dabei nicht anstrengen, aber konzentriert bleiben und die Spannung halten.

1. Hüftrotation im Vierfüßlerstand – 10 Wiederholungen (5 pro Bein)
2. Schulterkreisen in Seitenlage – 10 Wiederholungen (5 pro Seite)
3. Vom Hund in den Kniestand – 10 Wiederholungen
4. Kniender Ausfallschritt mit Armen über Kopf – 10 Wiederholungen (5 pro Seite)
5. Z-Dehnung – 20 Sekunden halten pro Position und Seite
6. Sitzende Grätsche – 15 Sekunden halten pro Position und Seite
7. Skorpion-Dehnung – 20 Sekunden halten pro Position und Seite

MEIN TIPP

Besorg dir beim nächsten Einkauf ein neues Duschgel oder ein neues Deo. Greif nicht einfach zum günstigsten Produkt, sondern entscheide dich für einen Duft, den du wirklich magst. Auch das ist ein kleiner Wohlfühlbaustein und lässt dich mit einem besseren Gefühl in den Tag starten – oder einschlafen, je nachdem.

TAG 57

Wenn du zu Beginn der Challenge schon ein bisschen Trainingserfahrung hattest, werden deine Fortschritte von Workout zu Workout nicht immer bahnbrechend sein. Das ist normal und nicht schlimm. Jedes Workout zählt – und zahlt sich aus!

DEIN WORKOUT HEUTE: EVAL

Warm-up (Seite 136)

Level I: 4 SÄTZE PRO ÜBUNG

1. Bodyrocks (Seite 138) – Ziel: 25 Wiederholungen pro Satz
2. Türziehen mit Füßen nach vorne (Seite 146) – Ziel: 12 Wiederholungen pro Satz
3. Prisoner Back Lunges (Seite 154) – Ziel: 12 Wiederholungen pro Satz (6 pro Seite)
4. Enge Dreipunkt-Liegestütze (Seite 142) – Ziel: 12 Wiederholungen pro Satz (6 pro Seite)

Level II: 5 SÄTZE PRO ÜBUNG

1. Bodyrocks mit Arm nach vorne (Seite 139) – Ziel: 12 Wiederholungen pro Satz (6 pro Seite)
2. Tischziehen mit gebeugten Beinen (Seite 147) – Ziel: 10 Wiederholungen pro Satz
3. Zombie Side Lunges (Seite 155) – Ziel: 12 Wiederholungen pro Satz (6 pro Seite)
4. Schulterbreite Dreipunkt-Liegestütze (Seite 142) – Ziel: 12 Wiederholungen pro Satz (6 pro Seite)

Level III: 6 SÄTZE PRO ÜBUNG

1. Bodyrocks mit Arm zur Seite (Seite 139)
2. Tischziehen mit erhöhten Beinen (Seite 147)
3. Iron Mikes (Seite 155)
4. Weite Dreipunkt-Liegestütze (Seite 143)

Mach je nach Level vier, fünf oder sechs aufeinanderfolgende Sätze pro Übung, wobei du jeweils 30 Sekunden trainierst und dann 30 Sekunden pausierst. Zähle die Anzahl der sauberen Wiederholungen und notiere sie nach jedem Satz. Schaffst du es, in jedem Satz das angegebene Ziel an Wiederholungen zu erreichen, dann trainiere bei allen folgenden Workouts auf einem Level höher – es sei denn, du bist schon auf Level III.

Cool-down (Seite 160)

MEIN TIPP

Achtest du weiterhin auf deine Atmung? Sie muss regelmäßig sein – halte auf keinen Fall während der Übungen die Luft an!

TAG 58

Fühlt es sich nicht gut an, an so einer Herausforderung wie der 90-Tage-Challenge zu arbeiten? Glaub mir: Es wird sich noch viel besser anfühlen, wenn du sie am Ende absolviert hast. Dafür gibst du heute bei deinem täglichen Workout wieder einmal alles!

DEIN WORKOUT HEUTE: OPUS

Warm-up (Seite 136)

Level I: 4 RUNDEN

1. Hohe Skorpion-Kicks (Seite 140)
2. Zombie Squats (Seite 156)
3. Enge Dreipunkt-Liegestütze (Seite 142)
4. Fallschirmspringer mit Armen an der Seite (Seite 149)

Level II: 5 RUNDEN

1. Seitliche Skorpion-Kicks (Seite 140)
2. Prisoner Squats (Seite 157)
3. Schulterbreite Dreipunkt-Liegestütze (Seite 143)
4. Fallschirmspringer mit Armen in T-Position (Seite 149)

Level III: 6 RUNDEN

1. Seitliche Skorpion-Kicks zum Boden (Seite 141)
2. Prisoner Squats mit Sprung (Seite 157)
3. Weite Dreipunkt-Liegestütze (Seite 143)
4. Fallschirmspringer mit Armen in Y-Position (Seite 149)

Du trainierst 45 Sekunden, wechselst dabei bei einseitigen Übungen nach jeder Wiederholung die Seite, machst 15 Sekunden Pause und wechselst dann zur nächsten Übung. Je nach Level machst du vier, fünf oder sechs Runden. Versuche, dabei ein stetes Tempo zu halten und während der 45 Sekunden nicht zu stoppen. Notiere dir am Schluss die Anzahl der Wiederholungen pro Übung in der letzten Runde.

Cool-down (Seite 160)

HOOYA!

Der Schwierigkeitsgrad lässt sich auch beim Bodyweight-Training gut anpassen. Die heutigen Dreipunkt-Liegestütze im Level III sind eine echte Herausforderung. Und man könnte sie weiter erschweren, indem man die Position der Füße erhöht oder die Hände weiter nach außen schiebt.

TAG 59

Pausen- und Denktag! Du hast in den vergangenen Wochen schon eine Menge über einen fitten und gesunden Lebensstil gelesen. Damit ist aber noch nicht Schluss: Du wirst noch viel mehr lernen! Schließlich wird da draußen ziemlich viel Unsinn erzählt.

Deine Aufgabe heute: BESCHRÄNKE DICH BEI NAHRUNGSERGÄNZUNGSMITTELN AUF DAS WIRKLICH SINNVOLLE

Fast jeder Profisportler hat einen Tick, was die Ernährung betrifft: Der eine stopft täglich Dutzende Bananen in sich hinein, der andere schwört auf gläserweise Mandelmus und wieder ein anderer kann nicht ohne seinen ganz speziellen Honig frühstücken. Im Einzelfall ist es natürlich verlockend zu sagen, dass sportlicher Erfolg unmittelbar mit speziellen Ernährungsgewohnheiten zusammenhängt – tatsächlich ist die Sache aber komplizierter. So viele Nahrungsmittel werden uns als Wundermittel angepriesen, manchmal wird ein bisschen übertrieben, manchmal schlichtweg gelogen (wenn uns etwa ein stinknormaler Joghurt als Retter unseres Darms verkauft wird). In den kommenden Tagen erkläre ich dir, wie du deine Ernährung mit ein paar Tricks und Ergänzungen verfeinern kannst – ohne dich dabei von unserem Grundgedanken der Natürlichkeit und Gesundheit zu verabschieden. So viel schon vorneweg: Die Liste meiner Empfehlungen ist kurz – denn was ich auf keinen Fall möchte, ist, dass du hier unnötig Geld ausgibst. Lies jetzt dazu den Text auf der folgenden Seite.

MEIN TIPP

Du brauchst einen Wachmacher vor dem Training? Gerade uns Männern wird in dieser Hinsicht mit Pre-Workout-Produkten aus dem Chemielabor das Blaue vom Himmel versprochen. Versuche es doch mal mit Kaffee oder grünem Tee vor dem Workout – einfacher geht's nicht. Wenn du das Gefühl hast, zusätzliche Energie zu benötigen, trink ein Glas frisch gepressten Saft davor.

ERNÄHRUNGSBOOSTER – SINN UND UNSINN

Wenn du schon einmal ein Fitnessmagazin gelesen hast, werden dir die zahlreichen Anzeigen für Nahrungsergänzungsmittel aufgefallen sein. Diese tragen oft beeindruckend klingende englische Namen und versprechen eine einzigartige Wirksamkeit, egal ob es ums Abnehmen, Zunehmen, mehr Power oder was auch immer geht. In diesem vollkommen entfesselten Markt den Überblick zu behalten, ist sehr schwierig, das gebe ich zu. Und grundsätzlich sollte es ohnehin dein Ziel sein, Nahrungsergänzungsmittel so weit wie möglich zu vermeiden.

Einige sinnvolle Einsatzmöglichkeiten gibt es aber doch: Da ist zum einen die zusätzliche Einnahme von Omega-3-Fettsäuren. Diese wirken sich positiv auf das Energielevel in unserem Körper aus und sollten im Gleichgewicht zu den Omega-6-Fettsäuren stehen, die wir allerdings im Überfluss zu uns nehmen. Das resultiert vor allem daraus, dass fast alle tierischen Produkte, die wir konsumieren, von getreide- und nicht von grasgefütterten Lebewesen stammen. Omega-3-Fettsäuren sind etwa in Fischölkapseln enthalten. Wenn du trotz unserer bisherigen Umstellungen das Gefühl hast, dass dir Energie fehlt, dann probiere das aus!

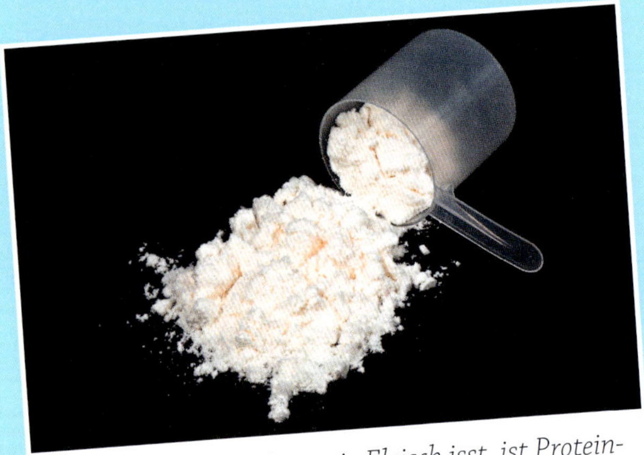

Insbesondere wenn du wenig Fleisch isst, ist Proteinpulver sinnvoll.

Auch die Einnahme von zusätzlichem Vitamin D kann sinnvoll sein. Normalerweise produziert der Körper Vitamin D bei direkter Sonneneinstrahlung über die Haut. Das funktioniert vor allem im Sommer gut. Im Winter allerdings ist die Sonnenstrahlung in der Ebene schwächer, zudem sind wir meistens dick eingepackt. Wer im Sommer nicht genug Vitamin D getankt hat, kann nun unter Mangelerscheinungen leiden: Diese betreffen unter anderem das Nervensystem und zeigen manchmal die Symptome einer leichten Depression. Warst du also im Sommer wenig an der Sonne und hängst im Winter in den Seilen: Versuche es mit Vitamin D!

Kommen wir zum Proteinpulver – an Tag 4 habe ich dir schon erklärt, was wichtig und sinnvoll ist. Um die ausreichende Eiweißzufuhr zu gewährleisten, kann der Einsatz von bevorzugt geschmacksneutralem Pulver mit hohem *whey*-, also Molkeanteil angebracht sein. Achte auf einen am besten 90-prozentigen Proteinanteil und so wenige Zusatzstoffe wie möglich. Damit bist du für unser Programm bestens versorgt. Zwar preisen die Hersteller diverse Produkte für unterschiedliche Einsatzzwecke und -zeiten wie Tag, Nacht, After-Workout, Regeneration und so weiter an – aber eine Dose reicht für uns wirklich. Lass dich nicht verrückt machen. Dass du Proteinriegel am besten gar keine Beachtung schenkst, habe ich schon erwähnt. Fast alle Produkte im Handel sind Zuckerbomben und damit bestenfalls zur Gewichtszunahme geeignet. Und die allermeisten schmecken nicht. Auf jeden Fall nicht so gut wie ein selbst gemachter Shake, der immer deine erste Wahl sein sollte!

TAG 60

Wenn du ein bisschen Abwechslung brauchst, verlege mal wieder dein Workout an einen anderen Ort. Von drinnen nach draußen, vom Park in den Hof. Ein Wechsel der Szenerie macht frisch, vor allem im Kopf. Und dann ran ans Werk! Ich bin mir sicher, heute ist einiges möglich!

DEIN WORKOUT HEUTE: RUCKUS

Warm-up (Seite 136)

Level I: 16 MINUTEN

1. Prisoner Back Lunges (Seite 154) – 8 Wiederholungen (4 pro Seite)
2. Enge Dreipunkt-Liegestütze (Seite 142) – 6 Wiederholungen (3 pro Seite)
3. Einbeiniges Kreuzheben (Seite 152) – 8 Wiederholungen (4 pro Seite)
4. Türziehen mit Füßen vorne (Seite 146) – 6 Wiederholungen

Level II: 20 MINUTEN

1. Zombie Side Lunges (Seite 155) – 6 Wiederholungen (3 pro Seite)
2. Schulterbreite Dreipunkt-Liegestütze (Seite 143) – 6 Wiederholungen (3 pro Seite)
3. Einbeiniges Kreuzheben mit Armen in T-Position (Seite 153) – 8 Wiederholungen (4 pro Seite)
4. Tischziehen mit gebeugten Beinen (Seite 147) – 6 Wiederholungen

Level III: 24 MINUTEN

1. Iron Mikes (Seite 155) – 6 Wiederholungen (3 pro Seite)
2. Weite Dreipunkt-Liegestütze (Seite 143) – 6 Wiederholungen (3 pro Seite)
3. Einbeiniges Kreuzheben mit Drehung (Seite 153) – 8 Wiederholungen (4 pro Seite)
4. Tischziehen mit erhöhten Beinen (Seite 147) – 6 Wiederholungen

Führe die Übungen mit der für dein Level angegebenen Wiederholungszahl nacheinander durch und absolviere in der vorgegebenen Zeit so viele Runden wie möglich. Du kannst jederzeit eine Pause einlegen – versuche allerdings, so kurz und selten wie möglich auszusetzen. Notiere dir die Anzahl der absolvierten vollständigen Runden.

Cool-down (Seite 160)

MEIN TIPP

Hast du das Gefühl, übertrainiert zu sein? Bist du über längere Zeiträume lustlos, müde und demotiviert? Dann schalte ab und zu guten Gewissens ein (oder zwei) Level runter bei deinen Workouts.

TAG 61

Mit einem Workout und der richtigen Ernährung kann dieser Tag doch nur gut werden, oder? Denk dran: Du hast die Kontrolle über dein Leben. Lass dir deine Laune nicht verderben – von nichts und niemandem.

DEIN WORKOUT HEUTE: TYRANT

Warm-up (Seite 136)

Level I: 5 RUNDEN

1. Hüftheben (Seite 144) – 14 Wiederholungen (7 pro Seite)
2. Zombie Squats (Seite 156) – 20 Wiederholungen
3. Bodyrocks (Seite 138) – 40 Wiederholungen
4. Einbeiniges Kreuzheben (Seite 152) – 14 Wiederholungen (7 pro Seite)

Level II: 6 RUNDEN

1. Hüftheben mit Liegestütz (Seite 145) – 10 Wiederholungen (5 pro Seite,10 Liegestütze)
2. Prisoner Squats (Seite 157) – 16 Wiederholungen
3. Bodyrocks mit Arm nach vorne (Seite 139) – 16 Wiederholungen (8 pro Seite)
4. Einbeiniges Kreuzheben mit Armen in T-Position (Seite 153) – 16 Wiederholungen (8 pro Seite)

Level III: 7 RUNDEN

1. Hüftheben mit zwei Liegestützen (Seite 145) – 8 Wiederholungen (4 pro Seite, 16 Liegestütze)
2. Prisoner Squats mit Sprung (Seite 157) – 14 Wiederholungen
3. Bodyrocks mit Arm zur Seite (Seite 139) – 14 Wiederholungen (7 pro Seite)
4. Einbeiniges Kreuzheben mit Drehung (Seite 153) – 14 Wiederholungen (7 pro Seite)

Absolviere das deinem Level entsprechende Workout in zügigem, stetem Tempo und mit sauberer Ausführung. Notiere dir danach die benötigte Zeit.

Cool-down (Seite 160)

MEIN TIPP

Tyrant lässt sich für sehr fitte Level-III-Trainierende auf Level I auch sehr gut für die aktive Regeneration nutzen. Bist du also schon sehr erfahren, streue das Workout an trainingsfreien Tagen ruhig einmal ein.

TAG 62

Auch wenn dich die vier letzten Workouts nicht komplett geschafft haben – heute ist und bleibt Ruhetag. Du könntest dich allerdings ein paar Minuten gemütlich aufs Fahrrad setzen oder spazieren gehen, um die Regeneration aktiv anzukurbeln. Raus an die frische Luft und genießen!

Deine Aufgabe heute: KAUF EINE NEUE OBSTSORTE

Vielleicht warst du vor der Challenge noch kein Gemüse- und Obstesser. Das hat sich mittlerweile hoffentlich geändert. Wenngleich wir uns nicht mit Obst – und damit Fruchtzucker – vollstopfen wollen, kann eine Portion zum richtigen Zeitpunkt nicht nur Energie und viele Nährstoffe liefern, sondern mit viel Geschmack auch richtig erfrischend sein. Heute gehst du deswegen in einen gut sortierten Supermarkt in deiner Nähe und probierst eine neue Sorte, die du bisher noch nicht kanntest. Sei neugierig und lass dich überraschen! Es gibt mittlerweile die tollsten Sachen zu kaufen, aus allen Regionen der Welt. Passionsfrüchte zum Beispiel, in Orange oder Lila-Braun (leicht verschrumpelt heißt übrigens reif!), denen sogar eine antidepressive Wirkung nachgesagt wird und die eher säuerlich-frisch als süß schmecken. Oder Granatäpfel, die außer ihrer Form mit Äpfeln nichts gemein haben. Vorsicht allerdings: Ihr rotes Inneres kann üble Flecken verursachen. Wer es süß mag, probiert einmal eine Kaki oder Sharonfrucht. Spannend sind Papayas: Ihr Fruchtfleisch kann pur gegessen werden – gerne mit ein paar Spritzern Zitronensaft – oder auch gemeinsam mit den Kernen. Diese sind scharf-pikant und enthalten ausgesprochen viele Vitamine.

Bonusaufgabe

Kreiere mithilfe deines Mixers, Entsafters oder Pürierstabs einen ganz individuellen, frischen Saft. Du darfst ihn dann nach dir benennen.

Beeren-Mandel-Shake

1 Portion, ca. 30 g Eiweiß

300 ml Mandelmilch (ungezuckert)
2 Esslöffel Proteinpulver (ungezuckert, natur oder Vanille)
½ Banane
eine Handvoll Beeren (frisch oder zur Not tiefgekühlt)
1 Esslöffel Erdnussmus

Gib alle Zutaten in einen Mixer und verrühre sie – oder verwende dazu einen Pürierstab. Ist dir die Konsistenz zu zäh, gib ein bisschen Wasser hinzu.

TAG 63

Machen sich schon Entzugserscheinungen bemerkbar, wenn du weißt, dass du heute nicht trainieren wirst? Ja, die Hormone, der Stolz auf die eigene Leistung können schnell süchtig machen. Aber es gibt schlimmere Süchte auf dieser Welt!

Deine Aufgabe heute: MIXE DEINEN PERFEKTEN SHAKE!

Eiweißshakes, ob mit Pulver oder Quark, hast du schon kennengelernt (siehe auch unsere Rezepte ab Seite 172). Was die Geschmacksrichtung betrifft, sind deiner Fantasie keine Grenzen gesetzt. Heute wirst du selbst experimentieren. Du kannst so ziemlich jedes Gemüse und Obst verwenden und miteinander kombinieren. Was wir mixen, hat gar nichts mit den künstlichen Fertigmischungen zu tun, die im Handel erhältlich sind – stell dir deine Shakes als kleine, komprimierte Mahlzeiten vor. Der flüssige Zustand erleichtert deinem Körper die Nährstoffaufnahme, gerade nach den Trainingseinheiten. Zur Erinnerung: Wir unterscheiden zwischen After-Workout-Shakes und Shakes für Tage ohne Workout. Beide gelten als Zwischenmahlzeiten bzw. Snacks. Den After-Workout-Shake trinkst du unmittelbar nach dem Training, er enthält kein Fett, weil dieses den Nährstofftransport in deine Muskeln verzögern würde, aber Zucker, um deine Energiespeicher schnell zu füllen. An Tagen ohne Workout sollte dein Shake Fett enthalten, weil er so die Insulinausschüttung bremst und länger sättigt. Verwende am besten Oliven- oder Kokosnussöl oder auch einen Löffel Nussmus (pur, ohne Salz und Zucker!). Eiweiß sollte jeder Shake enthalten – pro Portion entweder zwei Löffel Pulver (ca. 25 g) oder etwa 150 Gramm Magerquark. Nimm dir heute Zeit, ein paar Sachen auszuprobieren. Mach dir einen süßen Shake mit hohem Obstanteil, z.B. mit Beeren, den du morgen nach dem Workout trinken kannst, und als Zwischenmahlzeit für heute einen herzhaften mit viel Gemüse und einem guten Schuss Olivenöl. Schmeckt garantiert!

MOBILITY-Workout

Das Mobility-Workout besteht aus unserem Warm-up (Seite 136) und Cool-down (Seite 160). Achte auf langsame und saubere Bewegungen! Du sollst dich dabei nicht anstrengen, aber konzentriert bleiben und die Spannung halten.

1. Hüftrotation im Vierfüßlerstand – 10 Wiederholungen (5 pro Bein)
2. Schulterkreisen in Seitenlage – 10 Wiederholungen (5 pro Seite)
3. Vom Hund in den Kniestand – 10 Wiederholungen
4. Kniender Ausfallschritt mit Armen über Kopf – 10 Wiederholungen (5 pro Seite)
5. Z-Dehnung – 20 Sekunden halten pro Position und Seite
6. Sitzende Grätsche – 15 Sekunden halten pro Position und Seite
7. Skorpion-Dehnung – 20 Sekunden halten pro Position und Seite

TAG 64

So, du hast die Workouts verinnerlicht und über viele Wochen hart trainiert. Jetzt setzen wir noch mal einen drauf: Die letzten vier Wochen deiner Challenge beginnen heute. Du wirst alle Workouts noch zweimal absolvieren. Mit allem, was du hast!

DEIN WORKOUT HEUTE: HAMMER

Warm-up (Seite 136)

Level I: 4 SÄTZE PRO ÜBUNG

1. Hohe Skorpion-Kicks (Seite 140)
2. Einbeiniges Kreuzheben (Seite 152)
3. Fallschirmspringer (Seite 148)
4. Lunges mit Armen über Kopf (Seite 158)

Level II: 5 SÄTZE PRO ÜBUNG

1. Seitliche Skorpion-Kicks (Seite 140)
2. Einbeiniges Kreuzheben mit Armen in T-Position (Seite 153)
3. Fallschirmspringer mit Armen in T-Position (Seite 149)
4. Lunges mit halber Seitbeugung (Seite 158)

Level III: 6 SÄTZE PRO ÜBUNG

1. Seitliche Skorpion-Kicks zum Boden (Seite 141)
2. Einbeiniges Kreuzheben mit Drehung (Seite 153)
3. Fallschirmspringer mit Armen in Y-Position (Seite 149)
4. Lunges mit Seitbeugung (Seite 159)

Jede Übung besteht aus 40 Sekunden Belastung, dabei wechselst du bei einseitigen Übungen nach jeder Wiederholung die Seite, gefolgt von 20 Sekunden Pause. Beende alle Sätze einer Übung, bevor du mit der nächsten weitermachst. Achte auf zügiges und stetes Tempo und versuche, während der Belastungsphasen nicht zusätzlich zu pausieren. Notiere dir die Anzahl der Wiederholungen, die du im letzten Satz jeder Übung geschafft hast.

Cool-down (Seite 160)

MEIN TIPP

Besorg dir eine Tafel für deine Wohnung, auf der du alle deine Bestzeiten und Rekorde bei unseren Workouts aufschreibst. Das ist einerseits eine Bestätigung für deine Leistungen und schafft andererseits neue Motivation.

TAG 65

Heute wird wieder trainiert – wahrscheinlich verlangt dein Körper sowieso nach Action. Spürst du die Veränderung, die dein Körper mittlerweile erlebt hat? Du gehst schon ein Stück positiver und lebendiger durch den Tag, richtig?

DEIN WORKOUT HEUTE: ANVIL

Warm-up (Seite 136)

Level I: 4 RUNDEN

1. Hüftheben (Seite 144)
2. Prisoner Back Lunges (Seite 154)
3. Türziehen mit Füßen vorne (Seite 146)
4. Einbeiniges Kreuzheben (Seite 152)

Level II: 5 RUNDEN

1. Hüftheben mit Liegestütz (Seite 145)
2. Zombie Side Lunges (Seite 155)
3. Tischziehen mit gebeugten Beinen (Seite 147)
4. Einbeiniges Kreuzheben mit Armen in T-Position (Seite 153)

Level III: 6 RUNDEN

1. Hüftheben mit zwei Liegestützen (Seite 145)
2. Iron Mikes (Seite 155)
3. Tischziehen mit erhöhten Beinen (Seite 147)
4. Einbeiniges Kreuzheben mit Drehung (Seite 153)

Du trainierst 45 Sekunden, wechselst dabei bei einseitigen Übungen nach jeder Wiederholung die Seite, machst 15 Sekunden Pause und wechselst dann zur nächsten Übung. Je nach Level machst du vier, fünf oder sechs Runden. Versuche, dabei ein stetes Tempo zu halten und während der 45 Sekunden nicht zu stoppen. Notiere dir am Schluss die Anzahl der Wiederholungen pro Übung in der letzten Runde.

Cool-down (Seite 160)

HOOYA!

Das rumänische Kreuzheben ist eine altbewährte Gewichthebeübung. Aber die Verletzungsgefahr bei Personen, welche die Technik nicht beherrschen, ist riesig. Vielleicht mag das einbeinige Kreuzheben nicht ganz so cool aussehen. Aber es ist alltagstauglicher, gesünder – und genauso effektiv.

TAG 66

Heute darf dein Gehirn mal wieder arbeiten. Es gibt ganz legale und praktische Methoden, dich für deine sportlichen und alltäglichen Aufgaben weiter zu pushen. Musik ist eine sehr gute. Nutze den Beat und treibe dich noch weiter an!

Deine Aufgabe für heute: DENKE DARÜBER NACH, WIE MUSIK DEIN LEBEN BEEINFLUSST

Es gibt überaus schöne und angenehme Fitnessstudios auf dieser Welt. Ein Grund, Studios oder Klubs nicht zu mögen, ist jedoch die Geräuschkulisse dort. Da ist zum einen die Musikuntermalung: Manche geben einem durchweg elektronische Beats mit Bauchmuskelmassagebass auf die Ohren, andere haben die CD aus dem Entspannungsprogramm eingelegt und unterdrücken damit jegliche Intensität, die bei den Workouts aufkommen könnte. Wieder andere haben eine Playlist mit nicht mehr als zehn Liedern, die seit zwei Jahren durchläuft. In Crossfit-Boxen drehen sie die harte Rock- oder Technomusik derart auf, dass die Boxen rauschen – und auch die Ohren. Dann sind da noch die Trainierenden überall: die rhythmischen Stöhner im Freihantelbereich und die schweren Atmer, die Zähler und die Schreier. Insofern hast du's gut: Diese Sorgen hast du nicht. Du kannst dir aussuchen, wo du trainierst. Das heißt aber nicht, dass du auf Musik verzichten musst, im Gegenteil. Auch wir wollen uns deren positive Wirkung zunutze machen. Wie das geht, erfährst du auf der folgenden Seite.

Bonusaufgabe

Wenn du das nächste Mal unterwegs bist, beim Einkaufen, im Café, im Hotel – wo auch immer: Hör genau hin und mach dir bewusst, wie oft und auf welche Weise tagtäglich mit Musik auf uns Einfluss genommen wird. Gerade in Geschäften soll uns die Hintergrundbeschallung zum Einkaufen anregen.

HOOYA!

Bist du nicht nur passiver Hörer, sondern auch aktiver Musiker und spielst ein Instrument? Dann wird dir unser Programm bei deiner Passion helfen. Egal ob Klavier (aufrechter Sitz), Geige (aufrechter, ausdauernder Stand) oder welches Instrument auch immer: Eine starke Muskulatur trägt deine Performance.

DER SOUNDTRACK DEINES LEBENS!

Vielleicht hast du schon einmal einen Clip im Internet gesehen, der einen bekannten Film ohne Musikuntermalung zeigt. Und festgestellt, was für einen riesigen Unterschied es macht, eine Szene mit oder ohne Hintergrundmusik zu erleben. Freude, Trauer, Triumph oder größte Verzweiflung werden für uns erst durch den Soundtrack eines Films so richtig fühlbar. Oft ist es gar nicht der Schauspieler, sondern der Komponist, der eine Szene so eindringlich macht.

Spielst du selbst ein Instrument? Oder hast du zumindest gelernt, eines zu spielen? Dann weißt du umso mehr um die erstaunliche Fähigkeit von Musik, nicht nur Gefühle in uns zu wecken, sondern auch zu beeinflussen. Ob es jemals eine wirklich gute Party gab, auf der keine Musik lief, muss zumindest bezweifelt werden.

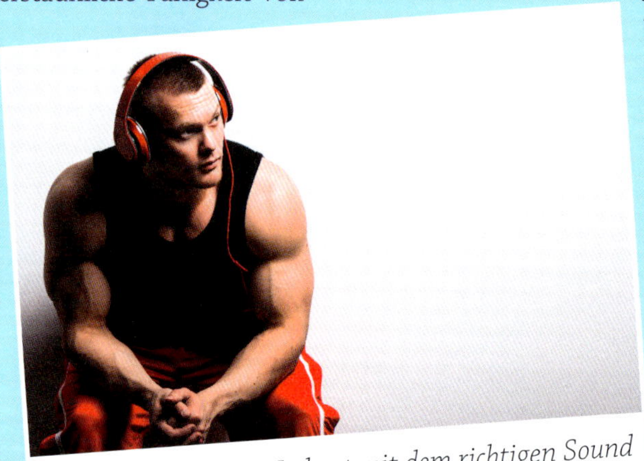

Bring dich vor dem Workout mit dem richtigen Sound in Kämpferstimmung.

Natürlich lässt sich Musik einfach nur passiv konsumieren, als nettes Hintergrundgeräusch, ob unterwegs im Auto oder zu Hause im Wohnzimmer. Wir wollen Musik aber aktiv nutzen: Mach Musik zu einem Teil deines Lebens, zu einem Werkzeug, um deine Stimmung zu lenken! Natürlich könntest du, wenn du dich gerade ein bisschen matt fühlst, eine sentimentale Platte auflegen und damit die Traurigkeit erst noch richtig entfachen. Du wirst stattdessen genau das Gegenteil tun! Du wirst dir Musik zurechtlegen, die dir während unserer 90-Tage-Challenge Mut macht, die dich antreibt, die deine positiven Gedanken zum Fließen bringt oder dir mit Schall ein bisschen in den Hintern tritt. Sicher hast du schon professionelle Sportler gesehen, die vor dem Wettkampf so lange wie möglich mit großen Kopfhörern herumrennen: Sie tun genau das – sich und ihren Körper mit Musik in die richtige Stimmung bringen, um gleich eine Leistung am oberen Limit abzurufen. Für viele ist der Kopfhörer schon ein festes Symbol geworden, allein das Aufsetzen macht ihnen klar: Jetzt geht's gleich los! Ganze Fußballmannschaften handhaben das so, natürlich und insbesondere auch Kampfsportler, die wohl oder übel ihrem Gegner wehtun und sich dafür in die entsprechende Stimmung versetzen müssen – weil sie sonst eigentlich ganz nette Kerle sind.

Wir werden uns für unsere Challenge vor allem auf die Zeit vor den Workouts konzentrieren, auf den Alltag an trainingsfreien Tagen und auf die Regeneration. Ob du während der Workouts Musik hörst, sei am Ende dir überlassen. Ich empfehle dir allerdings, es nicht zu tun. Es wird dir viel leichter fallen, dich auf deine Atmung, auf den Rhythmus der Bewegungen zu konzentrieren, wenn kein gegensätzlicher Rhythmus aus den Boxen pumpt. Mir gelingt es dann viel besser, Übungen exakt auszuführen. Wenn du das Gefühl hast, es geht gar nicht ohne Musik, dann lass sie zumindest über Lautsprecher laufen und nicht über Kopfhörer.

Wir wollen alle Möglichkeiten ausschöpfen, um uns in die richtige Stimmung zu versetzen, aktiv und gut zu leben und natürlich auch hart zu trainieren. Mit Musik geht beides leichter – das wirst du schnell merken!

TAG 67

Der Name kommt nicht von ungefähr: Wenn's bei Burner nicht brennt, hast du etwas falsch gemacht. Heute ist deine vorletzte Gelegenheit, hier noch einmal neue Bestwerte aufzustellen. Aber nicht ohne Warm-up und genauso wenig ohne Cool-down!

DEIN WORKOUT HEUTE: BURNER

Warm-up (Seite 136)

Level I: 16 MINUTEN

1. Zombie Squats (Seite 156) – 15 Wiederholungen
2. Seestern (Seite 150) – 10 Wiederholungen (5 pro Seite)
3. Lunges mit Armen über Kopf (Seite 158) – 10 Wiederholungen (5 pro Seite)
4. Hohe Skorpion-Kicks (Seite 140) – 10 Wiederholungen (5 pro Seite)

Level II: 20 MINUTEN

1. Prisoner Squats (Seite 157) – 15 Wiederholungen
2. Seestern mit Liegestütz (Seite 150) – 10 Wiederholungen (5 pro Seite)
3. Lunges mit halber Seitbeugung (Seite 158) – 10 Wiederholungen (5 pro Seite)
4. Seitliche Skorpion-Kicks (Seite 140) – 10 Wiederholungen (5 pro Seite)

Level III: 24 MINUTEN

1. Prisoner Squats mit Sprung (Seite 157) – 15 Wiederholungen
2. Seestern mit federndem Liegestütz (Seite 151) – 10 Wiederholungen (5 pro Seite)
3. Lunges mit Seitbeugung (Seite 159) – 10 Wiederholungen (5 pro Seite)
4. Seitliche Skorpion-Kicks zum Boden (Seite 141) – 10 Wiederholungen (5 pro Seite)

Mach so viele Runden wie möglich in der angegebenen Zeit. Notiere dir die Anzahl der absolvierten vollständigen Runden. Achte wie immer auf saubere Ausführung!

Cool-down (Seite 160)

MEIN TIPP

Achte beim Seestern wirklich genau darauf, die Hüfte unabhängig vom Oberkörper zu rotieren – diese Fähigkeit kommt Untrainierten schnell abhanden, leistet aber bis ins hohe Alter gute Dienste!

TAG 68

Deine Beweglichkeit und deine Rumpfstabilität dürften sich in den vergangenen 10 Wochen mehr als deutlich verbessert haben. Du darfst dich unter anderem beim Joker bedanken. Heute begegnest du ihm wieder. Sei nicht freundlich, sondern zeig ihm, wo's langgeht.

DEIN WORKOUT HEUTE: JOKER

Warm-up (Seite 136)

Level I: 5 RUNDEN

1. Prisoner Back Lunges (Seite 154) – 20 Wiederholungen (10 pro Seite)
2. Hohe Skorpion-Kicks (Seite 140) – 10 Wiederholungen (5 pro Seite)
3. Türziehen mit Füßen vorne (Seite 146) – 10 Wiederholungen
4. Hüftheben (Seite 144) – 10 Wiederholungen (5 pro Seite)

Level II: 6 RUNDEN

1. Zombie Side Lunges (Seite 155) – 20 Wiederholungen (10 pro Seite)
2. Seitliche Skorpion-Kicks (Seite 140) – 10 Wiederholungen (5 pro Seite)
3. Tischziehen mit gebeugten Beinen (Seite 147) – 10 Wiederholungen
4. Hüftheben mit Liegestütz (Seite 145) – 10 Wiederholungen (5 pro Seite)

Level III: 7 RUNDEN

1. Iron Mikes (Seite 155) – 20 Wiederholungen (10 pro Seite)
2. Seitliche Skorpion-Kicks zum Boden (Seite 141) – 10 Wiederholungen (5 pro Seite)
3. Tischziehen mit erhöhten Beinen (Seite 147) – 10 Wiederholungen
4. Hüftheben mit zwei Liegestützen (Seite 145) – 10 Wiederholungen (5 pro Seite)

Absolviere die Übungen nacheinander in der angegebenen Anzahl von Runden. Du kannst so oft pausieren, wie du willst – aber halte die Pausenzeiten so gering wie möglich. Notiere am Ende deine Zeit.

Cool-down (Seite 160)

MEIN TIPP

Auch wenn du die Übungen mittlerweile zum zigfachsten Mal machst: Verzichte niemals auf Warm-up und Cool-down. Wir senken so das Verletzungsrisiko, bringen Körper sowie Geist in die richtige Stimmung und fördern die Regeneration.

TAG 69

Nicht wehmütig werden: Das sind schon die drittletzten doppelten Pausentage, die wir gemeinsam erleben. Meine Ratschläge hast du sicher im Kopf: Geh's gemütlich an, du trainierst schon bald genug wieder. Gönne dir etwas richtig Leckeres zu essen!

Deine Aufgabe heute: ERSTELLE DEINE PUSHER-PLAYLIST!

Nimm dein Smartphone, deinen MP3-Player oder Computer zur Hand: Wir basteln heute eine Playlist, um dich vor dem Workout in die richtige Stimmung zu versetzen. Jeweils zehn Minuten vor dem Training wirfst du dann deine Musik an und bringst dich mental in den Action-Modus. Vielleicht hast du schon einmal Wettkampfsport betrieben: Erinnere dich, welche Musikstücke dich in genau die Stimmung versetzt haben, um Bäume auszureißen! Falls du in dieser Hinsicht noch keine praktischen Erfahrungen machen konntest: Je nach individuellem Geschmack haben sich Heavy Metal und Hardrock, Hip-Hop sowie rhythmus- und basslastige elektronische Musik bewährt. Wenn du nicht schon eine umfangreiche Sammlung besitzt, bieten die gängigen Onlineshops für Musik allesamt die Möglichkeit an, Stücke vor dem Kauf anzuhören. Trau dich ruhig über deine bisherigen Genregrenzen hinaus! Vielleicht bist du ein eingefleischter Verfechter von akustischer Musik – wie ich eigentlich auch. Manchmal kann so eine Bassdrum im Viervierteltakt aber Wunder wirken. Jedenfalls darf es für unseren heutigen Zweck laut, schnell und ein bisschen aggressiv sein.

Bonusaufgabe

Wenn du schon dabei bist und dir eine Playlist zusammenstellst: Warum machst du nicht gleich noch eine mit Liedern, die für gute Laune sorgen? Die hast du dann immer zur Hand, wenn du mal genervt oder gestresst bist.

MEIN TIPP

Ich höre, wenn ich richtig Feuer brauche, gerne die älteren Stücke von Metallica. Harte, ehrliche und geradlinige Musik!

TAG 70

Danke schon einmal, dass du bis hierhin durchgehalten hast. Es ist das größte Lob, das ich bekommen kann, wenn Menschen meine Workouts durchziehen. Aber du weißt ja: Das Beste kommt zum Schluss! Noch drei Wochen volle Intensität!

Deine Aufgabe heute: ENTSPANNE MIT DEINER CHILLOUT-MUSIK!

In den vergangenen Tagen haben wir Musikstücke gefunden, die deinem Körper und Geist auf die Sprünge helfen – im wörtlichen Sinn. Heute geht es in die andere Richtung: Du suchst dir Stücke, die dir helfen, zur Ruhe zu kommen. Lounge- oder Folkmusik, auch orchestrale Soundtracks passen in dieser Hinsicht gut. Hauptsache, Tempo und Stil lassen keine Hektik aufkommen. Das Wichtige dabei: Wenn du dich hinsetzt oder hinlegst und zuhörst, wirst du dabei nichts anderes tun. Klar, du weißt mittlerweile, es ist überaus wichtig, sich diese Pausen zu nehmen: ein kleines Schläfchen halten, Musik hören – oder beides. In diesem Fall ist es überhaupt nicht schlimm, falls du beim Musikhören einnicken solltest. Vielleicht möchtest du deine Entspannungs-Playlist auch im Alltag verwenden? Für unangenehme Wartezeiten bei Ärzten oder Behörden oder wenn die Auto- oder Zugfahrt mal wieder überhaupt keinen Spaß macht. Klar kannst du dich davon nerven lassen. Aber du kannst die Sache genauso gut in die Hand nehmen und ein bisschen angenehmer gestalten!

MOBILITY-Workout

Das Mobility-Workout besteht aus unserem Warm-up (Seite 136) und Cool-down (Seite 160). Achte auf langsame und saubere Bewegungen! Du sollst dich dabei nicht anstrengen, aber konzentriert bleiben und die Spannung halten.

1. Hüftrotation im Vierfüßlerstand – 10 Wiederholungen (5 pro Bein)
2. Schulterkreisen in Seitenlage – 10 Wiederholungen (5 pro Seite)
3. Vom Hund in den Kniestand – 10 Wiederholungen
4. Kniender Ausfallschritt mit Armen über Kopf – 10 Wiederholungen (5 pro Seite)
5. Z-Dehnung – 20 Sekunden halten pro Position und Seite
6. Sitzende Grätsche – 15 Sekunden halten pro Position und Seite
7. Skorpion-Dehnung – 20 Sekunden halten pro Position und Seite

MEIN TIPP

Wenn ich entspannen will – oder manchmal auch beim Arbeiten – höre ich besonders gerne klassische Musik. Die geht mir selbst nach Stunden nicht auf die Nerven. Und ja, auch und gerade als Mann bist du eingeladen, Zeit in Entspannung zu investieren. Niemand verlangt stets Höchstleistungen von dir.

TAG 71

Diese Woche steht ganz im Zeichen der Lebensfreude, die ein aktiver Lebensstil zwangsläufig mit sich bringt. Genieß es, dass du dich regelmäßig bewegen und verausgaben kannst – und genieß es, wenn du danach durchatmen und deine Muskeln wachsen lassen kannst.

DEIN WORKOUT HEUTE: EVAL

Warm-up (Seite 136)

Level I: 4 SÄTZE PRO ÜBUNG

1. Bodyrocks (Seite 138) – Ziel: 25 Wiederholungen pro Satz
2. Türziehen mit Füßen nach vorne (Seite 146) – Ziel: 12 Wiederholungen pro Satz
3. Prisoner Back Lunges (Seite 154) – Ziel: 12 Wiederholungen pro Satz (6 pro Seite)
4. Enge Dreipunkt-Liegestütze (Seite 142) – Ziel: 12 Wiederholungen pro Satz (6 pro Seite)

Level II: 5 SÄTZE PRO ÜBUNG

1. Bodyrocks mit Arm nach vorne (Seite 139) – Ziel: 12 Wiederholungen pro Satz (6 pro Seite)
2. Tischziehen mit gebeugten Beinen (Seite 147) – Ziel: 10 Wiederholungen pro Satz
3. Zombie Side Lunges (Seite 155) – Ziel: 12 Wiederholungen pro Satz (6 pro Seite)
4. Schulterbreite Dreipunkt-Liegestütze (Seite 142) – Ziel: 12 Wiederholungen pro Satz (6 pro Seite)

Level III: 6 SÄTZE PRO ÜBUNG

1. Bodyrocks mit Arm zur Seite (Seite 139)
2. Tischziehen mit erhöhten Beinen (Seite 147)
3. Iron Mikes (Seite 155)
4. Weite Dreipunkt-Liegestütze (Seite 143)

Mach je nach Level vier, fünf oder sechs aufeinanderfolgende Sätze pro Übung, wobei du jeweils 30 Sekunden trainierst und dann 30 Sekunden pausierst. Zähle die Anzahl der sauberen Wiederholungen und notiere sie nach jedem Satz. Schaffst du es, in jedem Satz das angegebene Ziel an Wiederholungen zu erreichen, dann trainiere bei allen folgenden Workouts auf einem Level höher – es sei denn, du bist schon auf Level III.

Cool-down (Seite 160)

MEIN TIPP

Besorg dir für deine Workouts ein neues Kleidungsstück, schön bunt und funktionell. Als Zeichen für die Wertigkeit deiner Workouts – und weil's Spaß macht.

TAG 72

Jetzt bist du im Zyklus vor dem letzten Eval-Workout. Versuche, noch einmal ganz sauber zu trainieren, und korrigiere mögliche Fehler bei der Durchführung. Gerade nach einigen Wochen können sich doch Fehler einschleifen. Sei aufmerksam!

DEIN WORKOUT HEUTE: OPUS

Warm-up (Seite 136)

Level I: 4 RUNDEN

1. Hohe Skorpion-Kicks (Seite 140)
2. Zombie Squats (Seite 156)
3. Enge Dreipunkt-Liegestütze (Seite 142)
4. Fallschirmspringer (Seite 148)

Level II: 5 RUNDEN

1. Seitliche Skorpion-Kicks (Seite 140)
2. Prisoner Squats (Seite 157)
3. Schulterbreite Dreipunkt-Liegestütze (Seite 143)
4. Fallschirmspringer mit Armen in T-Position (Seite 149)

Level III: 6 RUNDEN

1. Seitliche Skorpion-Kicks zum Boden (Seite 141)
2. Prisoner Squats mit Sprung (Seite 157)
3. Weite Dreipunkt-Liegestütze (Seite 143)
4. Fallschirmspringer mit Armen in Y-Position (Seite 149)

Du trainierst 45 Sekunden, wechselst dabei bei einseitigen Übungen nach jeder Wiederholung die Seite, machst 15 Sekunden Pause und wechselst dann zur nächsten Übung. Je nach Level machst du vier, fünf oder sechs Runden. Versuche, dabei ein stetes Tempo zu halten und während der 45 Sekunden nicht zu stoppen. Notiere dir am Schluss die Anzahl der Wiederholungen pro Übung in der letzten Runde.

Cool-down (Seite 160)

HOOYA!

Das müssen die US-Spezialeinheiten bei ihrem Fitness-Abschlusstest leisten: 10 km laufen in weniger als 43 Minuten, 70 Liegestütze, 70 Sit-ups und 14 Klimmzüge in jeweils weniger als 2 Minuten, 4000 m Schwimmen in weniger als 1:20 Stunden. Dazu kommen sieben Tauchaufgaben.

TAG 73

Mittlerweile dürftest du die aufeinanderfolgenden Workout-Tage schon gut verkraften. Spürst du das wohlige Gefühl und das gute Gewissen, dir den Ruhetag wirklich verdient zu haben? Oder bist du schon zappelig, weil du nichts tun darfst? Nun, Spazierengehen ist erlaubt.

Deine Aufgabe heute: DENKE ÜBER DIE BEDEUTUNG VON FITNESS FÜR DEIN LEBEN NACH

Ich möchte, dass du dir noch einmal bewusst machst, warum du das hier tust, warum du regelmäßig trainierst und auch sonst einiges in deinem Alltag umgestellt hast. Klar ist es toll, eine Übung immer besser zu beherrschen oder eine neue Bestzeit aufzustellen. Und abends müde und glücklich ins Bett zu fallen, hat für einen aktiven Menschen durchaus etwas Schönes. Aber hinter Fitness und unserer 90-Tage-Challenge steckt viel mehr. Ich sage immer wieder gerne: Was wir hier tun, tun wir am Ende nicht, um bei den Übungen besser zu werden – sondern im Leben. Mich als Trainer freut es natürlich, wenn deine Kniebeugen besser werden oder deine Liegestütze. Aber am meisten freut mich, wenn du neue Freunde findest oder im Job erfolgreicher bist. Wenn du mehr Freude am Leben hast – weil sich deine Ausstrahlung verändert hat, weil du dynamischer und zielstrebiger geworden bist. Und weil du in der Früh ausgeschlafener und aufgeweckter bist. Auf der folgenden Seite nenne ich dir noch ein paar weitere Gründe, warum es sich so sehr lohnt, auf Fitness und Gesundheit zu achten.

Bonusaufgabe

Wenn es dir gut geht, lass andere daran teilhaben. Heute hast du für jeden, mit dem du sprichst, ein Kompliment oder eine nette Geste übrig! Gerade Frauen freuen sich über dezente, ehrliche Aufmerksamkeit.

MEIN TIPP

Bist du an einem Workout-Tag einmal nicht besonders gut gelaunt, fang so schnell wie möglich an zu trainieren! Du wirst sehen: Danach geht es dir deutlich besser. Und du hast mit besserer Laune noch mehr vom Tag.

FITNESS MACHT LEBENSFREUDE!

Bestimmt werden dir die positiven Veränderungen in deinem Leben in den vergangenen zehn Wochen aufgefallen sein: mehr Energie im Alltag aufgrund deiner regelmäßigen Workouts, der guten Ernährung und ausreichend Schlaf. Natürlich darfst du schon jetzt stolz sein, die 70 Tage durchgezogen zu haben – das schafft nicht jeder! Sicher wirst du auch die eine oder andere Endorphinausschüttung nach dem Training erlebt haben.

Ich kann dir jedenfalls garantieren: Deine Energie, dein gutes Gefühl, etwas Besonderes zu schaffen, sieht man dir an! Selbst wenn du keine Muskelberge aufbaust oder kiloweise Fett verlierst. Ich gehe sogar so weit zu sagen: Menschen, die fit und gesund leben, sind glücklicher – aus diversen Gründen.

Da ist unter anderem die Wahrnehmung durch andere. Wenn du trainiert bist, hast du bessere Chancen, bei anderen Menschen gut anzukommen. Ich rede hier nicht von makellosen Sixpacks, sondern von grundlegenden Dingen, die subtiler wahrgenommen werden und die jeder erreichen kann: einer aufrechten, geraden Haltung etwa, weil Rücken- und Core-Muskulatur stabil sind. Egal ob Geschäftspartner oder Flirt: Die andere Person merkt zumindest unterbewusst, ob du mit krummem Rücken daherschleichst – oder eben im wahrsten Sinne des Wortes gefestigt bist. Gerade in Situationen wie bei Vorstellungsgesprächen oder bei Dates kann das einen riesigen Unterschied machen: Eine fitte Person zeigt automatisch, dass sie diszipliniert und tatkräftig ist.

Auch der Hormonhaushalt unterscheidet sich bei fitten und unfitten Menschen gewaltig. Die Chancen, dass jemand, der regelmäßig trainiert, ein erfülltes Sexleben hat, stehen gut. Durch das Training werden vermehrt Hormone ausgeschüttet – und das bessere Körpergefühl gibt Selbstvertrauen.

Wenn Menschen in deinem Umfeld die Veränderungen an dir bemerken, ist das im besten Fall ansteckend: weil du ihnen zeigst, dass mit ein bisschen harter Arbeit und guter Ernährung jeder ein paar Dinge in seinem Leben zum Besseren verändern kann. Du musst niemanden missionieren und niemandem vorhalten, was du während der 90-Tage-Challenge leistest – die Erfahrung zeigt, dass die Menschen um uns herum von ganz alleine aufmerksam werden, wenn jemand aktiv und gesund lebt.

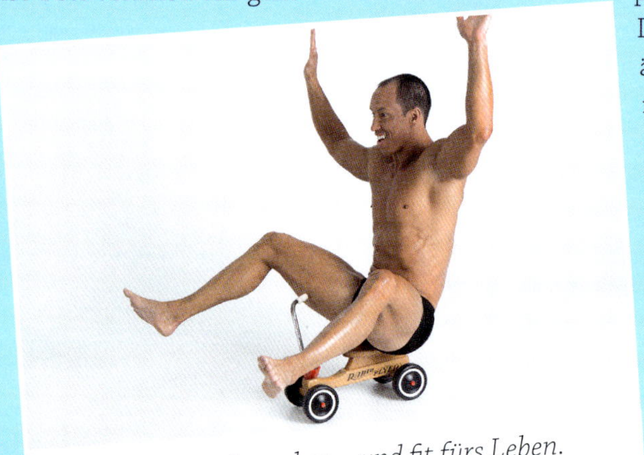

Training soll Spaß machen – und fit fürs Leben.

Dann macht es auch Freude, diesen Menschen einen kleinen Impuls zu geben, sie ein wenig anzuschieben, selbst etwas zu unternehmen. Im besten Fall löst du damit unter deinen Freunden oder Kollegen eine Kettenreaktion aus. Dann bist du mit deiner Challenge am Ende nicht mehr der vermeintliche Sonderling. Diese Rolle hat dann derjenige, der immer noch nicht kapiert hat, wie viel Lebensqualität er sich ohne Training, gute Ernährung und Regeneration vorenthält.

TAG 74

Du hast dein Ziel schon vor Augen – nur noch etwas mehr als zwei Wochen und du hast deine 90-Tage-Challenge geschafft. Denk an alles, was du bisher erreicht hast, wie sich dein Körper und dein Leben bereits verändert haben. Und dann geh noch einen Schritt weiter!

DEIN WORKOUT HEUTE: RUCKUS

Warm-up (Seite 136)

Level I: 16 MINUTEN

1. Prisoner Back Lunges (Seite 154) – 8 Wiederholungen (4 pro Seite)
2. Enge Dreipunkt-Liegestütze (Seite 142) – 6 Wiederholungen (3 pro Seite)
3. Einbeiniges Kreuzheben (Seite 152) – 8 Wiederholungen (4 pro Seite)
4. Türziehen mit Füßen nach vorne (Seite 146) – 6 Wiederholungen

Level II: 20 MINUTEN

1. Zombie Side Lunges (Seite 155) – 6 Wiederholungen (3 pro Seite)
2. Schulterbreite Dreipunkt-Liegestütze (Seite 143) – 6 Wiederholungen (3 pro Seite)
3. Einbeiniges Kreuzheben mit Armen in T-Position (Seite 153) – 8 Wiederholungen (4 pro Seite)
4. Tischziehen mit gebeugten Beinen (Seite 147) – 6 Wiederholungen

Level III: 24 MINUTEN

1. Iron Mikes (Seite 155) – 6 Wiederholungen (3 pro Seite)
2. Weite Dreipunkt-Liegestütze (Seite 143) – 6 Wiederholungen (3 pro Seite)
3. Einbeiniges Kreuzheben mit Drehung (Seite 153) – 8 Wiederholungen (4 pro Seite)
4. Tischziehen mit erhöhten Beinen (Seite 147) – 6 Wiederholungen

Führe die Übungen mit der für dein Level angegebenen Wiederholungszahl nacheinander durch und absolviere in der vorgegebenen Zeit so viele Runden wie möglich. Du kannst jederzeit eine Pause einlegen – versuche allerdings, so kurz und selten wie möglich auszusetzen. Notiere dir die Anzahl der absolvierten vollständigen Runden.

Cool-down (Seite 160)

HOOYA!

In der Fitnesswelt gibt es immer noch viel zu viele Menschen, die »mehr ist besser« predigen. Das ist gefährlich und fahrlässig. Ich habe diese Workouts nicht nur konzipiert, um Zeit zu sparen – sondern auch, um damit zu beweisen, dass sich mit überschaubarem Aufwand erstaunliche Ergebnisse erzielen lassen.

TAG 75

Vielleicht hättest du dir das vor drei Monaten noch kaum vorstellen können: vier Workouts in fünf Tagen. Aber ja, du hast das mittlerweile drauf! Hat das schon einige Menschen in deinem Umfeld neidisch gemacht? Den Neid hast du dir mit harter Arbeit verdient.

DEIN WORKOUT HEUTE: TYRANT

Warm-up (Seite 136)

Level I: 5 RUNDEN

1. Hüftheben (Seite 144) – 14 Wiederholungen (7 pro Seite)
2. Zombie Squats (Seite 156) – 20 Wiederholungen
3. Bodyrocks (Seite 138) – 40 Wiederholungen
4. Einbeiniges Kreuzheben (Seite 152) – 14 Wiederholungen (7 pro Seite)

Level II: 6 RUNDEN

1. Hüftheben mit Liegestütz (Seite 145) – 10 Wiederholungen (5 pro Seite,10 Liegestütze)
2. Prisoner Squats (Seite 157) – 16 Wiederholungen
3. Bodyrocks mit Arm nach vorne (Seite 139) – 16 Wiederholungen (8 pro Seite)
4. Einbeiniges Kreuzheben mit Armen in T-Position (Seite 153) – 16 Wiederholungen (8 pro Seite)

Level III: 7 RUNDEN

1. Hüftheben mit zwei Liegestützen (Seite 145) – 8 Wiederholungen (4 pro Seite, 16 Liegestütze)
2. Prisoner Squats mit Sprung (Seite 157) – 14 Wiederholungen
3. Bodyrocks mit Arm zur Seite (Seite 139) – 14 Wiederholungen (7 pro Seite)
4. Einbeiniges Kreuzheben mit Drehung (Seite 153) – 14 Wiederholungen (7 pro Seite)

Absolviere das deinem Level entsprechende Workout in zügigem, stetem Tempo und mit sauberer Ausführung. Notiere dir danach die benötigte Zeit.

Cool-down (Seite 160)

MEIN TIPP

Kleine Erinnerung für dich – das Fundament eines gelungenen Trainings: ausreichend Flüssigkeit vor, während und nach dem Workout – bestmögliche technische Ausführung der Übungen – After-Workout-Shake für die Regeneration.

TAG 76

Ich bin weiterhin der Meinung, dass du am effektivsten allein trainierst. Aber es spricht nichts dagegen, ein bisschen von deinem Lifestyle zu teilen. Vielleicht kannst du jemanden für die Challenge begeistern oder anderweitig etwas Gutes tun.

Deine Aufgabe heute: KOCHE FÜR JEMANDEN ETWAS GESUNDES

Vielleicht hast du mittlerweile schon selbst den Wunsch, andere Menschen von Fitness zu begeistern. Weil du sie magst und merkst, dass auch sie etwas in ihrem Leben ändern könnten. Jedenfalls hilft der Holzhammer (»Trainier mal, du bist zu dick!«) in solchen Fällen eher selten. Aber warum lädst du nicht einmal Freunde oder nette Kollegen zum Essen ein? Das freut die Gäste und gibt dir die Gelegenheit, etwas Gutes und Gesundes auf den Tisch zu bringen (leider leben auch heutzutage noch zu viele Menschen mit dem Glauben, dass gesundes Essen nicht so gut schmecken kann oder darf). Zu erkennen, dass gesundes Essen keinen Verzicht auf Genuss bedeuten muss, ist für viele der erste Schritt der Erkenntnis. Das Spiel mit verschiedenen Gemüsesorten und Gewürzen kann so viel mehr Spaß machen als ein Schnitzel mit Pommes. Also such dir ein paar Leute und ein schönes Rezept aus und dann lasst es euch gut gehen!

Bonusaufgabe

Serviere zum Essen selbstgemachten, gekühlten Tee. Softdrinks & Co. werden bei dieser Gelegenheit nicht ausgeschenkt.

MEIN TIPP

Hab keine Angst, in der Küche auch mal mehr als einen Topf oder eine Pfanne in die Hand zu nehmen. Der Aufwand lohnt sich! Wenn du dir ein Steak mit Gemüse (siehe Seite 166) zubereitest, musst du danach vielleicht ein Teil mehr abspülen – aber der Geschmack wird dich ganz sicher entschädigen!

TAG 77

Beine hoch? Heute nicht. Stattdessen wollen wir ganz besondere aktive Regeneration betreiben. Beweg dich ohne Leistungsgedanken, freu dich einfach nur über die Fähigkeiten, die du dir mittlerweile erarbeitet hast. Und morgen packen wir die nächsten Workouts an!

Deine Aufgabe heute: MACH EINEN AUSFLUG MIT FREUNDEN ODER FAMILIE!

Du hast es bisher weit gebracht! Ich möchte, dass du dir heute einen Tag gönnst, der ganz im Zeichen der Lebensfreude und des Erlebens steht. Recherchiere also ein bisschen – welche Wanderungen sind in deiner Gegend möglich, welche Berge kann man besteigen? Wenn du die Challenge im Winter machst: Finde heraus, wo man am besten rodeln kann! Was gibt es in deiner Nähe für Freizeit- oder Wasserparks? Such dir eine Aktivität aus, die dir und deinen Freunden Spaß macht, und dann heißt es: raus aus dem Haus, durchatmen, bewegen, genießen! Besonders spaßig sind Hochseilgärten, die in den vergangenen Jahren allerorten entstanden sind – die bringen sogar noch einen Trainingseffekt mit und sind ideal, um deine neu erworbenen körperlichen Fähigkeiten unter Beweis zu stellen. Klar ist der Aufwand, einen Tag draußen zu verbringen, höher, als mal eben ins Kino zu gehen und sich berieseln zu lassen. Aber es sind gerade die Erlebnisse, die wir nicht auf dem Präsentierteller bekommen haben, die uns besonders in Erinnerung bleiben!

MOBILITY-Workout

Das Mobility-Workout besteht aus unserem Warm-up (Seite 136) und Cool-down (Seite 160). Achte auf langsame und saubere Bewegungen! Du sollst dich dabei nicht anstrengen, aber konzentriert bleiben und die Spannung halten.

1. Hüftrotation im Vierfüßlerstand – 10 Wiederholungen (5 pro Bein)
2. Schulterkreisen in Seitenlage – 10 Wiederholungen (5 pro Seite)
3. Vom Hund in den Kniestand – 10 Wiederholungen
4. Kniender Ausfallschritt mit Armen über Kopf – 10 Wiederholungen (5 pro Seite)
5. Z-Dehnung – 20 Sekunden halten pro Position und Seite
6. Sitzende Grätsche – 15 Sekunden halten pro Position und Seite
7. Skorpion-Dehnung – 20 Sekunden halten pro Position und Seite

MEIN TIPP

Lass im Leben nie etwas aus, weil du denkst, irgendjemand könnte dich dafür für zu alt halten. Es gehört zu einer glücklichen Existenz dazu, zumindest ab und zu ein kleines bisschen Kind sein zu dürfen.

TAG 78

Wow, die Zeit rennt. Heute beginnt deine Abschiedstour von allen Workouts der 90-Tage-Challenge. Wir fangen an mit dem Hammer. Was das bedeutet, ist klar: Es ist deine letzte Chance, einen neuen Rekord aufzustellen. Nutze sie!

DEIN WORKOUT HEUTE: HAMMER

Warm-up (Seite 136)

Level I: 4 SÄTZE PRO ÜBUNG

1. Hohe Skorpion-Kicks (Seite 140)
2. Einbeiniges Kreuzheben (Seite 152)
3. Fallschirmspringer (Seite 148)
4. Lunges mit Armen über Kopf (Seite 158)

Level II: 5 SÄTZE PRO ÜBUNG

1. Seitliche Skorpion-Kicks (Seite 140)
2. Einbeiniges Kreuzheben mit Armen in T-Position (Seite 153)
3. Fallschirmspringer mit Armen in T-Position (Seite 149)
4. Lunges mit halber Seitbeugung (Seite 158)

Level III: 6 SÄTZE PRO ÜBUNG

1. Seitliche Skorpion-Kicks zum Boden (Seite 141)
2. Einbeiniges Kreuzheben mit Drehung (Seite 153)
3. Fallschirmspringer mit Armen in Y-Position (Seite 149)
4. Lunges mit Seitbeugung (Seite 159)

Jede Übung besteht aus 40 Sekunden Belastung, dabei wechselst du bei einseitigen Übungen nach jeder Wiederholung die Seite, gefolgt von 20 Sekunden Pause. Beende alle Sätze einer Übung, bevor du mit der nächsten weitermachst. Achte auf zügiges und stetes Tempo und versuche, während der Belastungsphasen nicht zusätzlich zu pausieren. Notiere dir die Anzahl der Wiederholungen, die du im letzten Satz jeder Übung geschafft hast.

Cool-down (Seite 160)

MEIN TIPP

Schaff ab jetzt für jedes Workout wirklich optimale Umstände: genügend zu trinken inklusive einem kleinen Booster davor, viel Platz, keinen Stress und vielleicht auch frische Luft!

TAG 79

Wenn du dich – hoffentlich mit einem Knall – von Anvil verabschiedet hast: Denk schon einmal an die Zeit nach der Challenge. Wie soll es weitergehen? Was sind deine weiteren Ziele? Einfach so mit dem Training aufhören kommt doch sicher nicht infrage.

DEIN WORKOUT HEUTE: ANVIL

Warm-up (Seite 136)

Level I: 4 RUNDEN

1. Hüftheben (Seite 144)
2. Prisoner Back Lunges (Seite 154)
3. Türziehen mit Füßen vorne (Seite 146)
4. Einbeiniges Kreuzheben (Seite 152)

Level II: 5 RUNDEN

1. Hüftheben mit Liegestütz (Seite 145)
2. Zombie Side Lunges (Seite 155)
3. Tischziehen mit gebeugten Beinen (Seite 147)
4. Einbeiniges Kreuzheben mit Armen in T-Position (Seite 153)

Level III: 6 RUNDEN

1. Hüftheben mit zwei Liegestützen (Seite 145)
2. Iron Mikes (Seite 155)
3. Tischziehen mit erhöhten Beinen (Seite 147)
4. Einbeiniges Kreuzheben mit Drehung (Seite 153)

Du trainierst 45 Sekunden, wechselst dabei bei einseitigen Übungen nach jeder Wiederholung die Seite, machst 15 Sekunden Pause und wechselst dann zur nächsten Übung. Je nach Level machst du vier, fünf oder sechs Runden. Versuche, dabei ein stetes Tempo zu halten und während der 45 Sekunden nicht zu stoppen. Notiere dir am Schluss die Anzahl der Wiederholungen pro Übung in der letzten Runde.

Cool-down (Seite 160)

MEIN TIPP

Die Beweglichkeit deiner Hüfte ist entscheidend für viele alltägliche – und nicht alltägliche – Dinge. Durch unser ständiges Sitzen mit 90-Grad-Winkel wird sie jedoch stets gehemmt. Setz dich doch zu Hause mal auf den Boden, wenn du liest oder Fernsehen schaust, durchbrich die immer gleiche Haltung!

TAG 80

Wie großartig wäre das, wenn du eines Tages deinen Kindern und deinen Enkelkindern ein paar Fitnessübungen beibringen könntest? Träumen ist erlaubt und noch besser ist es, diese Träume mit Durchhaltevermögen und Konsequenz in die Tat umzusetzen!

Deine Aufgabe für heute: DENKE ÜBER DEINE FITNESSZUKUNFT NACH

Ich selbst habe mit 13 Jahren zu trainieren angefangen. Ich war ziemlich dürr damals und nicht besonders selbstbewusst. Ein Studio oder auch nur Geräte hatte ich nicht. Also habe ich begonnen, Liegestütze und Sit-ups zu machen. So lange, bis ich ohne Pause dazwischen 75 Liegestütze und 600 Sit-ups schaffte. Aber ich hatte noch nicht genug – ich jagte meinen persönlichen Bestmarken hinterher. Mir tat das gut, es veränderte mein Leben. Ich wurde stark und selbstbewusst. Nun muss natürlich nicht jeder mit 13 Jahren anfangen zu trainieren. Das Alter ist zweitrangig – wichtig ist, überhaupt damit anzufangen. Ich erlebe immer wieder, dass ältere Menschen sagen: »Ich würde so gerne, aber ich bin zu alt.« Ich antworte jedes Mal: »Niemand ist zu alt, um mit dem Training anzufangen.« Je nach körperlicher Verfassung passe ich natürlich die eine oder andere Übung ein bisschen an, um gewisse Einschränkungen zu berücksichtigen. Am Ende geht es aber nicht darum, wann man mit dem Krafttraining anfängt – sondern, wann man aufhört: am besten nie! Lies dir heute den Text auf der folgenden Seite durch.

Bonusaufgabe

Begeistere jemanden, der noch nicht mit dem Training begonnen hat, für die 90-Tage-Challenge! Oder überzeuge einen deiner Kumpels, der immer noch an den Langhanteln hängt und nicht so richtig weiterkommt, vom Sinn und Zweck des gerätefreien Trainings.

MEIN TIPP

Einarmige Klimmzüge machen natürlich richtig was her. Ich weiß allerdings aus einiger Erfahrung, dass sie schwer zu schaffen sind. Wenn du schon sehr fit bist und ein bisschen angeben willst, setz dir vorerst einarmige Liegestütze als Ziel. Die sehen auch gut aus! Arbeite dich dafür aus hüfthoher Position mit dem Arm immer weiter nach unten.

FITNESS FÜR IMMER!

Wahrscheinlich hattest du sowieso schon eine Ahnung und die Nachricht, die ich nun für dich habe, ist gar keine schlechte: Beständige Fitness und Gesundheit erfordern beständige Arbeit. Mit der 90-Tage-Challenge hast du bald ein anspruchsvolles Intensivprogramm absolviert, das deinen Körper und dein Denken verändern sollte. Ob und wie viel davon du in die Zeit danach mitnimmst, bleibt am Ende dir überlassen. Aber so viel ist klar: Wenn du auch in einem, in zehn, in zwanzig Jahren noch fit sein willst, musst du bis dahin auch etwas dafür tun.

Natürlich trainierst und isst du, um jetzt gut auszusehen und dich insgesamt besser zu fühlen. Aber genauso investierst du in deine Zukunft. Du schaffst die Voraussetzungen, um in späteren Jahren deines Lebens weniger anfällig für Zivilisationskrankheiten wie Diabetes und Bandscheibenprobleme zu sein. Du hilfst deinem Körper, länger kräftig und beweglich zu sein.

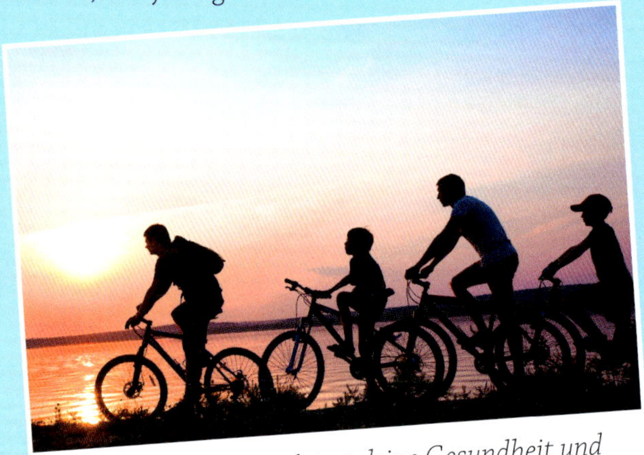

Ein aktiver Lifestyle schützt deine Gesundheit und die deiner Familie.

Ja, vielleicht mag das alles noch sehr weit weg für dich sein. Aber du wirst unvermeidlich älter werden und dein Körper wird nach mehr Aufmerksamkeit verlangen. Deswegen rate ich dir dringend dranzubleiben.

Es ist daher sinnvoll, dass du dir schon jetzt Gedanken zu deinen langfristigen Zielen machst. Langfristig im Sinne von: für den Rest deines Lebens. Denk jetzt bloß nicht an eine Zahl auf der Waage. Denk viel eher daran, wie großartig es wäre, wenn du bis ins hohe Alter mit deinen Kindern oder Enkelkindern draußen spielen, sogar zusammen Sport machen könntest. Und wenn du selbst deine Lieblingssportarten noch viele Jahre ausüben kannst, weil dein Körper stabil und widerstandsfähig ist. Wenn schlimme Krankheiten vor deinem gut trainierten Körper haltmachen. Unser Bodyweight-Training ist hierfür ein guter Gradmesser. Warum setzt du dir nicht als Ziel und Maßstab, für den Rest deines Lebens die grundsätzlichen Übungen zu schaffen: Kniebeugen, Liegestütze – oder zumindest Variationen davon.

Natürlich bedingt eine langfristige Planung auch, dass du weiterhin gesund isst. Natürlich passiert nichts Schlimmes, wenn du dir alle paar Wochen mal ein Bier gönnst. Oder dann und wann mal wieder zu Fast Food greifst. Dein Ziel sollte es aber sein, zum Großteil gute Entscheidungen zu treffen, was das Essen betrifft. So bleibt der Kreislauf in Schwung: Wer gut trainiert, hat Lust auf gutes Essen. Wer gut isst, hat Energie für sein Training. Als Maßstab kannst du hier die gute alte 80/20-Regel nehmen: Wenn vier von fünf Mahlzeiten (also 80 %) unseren Ansprüchen genügen, kann der Rest (20 %) gar nicht mehr so viel Schaden anrichten. Das gilt auch für deine Flüssigkeitszufuhr: Wenn du weiterhin zwei bis drei Liter Wasser am Tag trinkst, hast du schon einen großen Schritt gemacht. Dann fällt auch die Cola, die du ab und an mal trinkst, nicht weiter ins Gewicht.

Wenn du nicht sowieso schon überlegt hast, wie du nach der Challenge weitermachen willst: Bleib dran. Für dich selbst, für deine Familie und Freunde. Für jetzt und für die Zukunft. Ideen für die nächsten Monate stelle ich dir noch vor.

TAG 81

Der Countdown beginnt: Nur noch zehn Tage lang werde ich dich begleiten – schade eigentlich. Zeit für Sentimentalitäten haben wir allerdings nicht. Heute ist wieder Burner dran – zum letzten Mal. Ich möchte neue Bestwerte von dir sehen!

DEIN WORKOUT HEUTE: BURNER

Warm-up (Seite 136)

Level I: 16 MINUTEN

1. Zombie Squats (Seite 156) – 15 Wiederholungen
2. Seestern (Seite 150) – 10 Wiederholungen (5 pro Seite)
3. Lunges mit Armen über Kopf (Seite 158) – 10 Wiederholungen (5 pro Seite)
4. Hohe Skorpion-Kicks (Seite 140) – 10 Wiederholungen (5 pro Seite)

Level II: 20 MINUTEN

1. Prisoner Squats (Seite 157) – 15 Wiederholungen
2. Seestern mit Liegestütz (Seite 150) – 10 Wiederholungen (5 pro Seite)
3. Lunges mit halber Seitbeugung (Seite 158) – 10 Wiederholungen (5 pro Seite)
4. Seitliche Skorpion-Kicks (Seite 140) – 10 Wiederholungen (5 pro Seite)

Level III: 24 MINUTEN

1. Prisoner Squats mit Sprung (Seite 157) – 15 Wiederholungen
2. Seestern mit federndem Liegestütz (Seite 151) – 10 Wiederholungen (5 pro Seite)
3. Lunges mit Seitbeugung (Seite 159) – 10 Wiederholungen (5 pro Seite)
4. Seitliche Skorpion-Kicks zum Boden (Seite 141) – 10 Wiederholungen (5 pro Seite)

Mach so viele Runden wie möglich in der angegebenen Zeit. Notiere dir die Anzahl der absolvierten vollständigen Runden. Achte wie immer auf saubere Ausführung!

Cool-down (Seite 160)

MEIN TIPP

Kontrolliere noch einmal genau deine Fuß- und Beinstellung bei den Kniebeugen. Die Füße zeigen geradeaus, deine Knie fallen nicht nach innen!

TAG 82

Kaum zu fassen: Nur noch dieses eine Workout trennt dich von deinen letzten doppelten Pausentagen. Du kennst mich mittlerweile gut genug, um zu wissen, was das bedeutet: Geh an die Sache ran, als wäre es das letzte Workout deines Lebens!

DEIN WORKOUT HEUTE: JOKER

Warm-up (Seite 136)

Level I: 5 RUNDEN

1. Prisoner Back Lunges (Seite 154) – 20 Wiederholungen (10 pro Seite)
2. Hohe Skorpion-Kicks (Seite 140) – 10 Wiederholungen (5 pro Seite)
3. Türziehen mit Füßen vorne (Seite 146) – 10 Wiederholungen
4. Hüftheben (Seite 144) – 10 Wiederholungen (5 pro Seite)

Level II: 6 RUNDEN

1. Zombie Side Lunges (Seite 155) – 20 Wiederholungen (10 pro Seite)
2. Seitliche Skorpion-Kicks (Seite 140) – 10 Wiederholungen (5 pro Seite)
3. Tischziehen mit gebeugten Beinen (Seite 147) – 10 Wiederholungen
4. Hüftheben mit Liegestütz (Seite 145) – 10 Wiederholungen (5 pro Seite)

Level III: 7 RUNDEN

1. Iron Mikes (Seite 155) – 20 Wiederholungen (10 pro Seite)
2. Seitliche Skorpion-Kicks zum Boden (Seite 141) – 10 Wiederholungen (5 pro Seite)
3. Tischziehen mit erhöhten Beinen (Seite 147) – 10 Wiederholungen
4. Hüftheben mit zwei Liegestützen (Seite 145) – 10 Wiederholungen (5 pro Seite)

Absolviere die Übungen nacheinander in der angegebenen Anzahl von Runden. Du kannst so oft pausieren, wie du willst – aber halte die Pausenzeiten so gering wie möglich. Notiere am Ende deine Zeit.

Cool-down (Seite 160)

MEIN TIPP

Gerade wenn du mittlerweile auf Level III trainierst, achte auf die Nuancen in den Bewegungen: darauf, dass du etwa beim Skorpion-Kick mit deinem Bein den gesamten möglichen Weg gehst oder dass du deine Hüfte bei den Iron Mikes stets nach hinten schiebst.

TAG 83

Nur weil die Challenge bald zu Ende geht, bist du natürlich nicht von deinen Pflichten entbunden. Das heißt heute vor allem: Iss deine fünf Mahlzeiten, trink genügend, schaufel Gemüse in dich hinein. Dein Körper dankt es dir an den Ruhetagen!

Deine Aufgabe heute: ÜBERLEG DEIN NEUES FITNESSZIEL

Warum dich dein Training für den Rest deines Lebens begleiten sollte, habe ich dir schon erklärt. Nun lass uns einmal ganz konkret auf die kommenden drei Monate schauen: Was kannst du kurzfristig erreichen? Heute legst du dein Ziel für diesen Zeitraum fest. Eine ganz einfache Methode wäre: drei Zyklen mit allen Workouts noch einmal durchlaufen – und dabei immer neue Bestwerte aufstellen. Oder wenn du im abschließenden Eval-Workout erfolgreich bist: alle Übungen auf einer neuen Stufe absolvieren – und damit neue Bestwerte aufstellen. Du kannst natürlich auch mit dem anderen Fit-ohne-Geräte-Buch weitertrainieren. Und festlegen: Du trainierst weiterhin dreimal pro Woche, nimmst aber diesmal neue Workouts. Womöglich gibt es eine ganz bestimmte Übung, die du schaffen möchtest? Einarmige Liegestütze vielleicht? Oder einbeinige Kniebeugen? Wie auch immer: Setz dir leistungsabhängige Ziele! Dein Körper, optisch wie funktionell, wird sich auf diese Art und Weise ganz von allein weiterentwickeln.

Bonusaufgabe

Beginne, einzelne Übungen in deinen Arbeitsalltag zu integrieren. Sitzt du lange am Stück? Dann mach jede Stunde ein paar Minuten Pause und leg einen Satz ein. Such dir am besten die Übungen aus, die du nicht magst. Sie sind vermutlich diejenigen, bei denen du die größten Fortschritte machen kannst.

HOOYA!

Nicht jeder Mensch und nicht jeder Körpertyp sind gleich. Die einen haben einen von Natur aus niedrigeren Körperfettwert und müssen kaum etwas für ihr Sixpack tun. Die anderen arbeiten für jedes verlorene Prozent Fett unglaublich hart. Manche legen irre leicht Muskeln zu, andere müssen dafür monatelang in sich hineinschaufeln. Auch die Stellen, an denen dein Körper bevorzugt Fett speichert, sind genetisch vorgegeben. Stress dich nicht wegen der einen oder anderen Stelle, die in deinen Augen noch nicht perfekt ist. Solche Stellen wirst du immer finden, egal wie lange du trainierst.

TAG 84

Mach dich bereit für die letzten vier gemeinsamen Workouts. Werde dir noch einmal klar darüber, was du in der letzten Woche erreichen willst – und dann freu dich über die verbleibenden Stunden an diesem Ruhetag. Mach wirklich einen Ruhetag daraus!

Deine Aufgabe heute: NIMM DIR DIGITALFREI!

Am letzten Regenerationstag, den wir gemeinsam verbringen, wirst du für acht Stunden sämtliche digitalen Kommunikationsgeräte beiseitelegen und auf keinen Bildschirm schauen. Nimm dir stattdessen Zeit für etwas Kreatives: Mach Pläne für deine nächsten Ausflüge oder Urlaube, lies ein neues Buch oder, wenn du ein Instrument spielst, nimm es mal wieder zur Hand. Ich weiß aus eigener Erfahrung, wie wichtig es ist, regelmäßig aus dem Hamsterrad herauszutreten. Gerade in einer Zeit, in der wir unsere beruflichen E-Mails jederzeit und überall empfangen können und viele Vorgesetzte fast ständige Aufmerksamkeit verlangen. Also: Klink dich mit gutem Gewissen für ein paar Stunden aus und lass den Kopf zur Ruhe kommen. Ich empfehle dir, das auch in Zukunft beizubehalten, und garantiere dir: Auch wenn unsere sozialen Netzwerke das suggerieren – du wirst nichts verpassen. Im Gegenteil: Die schönsten Dinge im Leben erlebt man eben gerade nicht mit einem Handy in der Hand.

MOBILITY-Workout

Das Mobility-Workout besteht aus unserem Warm-up (Seite 136) und Cool-down (Seite 160). Achte auf langsame und saubere Bewegungen! Du sollst dich dabei nicht anstrengen, aber konzentriert bleiben und die Spannung halten.

1. Hüftrotation im Vierfüßlerstand – 10 Wiederholungen (5 pro Bein)
2. Schulterkreisen in Seitenlage – 10 Wiederholungen (5 pro Seite)
3. Vom Hund in den Kniestand – 10 Wiederholungen
4. Kniender Ausfallschritt mit Armen über Kopf – 10 Wiederholungen (5 pro Seite)
5. Z-Dehnung – 20 Sekunden halten pro Position und Seite
6. Sitzende Grätsche – 15 Sekunden halten pro Position und Seite
7. Skorpion-Dehnung – 20 Sekunden halten pro Position und Seite

MEIN TIPP

Wenn ich wollte, könnte ich jeden Tag von früh bis spät arbeiten. Das will ich aber nicht. Bei mir bedeutet das: Sonntags arbeite ich nicht. Lerne, auch einmal Nein zu sagen, wenn deine Kumpels oder Kollegen sich melden. Hör auf dich und respektiere, wenn dein Körper Ruhe braucht!

TAG 85

Ein ganz entscheidender Tag: Du hast das letzte Mal die Chance, ein Level aufzusteigen – falls du nicht sowieso schon auf Level III trainierst. Ich bin jetzt schon stolz auf dich – aber cool wäre es schon, noch einmal eine Mauer zu durchbrechen, oder?

DEIN WORKOUT HEUTE: EVAL

Warm-up (Seite 136)

Level I: 4 SÄTZE PRO ÜBUNG

1. Bodyrocks (Seite 138) – Ziel: 25 Wiederholungen pro Satz
2. Türziehen mit Füßen nach vorne (Seite 146) – Ziel: 12 Wiederholungen pro Satz
3. Prisoner Back Lunges (Seite 154) – Ziel: 12 Wiederholungen pro Satz (6 pro Seite)
4. Enge Dreipunkt-Liegestütze (Seite 142) – Ziel: 12 Wiederholungen pro Satz (6 pro Seite)

Level II: 5 SÄTZE PRO ÜBUNG

1. Bodyrocks mit Arm nach vorne (Seite 139) – Ziel: 12 Wiederholungen pro Satz (6 pro Seite)
2. Tischziehen mit gebeugten Beinen (Seite 147) – Ziel: 10 Wiederholungen pro Satz
3. Zombie Side Lunges (Seite 155) – Ziel: 12 Wiederholungen pro Satz (6 pro Seite)
4. Schulterbreite Dreipunkt-Liegestütze (Seite 142) – Ziel: 12 Wiederholungen pro Satz (6 pro Seite)

Level III: 6 SÄTZE PRO ÜBUNG

1. Bodyrocks mit Arm zur Seite (Seite 139)
2. Tischziehen mit erhöhten Beinen (Seite 147)
3. Iron Mikes (Seite 155)
4. Weite Dreipunkt-Liegestütze (Seite 143)

Mach je nach Level vier, fünf oder sechs aufeinanderfolgende Sätze pro Übung, wobei du jeweils 30 Sekunden trainierst und dann 30 Sekunden pausierst. Zähle die Anzahl der sauberen Wiederholungen und notiere sie nach jedem Satz. Schaffst du es, in jedem Satz das angegebene Ziel an Wiederholungen zu erreichen, dann trainiere bei allen folgenden Workouts auf einem Level höher – es sei denn, du bist schon auf Level III.

Cool-down (Seite 160)

MEIN TIPP

Selbst wenn du es nicht geschafft haben solltest, im Laufe der Challenge dein Level zu verbessern – das bedeutet nicht, dass du schlecht trainiert hast. Im Gegenteil: Wenn du in jedem Workout alles gegeben hast, warst du auf jeden Fall erfolgreich!

TAG 86

Egal ob du gestern ein Level aufgestiegen bist oder nicht: Was du erreicht hast, ist außergewöhnlich. Lass jetzt auf keinen Fall nach, sondern häng dich bei deinen letzten drei Workouts voll rein!

DEIN WORKOUT HEUTE: OPUS

Warm-up (Seite 136)

Level I: 4 RUNDEN

1. Hohe Skorpion-Kicks (Seite 140)
2. Zombie Squats (Seite 156)
3. Enge Dreipunkt-Liegestütze (Seite 142)
4. Fallschirmspringer mit Armen an der Seite (Seite 148)

Level II: 5 RUNDEN

1. Seitliche Skorpion-Kicks (Seite 140)
2. Prisoner Squats (Seite 157)
3. Schulterbreite Dreipunkt-Liegestütze (Seite 143)
4. Fallschirmspringer mit Armen in T-Position (Seite 149)

Level III: 6 RUNDEN

1. Seitliche Skorpion-Kicks zum Boden (Seite 141)
2. Prisoner Squats mit Sprung (Seite 157)
3. Weite Dreipunkt-Liegestütze (Seite 143)
4. Fallschirmspringer mit Armen in Y-Position (Seite 149)

Du trainierst 45 Sekunden, wechselst dabei bei einseitigen Übungen nach jeder Wiederholung die Seite, machst 15 Sekunden Pause und wechselst dann zur nächsten Übung. Je nach Level machst du vier, fünf oder sechs Runden. Versuche, dabei ein stetes Tempo zu halten und während der 45 Sekunden nicht zu stoppen. Notiere dir am Schluss die Anzahl der Wiederholungen pro Übung in der letzten Runde.

Cool-down (Seite 160)

MEIN TIPP

Schau noch einmal, dass du wirklich die optimale Beinstellung bei den Liegestützen beibehältst: Vor allem zeigen deine Fußspitzen immer gerade nach unten!

TAG 87

Heute ist Zeit für einen ersten großen Rückblick: Ich weiß, ich habe von dir verlangt, dass du viele Gewohnheiten änderst. Aber ich habe das getan, weil mir dein Trainingserfolg wichtig ist. Ganz sicher hat sich dein Blick auf Essen und Schlafen mittlerweile verändert.

Deine Aufgabe heute: ABSCHLUSS-CHECK, TEIL 1

Hoffentlich hast du noch deine Aufzeichnungen vom Check-up zur Hand, den du gemacht hast, bevor du die Challenge begonnen hast. Es würde mich nicht wundern, wenn du dich in dem, was dort steht, kaum mehr wiedererkennst. Über deine Maße und die Veränderung deines Körpers sprechen wir noch – kommen wir zu den Veränderungen, die deinen Alltag und deinen Lifestyle betreffen. Beantworte für dich folgende Fragen?

- Inwiefern hat sich dein gesamtes Energielevel in den vergangenen drei Monaten verändert? Fühlst du dich im Alltag ausdauernder und belastbarer? Ist deine Grundstimmung positiver und optimistischer geworden?
- Schläfst du besser und länger, nimmst du dir immer wieder bewusste Regenerationspausen, um deinem Körper und deinem Geist Ruhe zu gönnen?
- Hat sich dein Verlangen nach Nahrungsmitteln grundlegend geändert? Wünscht sich dein Körper nun ganz automatisch Eiweiß und Gemüse als Grundlage jeder Mahlzeit?
- Wie trittst du gegenüber anderen Menschen auf? Bist du selbstbewusster und geradliniger geworden?
- Spürst du eine Veränderung, was deine mentale Stärke betrifft? Fällt es dir leichter, Entscheidungen zu treffen und Prioritäten zu setzen? Bist du in unangenehmen Situationen ausdauernder und disziplinierter?

TAG 88

Stell dir das mal vor: das vorletzte Workout! Sag Auf Wiedersehen zum guten alten Ruckus, der dich schon seit 83 Tagen begleitet. Und mach das wie ein anständiger Sportler – indem du wieder einmal ganz ans Limit gehst und alles aus dir herausholst!

DEIN WORKOUT HEUTE: RUCKUS

Warm-up (Seite 136)

Level I: 16 MINUTEN

1. Prisoner Back Lunges (Seite 154) – 8 Wiederholungen (4 pro Seite)
2. Enge Dreipunkt-Liegestütze (Seite 142) – 6 Wiederholungen (3 pro Seite)
3. Einbeiniges Kreuzheben (Seite 152) – 8 Wiederholungen (4 pro Seite)
4. Türziehen mit Füßen nach vorne (Seite 146) – 6 Wiederholungen

Level II: 20 MINUTEN

1. Zombie Side Lunges (Seite 155) – 6 Wiederholungen (3 pro Seite)
2. Schulterbreite Dreipunkt-Liegestütze (Seite 143) – 6 Wiederholungen (3 pro Seite)
3. Einbeiniges Kreuzheben mit Armen in T-Position (Seite 153) – 8 Wiederholungen (4 pro Seite)
4. Tischziehen mit gebeugten Beinen (Seite 147) – 6 Wiederholungen

Level III: 24 MINUTEN

1. Iron Mikes (Seite 155) – 6 Wiederholungen (3 pro Seite)
2. Weite Dreipunkt-Liegestütze (Seite 143) – 6 Wiederholungen (3 pro Seite)
3. Einbeiniges Kreuzheben mit Drehung (Seite 153) – 8 Wiederholungen (4 pro Seite)
4. Tischziehen mit erhöhten Beinen (Seite 147) – 6 Wiederholungen

Führe die Übungen mit der für dein Level angegebenen Wiederholungszahl nacheinander durch und absolviere in der vorgegebenen Zeit so viele Runden wie möglich. Du kannst jederzeit eine Pause einlegen – versuche allerdings, so kurz und selten wie möglich auszusetzen. Notiere dir die Anzahl der absolvierten vollständigen Runden.

Cool-down (Seite 160)

MEIN TIPP

Gönn den Übungen, die dir vom Bewegungsablauf nicht ganz so liegen, heute noch einmal volle Aufmerksamkeit und führe sie so korrekt wie möglich aus!

TAG 89

Wahnsinn! Dein allerletztes Workout der 90-Tage-Challenge! Heute muss ich dich nicht anspornen, so zu trainieren, als wäre es das letzte Mal – du wirst es sicher von allein tun. Verabschiede dich mit einem richtig großen Auftritt aus unserem Programm.

DEIN WORKOUT HEUTE: TYRANT

Warm-up (Seite 136)

Level I: 5 RUNDEN

1. Hüftheben (Seite 144) – 14 Wiederholungen (7 pro Seite)
2. Zombie Squats (Seite 156) – 20 Wiederholungen
3. Bodyrocks (Seite 138) – 40 Wiederholungen
4. Einbeiniges Kreuzheben (Seite 152) – 14 Wiederholungen (7 pro Seite)

Level II: 6 RUNDEN

1. Hüftheben mit Liegestütz (Seite 145) – 10 Wiederholungen (5 pro Seite,10 Liegestütze)
2. Prisoner Squats (Seite 157) – 16 Wiederholungen
3. Bodyrocks mit Arm nach vorne (Seite 139) – 16 Wiederholungen (8 pro Seite)
4. Einbeiniges Kreuzheben mit Armen in T-Position (Seite 153) – 16 Wiederholungen (8 pro Seite)

Level III: 7 RUNDEN

1. Hüftheben mit zwei Liegestützen (Seite 145) – 8 Wiederholungen (4 pro Seite, 16 Liegestütze)
2. Prisoner Squats mit Sprung (Seite 157) – 14 Wiederholungen
3. Bodyrocks mit Arm zur Seite (Seite 139) – 14 Wiederholungen (7 pro Seite)
4. Einbeiniges Kreuzheben mit Drehung (Seite 153) – 14 Wiederholungen (7 pro Seite)

Absolviere das deinem Level entsprechende Workout in zügigem, stetem Tempo und mit sauberer Ausführung. Notiere dir danach die benötigte Zeit.

Cool-down (Seite 160)

MEIN TIPP

Genießen! Es ist dein letztes Workout während der 90-Tage-Challenge!

TAG 90

Sensationell! Du hast es echt durchgezogen! Du hast 90 Tage mit einem der anspruchsvollsten und umfangreichsten Fitnessprogramme dieser Zeit überstanden – und dabei sicher viel erlebt und gelernt. Du kannst mir glauben: Ich bin sehr stolz auf dich! Was du geleistet hast, hat nicht jeder auf dem Kasten. Gratulation an dich, für deine Willenskraft und deine Stärke!

Deine Aufgabe heute: ABSCHLUSS-CHECK, TEIL 2

Heute darfst du dich wieder vor den Spiegel stellen und den Fotoapparat oder das Smartphone zur Hand nehmen. Wichtig: Wir brauchen die exakt gleichen Bedingungen wie bei deinem Foto vom Check-up vor der Challenge, gerade was die Beleuchtung betrifft. Und dann kommt der große Moment: Vergleiche Vor- her- und Nachher-Foto. Wenn du dich an die Challenge gehalten hast, müsstest du nun einen deutlichen Unterschied sehen. Beantworte zudem folgende Fragen:

- Inwiefern haben sich deine vor der Challenge gemessenen Maße verbessert? Wie weit ist der Bauchumfang zurückgegangen? Ist deine Referenzhose zu weit geworden?
- Stehst du nun aufrechter, bewegst dich bewusster und bestimmter?
- Spürst du, wie du deine Muskeln auch bei Alltagsaufgaben besser und effektiver ansteuern und einsetzen kannst?
- Fühlst du dich als Sportler, als aktiver Mensch, für den die Bewegung ein unersetzbarer Bestandteil des Lebens geworden ist?
- Hast du vor allem noch Lust auf viel mehr bekommen? (Kannst du haben!)
- Haben eventuelle Rückenschmerzen durch die 90-Tage-Challenge abgenommen oder ganz aufgehört?

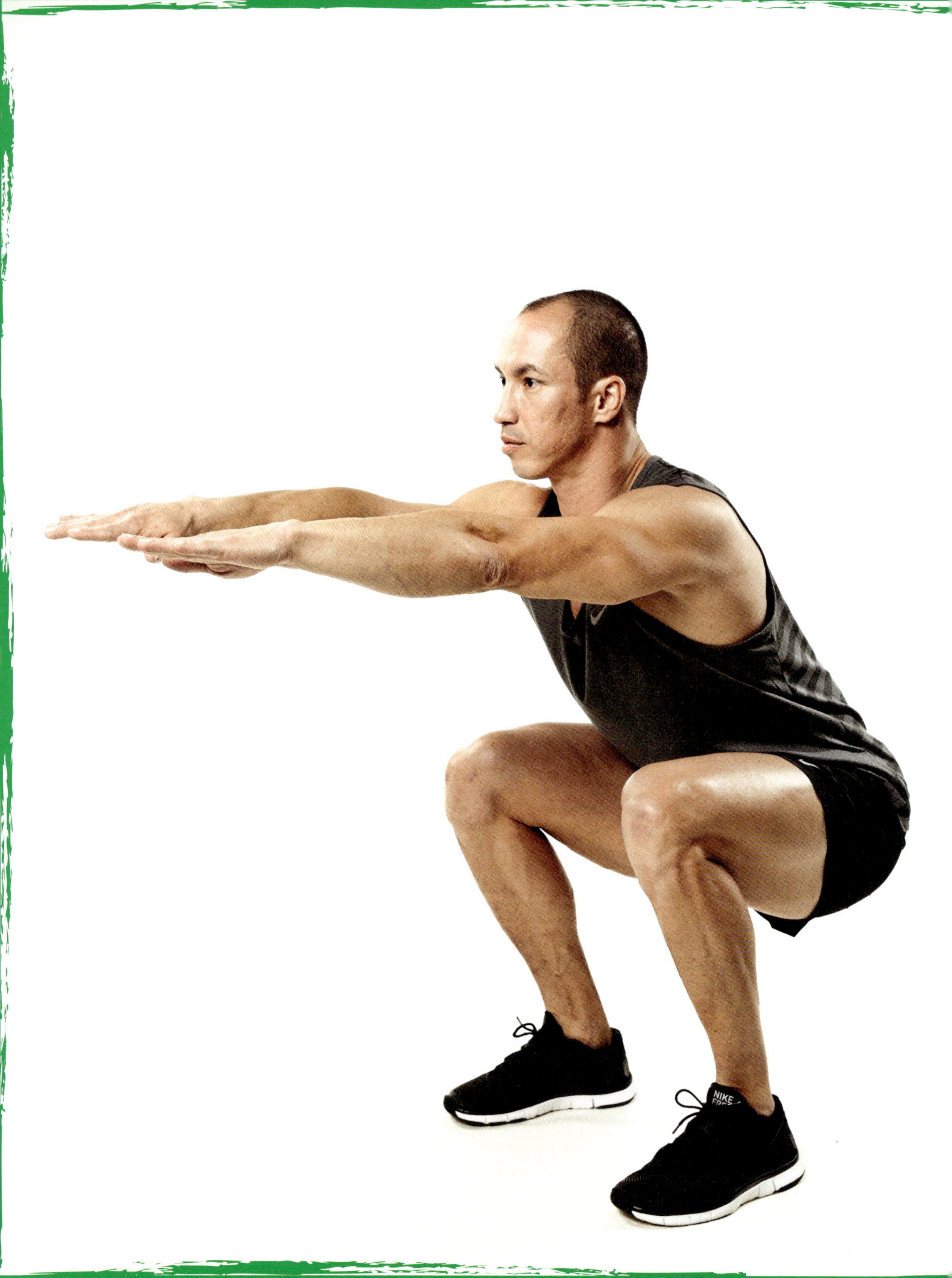

DIE ÜBUNGEN

Auf den folgenden Seiten erkläre ich dir, wie die Übungen der 90-Tage-Challenge auszuführen sind und welche Muskeln sie schwerpunktmäßig trainieren. Wie du schon weißt: Es gibt bei uns keine Isolationsübungen, die nur einzelne Muskeln ansprechen – bei jeder Übung arbeitet der gesamte Körper mit. Deshalb musst du dir auch keine Sorgen machen, dass bestimmte Partien zu kurz kommen. Jede Übungen gibt es in den drei Schwierigkeitsgraden der Challenge. Lies dir vor dem Training die Beschreibungen der Übungen, die du im bevorstehenden Workout durchführen sollst, aufmerksam durch, übe den Bewegungsablauf ein und schlage immer wieder nach, wenn dir ein Teil des Ablaufes unklar ist.

WARM-UP

Dass man sich vor dem Krafttraining aufwärmen soll, hat sich mittlerweile weitgehend herumgesprochen. Allerdings tun dies viele Menschen immer noch, indem sie sich einige Minuten einlaufen. Wirklich zielführend ist das nicht, denn auf diese Weise bringst du bloß deine Herzfrequenz auf Trainingslevel. Viel wichtiger ist es, die für dein Workout benötigten Muskeln und Gelenke zu mobilisieren, um diese vor Verletzungen zu schützen und beim Training den vollen Bewegungsumfang zu erreichen. Wir sparen uns das Laufen gänzlich, sondern bereiten den Körper von den Zehen bis zum Nacken umfangreich auf die anstehenden Aufgaben vor. Merke: kein Training ohne Warm-up!

HÜFTROTATION IM VIERFÜSSLERSTAND

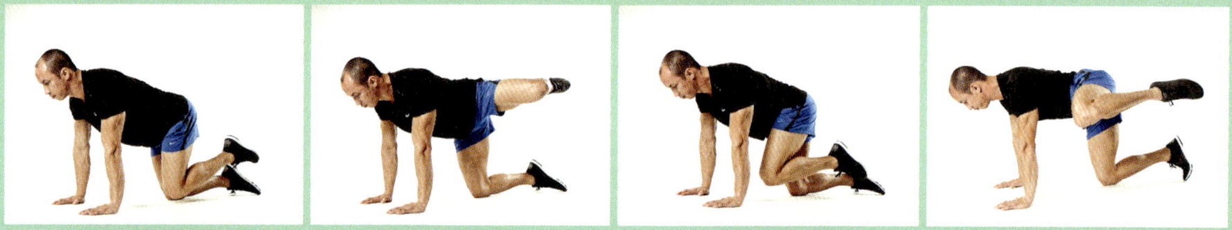

Knie dich hin, dann stütz dich auf beide Hände auf (Vierfüßlerstand). Hebe dein linkes Bein an. Während du das Knie etwa im 90-Grad-Winkel gebeugt hältst, rotierst du es in einer möglichst großen Kreisbewegung aus der Hüfte zehnmal nach vorne und zehnmal nach hinten. Wechsel dann das Bein und führe die Übung auf der anderen Seite aus.

SCHULTERKREISEN IN SEITENLAGE

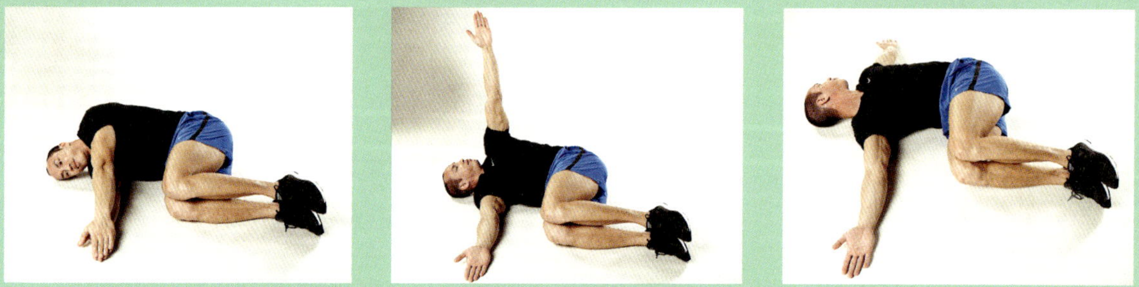

Leg dich auf deine rechte Seite, die Beine liegen im 90-Grad-Winkel gebeugt vor dem Körper. Streck beide Arme nach vorne, die linke Hand liegt auf der rechten. Spanne nun deine Bauchmuskeln an und führe deinen linken Arm in einer großen Halbkreisbewegung hinter den Körper und mit der umgekehrten Bewegung wieder zurück. Achte darauf, den Arm und das Schulterblatt der unteren Körperseite während der ganzen Übung so nah wie möglich am Boden zu halten. Mach zuerst fünf Wiederholungen auf der rechten Seite, dann fünf weitere auf der linken.

VOM HUND IN DEN KNIESTAND

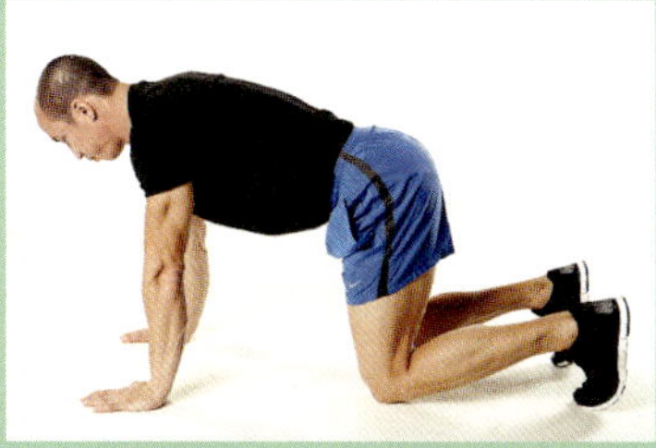

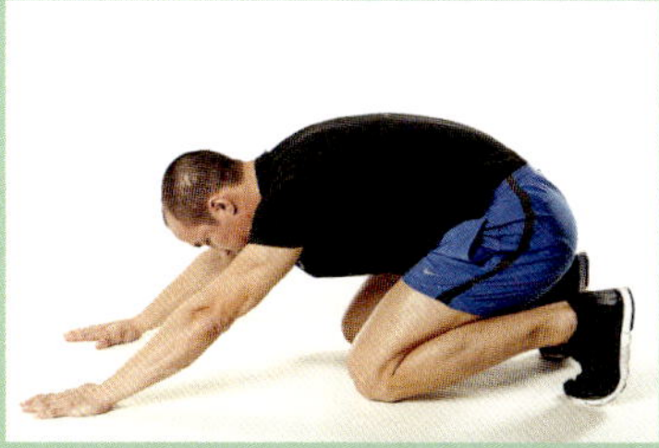

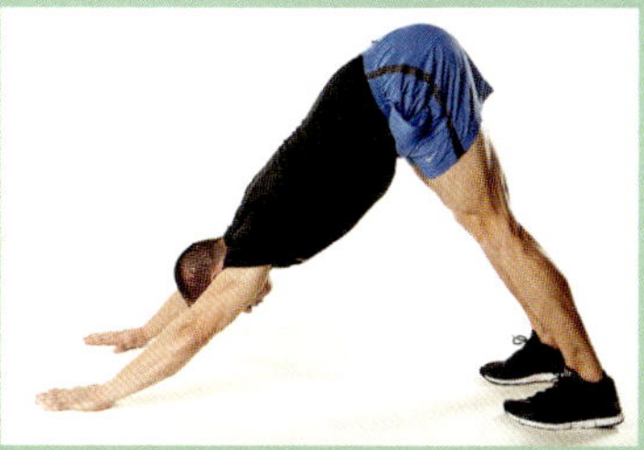

Du beginnst im Vierfüßlerstand, deine Oberschenkel zeigen senkrecht zum Boden, die Füße sind aufgestellt, der Blick geht zum Boden. Schiebe deine Hüften nun zurück auf deine Knöchel. Dabei wird der Rücken ganz rund. Hebe die Hüften dann an, bis deine Beine ganz gestreckt sind – deine Brust bleibt dabei so nah wie möglich bei deinen Füßen. Im Yoga heißt diese Haltung Abwärts blickender Hund. Lass deine Beine weiter gestreckt und deine Knöchel entspannt. Du solltest dabei eine Dehnung auf der Rückseite deiner Beine spüren. Sinke dann wieder mit den Hüften auf die Knöchel und mach insgesamt 10 Wiederholungen. Stell sicher, dass du dabei immer eine Dehnung spürst.

KNIENDER AUSFALLSCHRITT MIT ARMEN ÜBER KOPF

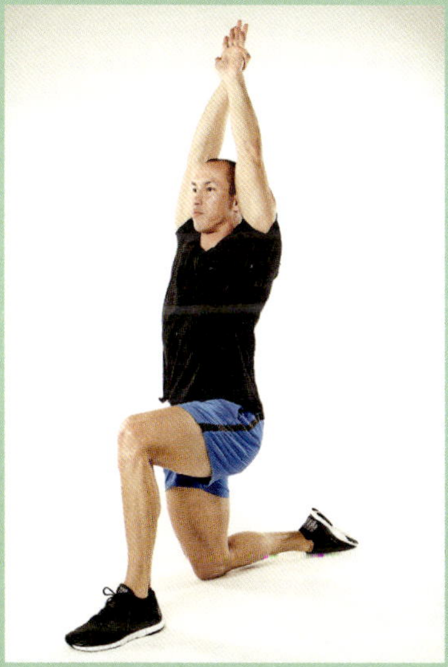

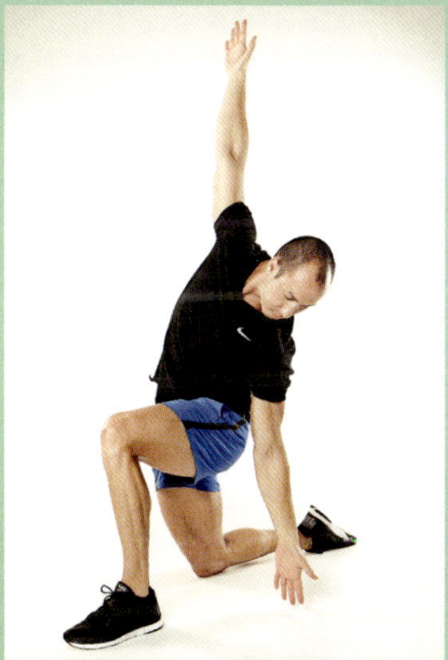

Stell dich aufrecht hin, streck deine Arme gerade über Kopf, als ob du gleich in einen Pool springen würdest, und mach mit dem linken Bein einen Ausfallschritt nach vorne. Dein linkes Knie befindet sich direkt über dem linken Knöchel. Das rechte Knie liegt auf dem Boden, die Zehen des rechten Fußes zeigen von deinem Körper weg. In dieser Position streckst du dich nun mit beiden Armen, so weit du kannst, nach oben. Drück dabei deinen rechten Knöchel in den Boden und spann die Muskeln in der rechten Gesäßhälfte an. Versuch jetzt mit der linken Hand den Boden zu berühren, während der rechte Arm weiter nach oben zeigt. Du solltest eine Dehnung auf der gesamten rechten Seite deines Körpers spüren. Halte diese Position für fünf Sekunden. Begib dich zurück in die Ausgangsposition und entspanne eine Sekunde. Wiederhole die Übung insgesamt fünf Mal und wechsle dann die Seite.

BODYROCKS

Bodyrocks sprechen praktisch jeden Muskel in deinem Körper an, besonders aber deine Rumpfmuskulatur (den sogenannten Core), die großen Rückenmuskeln und die Schultern. Sie entwickeln eine gute Körperspannung. Dabei ist es entscheidend, dass du während der Übung stets eine gute Haltung bewahrst und keine Rotationsbewegungen zulässt. Konzentriere dich bei allen drei Varianten darauf, mit dem Körper eine möglichst gerade Linie vom Kopf bis zu den Fersen zu bilden und deine Hüften auf Höhe der Schultern zu halten. Ziehe deinen Bauchnabel in Richtung der Wirbelsäule und spanne deine Bauchmuskeln an.

Level I

BODYROCKS

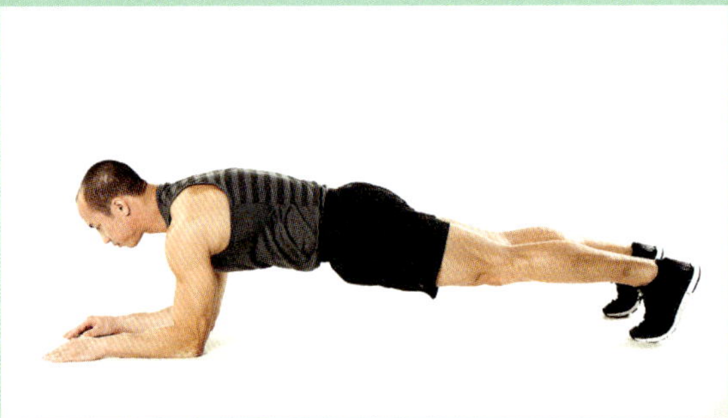

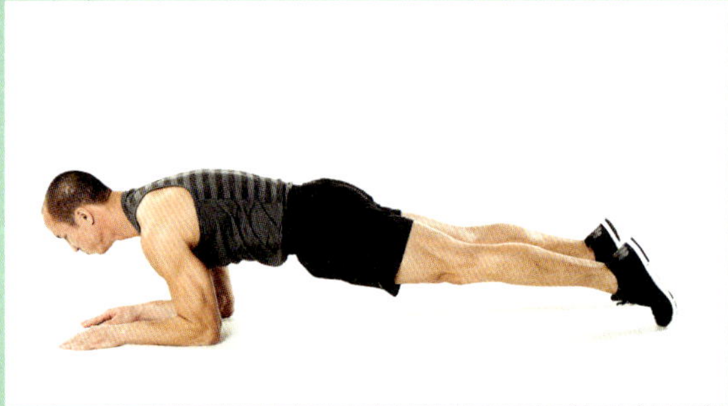

Geh in den Unterarmstütz. Deine Ellbogen sind direkt unter deinen Schultern, deine Unterarme und Hände liegen parallel und schulterbreit voneinander entfernt auf dem Boden. Baue Körperspannung auf und ziehe den Bauchnabel nach innen. Aus dieser Position schiebst du deinen Körper so weit wie möglich nach hinten, ohne dabei deine Hüften anzuheben. Bleib dabei gerade vom Kopf bis zu deinen Fersen. Dann schiebst du dich nach vorne, indem du dich über deine Zehen rollst, und wieder zurück. Stemme während der gesamten Übung deine Unterarme in den Boden und halte deine Bauchmuskeln stets unter Spannung.

Level II

BODYROCKS MIT ARM NACH VORNE

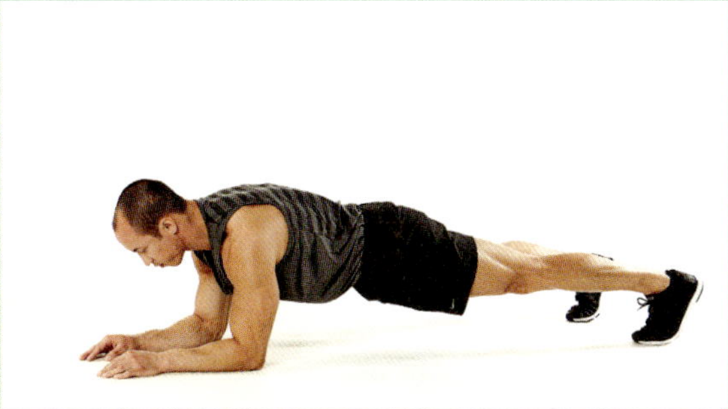 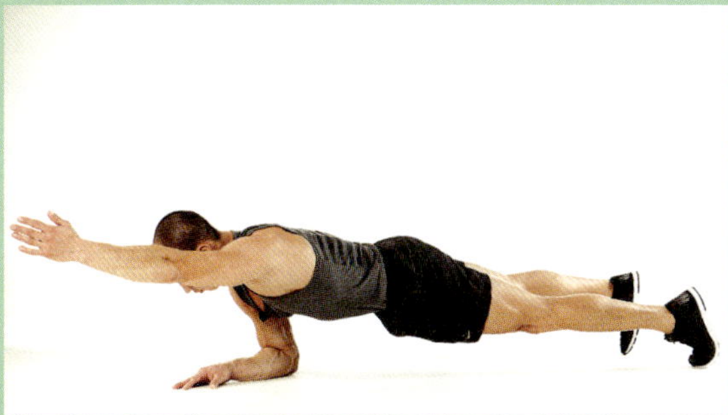

Geh in den Unterarmstütz. Deine Ellbogen sind direkt unter deinen Schultern, deine Unterarme und Hände liegen parallel und schulterbreit voneinander entfernt auf dem Boden. Baue Körperspannung auf und ziehe den Bauchnabel nach innen. Aus dieser Position schiebst du deinen Körper so weit wie möglich nach hinten, ohne dabei deine Hüften anzuheben. Bei der Vorwärtsbewegung bringst du dein Gewicht auf deinen rechten Unterarm und streckst den linken Arm so weit wie möglich nach vorne. Kehre in den Unterarmstütz zurück, schiebe deinen Körper nach hinten und strecke nun bei der Vorwärtsbewegung den anderen Arm nach vorne aus. Halte den Körper während der gesamten Bewegung stets gerade vom Kopf bis zu den Fersen und so stabil wie möglich.

Level III

BODYROCKS MIT ARM ZUR SEITE

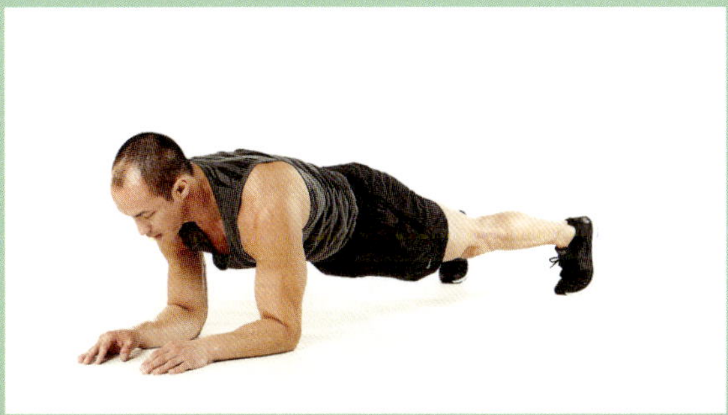 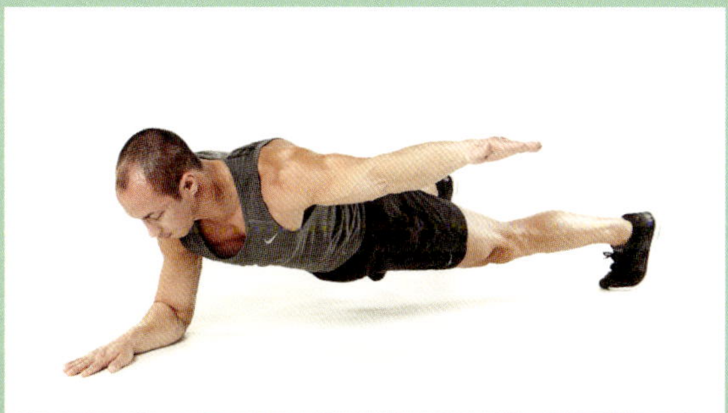

Geh in den Unterarmstütz. Deine Ellbogen sind direkt unter deinen Schultern, deine Unterarme und Hände liegen parallel und schulterbreit voneinander entfernt auf dem Boden. Baue Körperspannung auf und ziehe den Bauchnabel nach innen. In dieser Position bringst du dein Gewicht auf deinen rechten Unterarm und streckst den linken Arm so weit zur Seite, wie du kannst. Kehre in die Ausgangsposition zurück und wiederhole den Ablauf auf der anderen Seite. Je weiter du deinen Arm von deinem Schwerpunkt wegstreckst, desto schwieriger wird die Übung. Halte den Körper während der gesamten Bewegung stets gerade vom Kopf bis zu den Fersen und so stabil wie möglich.

SKORPION-KICKS

Diese Übung verbessert deine Kraft und Flexibilität im Oberkörper, Rumpf und Hüftbereich. Auf Level II und III stärkst du den Rumpf zudem durch eine kontrollierte Rotationsbewegung eines Beines, gegen die dein Core dich stabilisieren muss.

Level I

HOHE SKORPION-KICKS

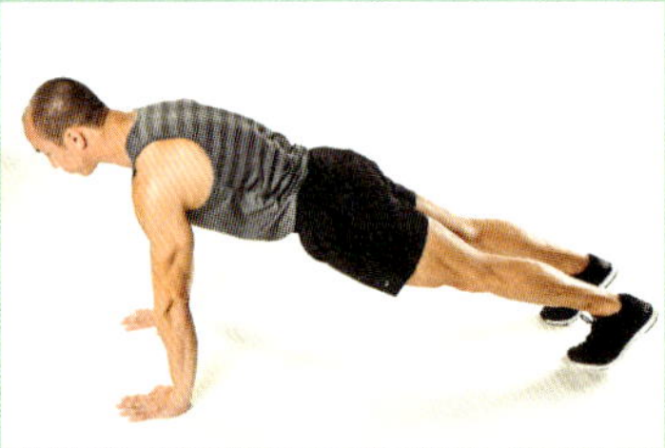

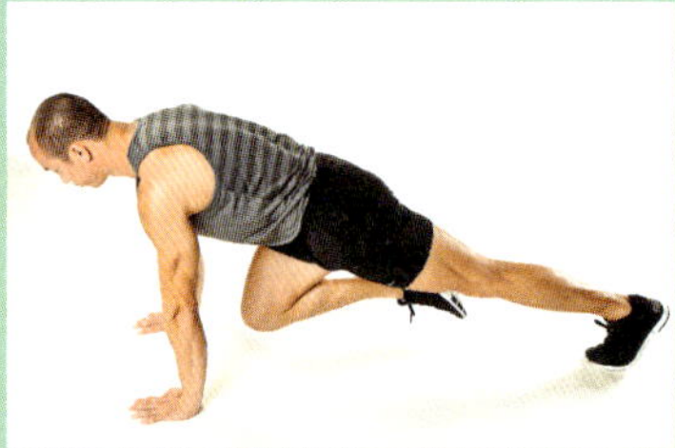

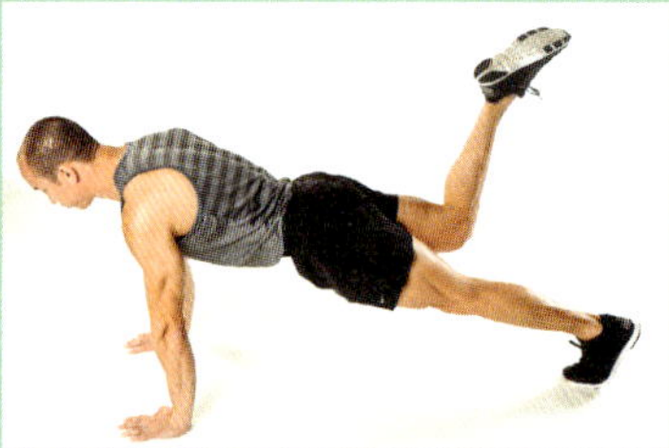

Geh in die Liegestützposition, deine Schultern befinden sich direkt über deinen Händen, deine Füße sind hüftbreit voneinander entfernt. Achte darauf, dass dein Körper vom Kopf bis zu den Fersen eine gerade Linie bildet. Nun zieh dein rechtes Knie Richtung Brust. Während das Knie gebeugt bleibt, hebst du dein rechtes Bein so weit wie möglich an, der rechte Unterschenkel zeigt gerade nach oben, der rechte Fuß und die Zehen sind gestreckt. Bring den rechten Fuß dann in die Liegestützposition zurück und wiederhole die Übung mit dem linken Bein.

Level II

SEITLICHE SKORPION-KICKS

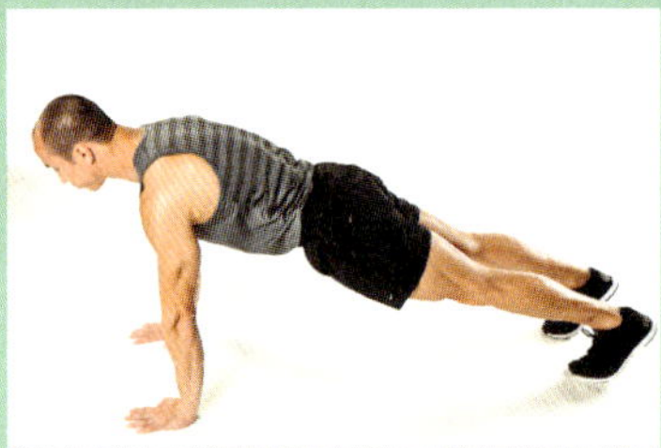

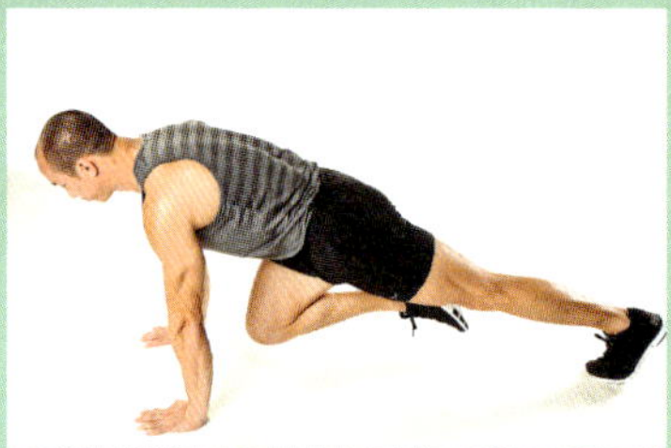

Geh in die Liegestützposition, deine Schultern befinden sich direkt über deinen Händen, deine Füße sind hüftbreit voneinander entfernt. Achte darauf, dass dein Körper vom Kopf bis zu den Fersen eine gerade Linie bildet. Nun zieh dein rechtes Knie Richtung Brust.

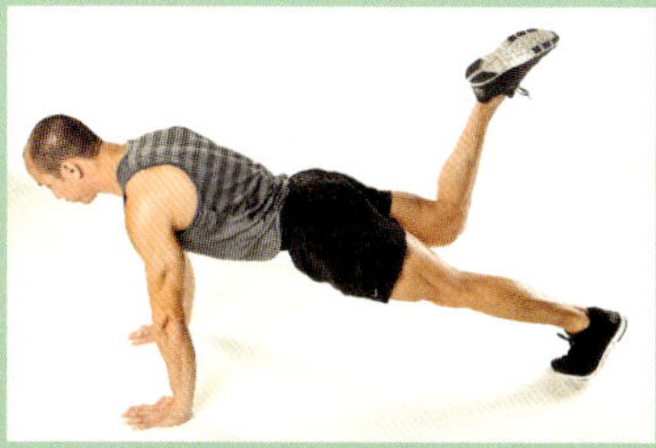
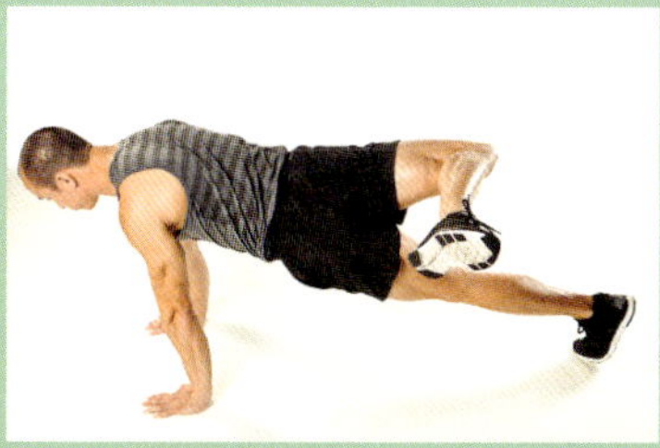

Während das Knie gebeugt bleibt, hebst du dein rechtes Bein so weit wie möglich an, der rechte Unterschenkel zeigt gerade nach oben. Drehe jetzt deine Hüfte, sodass dein rechter Fuß über dein linkes Bein schwingt. Bewege den rechten Fuß so weit wie möglich zur Seite, achte aber darauf, dass du den Oberkörper nicht mitdrehst und auf dem linken Fußballen stehen bleibst. Kehre in die Ausgangsposition zurück und wiederhole die Übung mit dem linken Bein.

Level III

SEITLICHE SKORPION-KICKS ZUM BODEN

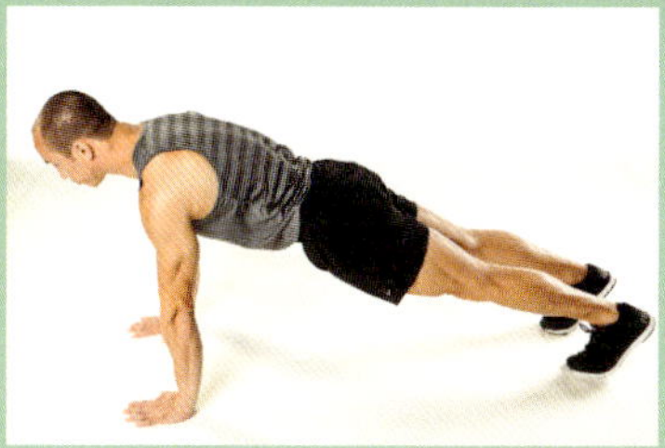
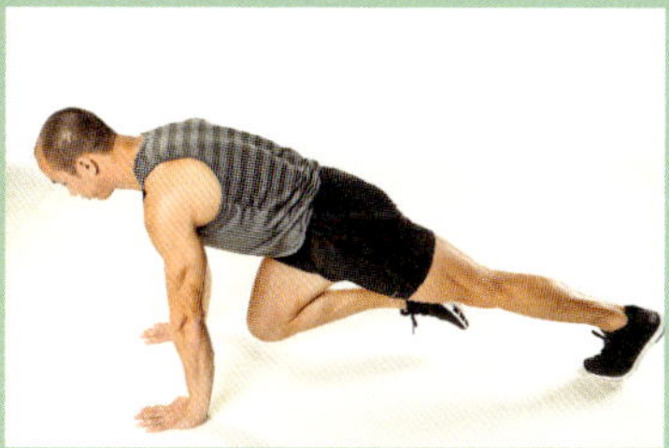
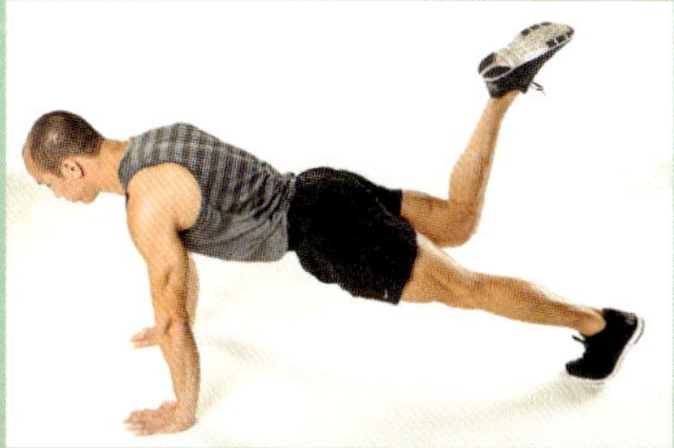
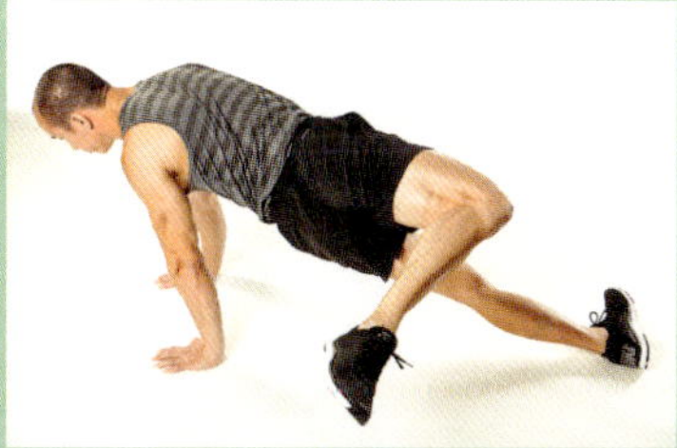

Geh in die Liegestützposition, deine Schultern befinden sich direkt über deinen Händen, deine Füße sind hüftbreit voneinander entfernt. Achte darauf, dass dein Körper vom Kopf bis zu den Fersen eine gerade Linie bildet. Nun zieh dein rechtes Knie Richtung Brust. Während das Knie gebeugt bleibt, hebst du dein rechtes Bein so weit wie möglich an, der rechte Unterschenkel zeigt gerade nach oben. Drehe jetzt deine Hüfte, sodass dein rechter Fuß über dein linkes Bein schwingt. Rotiere weiter und bewege den rechten Fuß so weit Richtung Boden, bis du gezwungen bist, auf die Außenseite deines linken Standfußes zu rollen. Achte darauf, dass du den Oberkörper nicht mitdrehst. Kehre nun in die Ausgangsposition zurück und wiederhole die Übung mit dem rechten Bein.

DREIPUNKT-LIEGESTÜTZE

Mit dieser Übung baust du Kraft in Brust, Schultern, Trizeps und deinem Core auf. Eine der wichtigsten Funktionen der Core-Muskulatur ist es, deinen Körper zu stabilisieren, während du deine Arme oder Beine bewegst. Indem du bei Liegestützen jeweils ein Bein anhebst, erzeugst du ein Ungleichgewicht, das die Core-Muskulatur durch verstärkte Stabilisierung ausgleichen muss, um dich in Position zu halten.

Level I

ENGE DREIPUNKT-LIEGESTÜTZE

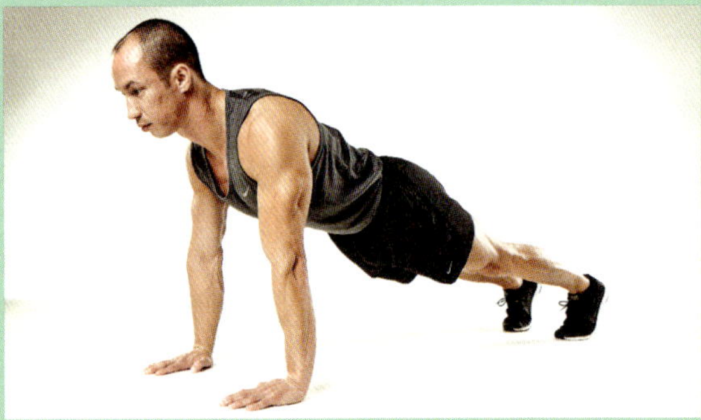

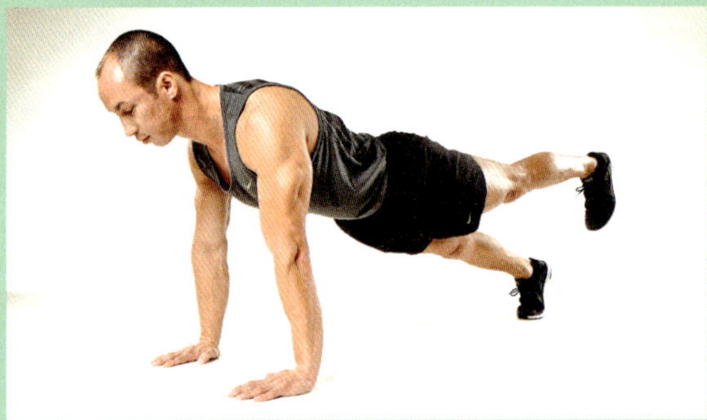

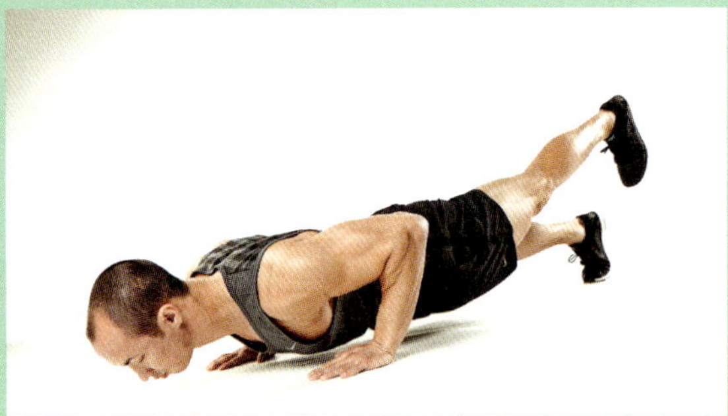

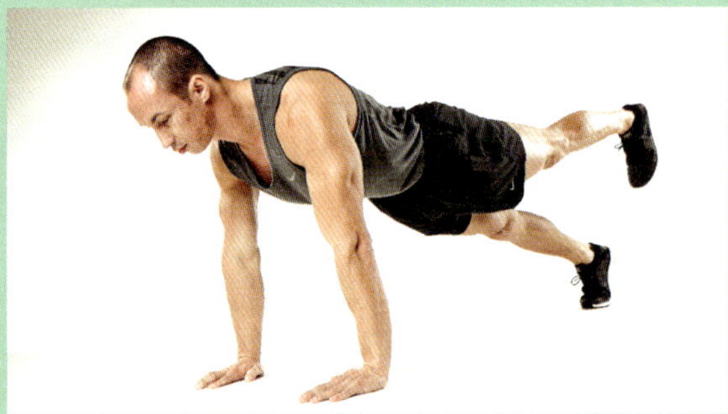

Geh in die Liegestützposition, deine Schultern befinden sich direkt über den Händen, deine Füße sind hüftbreit voneinander entfernt. Zieh den Bauchnabel in Richtung Wirbelsäule und spann die Bauchmuskulatur an. Hebe deinen linken Fuß etwa fünf Zentimeter vom Boden an. Die Zehen zeigen gerade nach unten. Bewege dabei nicht deine Hüften. Dein Körper bildet während der ganzen Übung eine gerade Linie vom Kopf bis zu den Fersen. Nun beuge die Ellbogen, senke deinen Brustkorb bis zum Boden ab und drück dich wieder nach oben. Wiederhole die Übung auf der anderen Seite.

Level II
SCHULTERBREITE DREIPUNKT-LIEGESTÜTZE

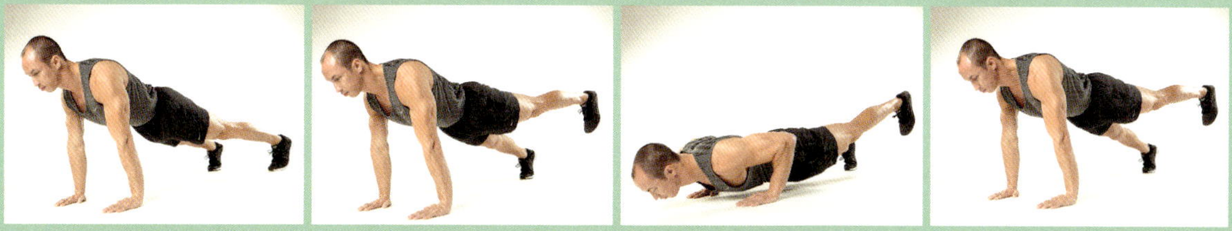

Geh in die Liegestützposition, deine Schultern befinden sich direkt über den Händen, deine Füße sind schulterbreit voneinander entfernt. Zieh den Bauchnabel in Richtung Wirbelsäule und spann die Bauchmuskulatur an. Hebe deinen linken Fuß etwa fünf Zentimeter vom Boden an. Die Zehen zeigen gerade nach unten. Bewege dabei nicht deine Hüften. Dein Körper bildet während der ganzen Übung eine gerade Linie vom Kopf bis zu den Fersen. Nun beuge die Ellbogen, senke deinen Brustkorb bis zum Boden ab und drück dich wieder nach oben. Wiederhole die Übung auf der anderen Seite.

Level III
WEITE DREIPUNKT-LIEGESTÜTZE

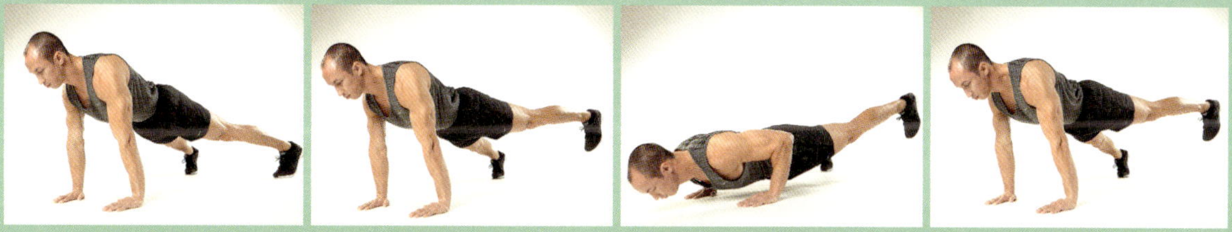

Geh in die Liegestützposition, deine Schultern befinden sich direkt über deinen Händen, deine Füße sind mehr als schulterbreit breit voneinander entfernt. Zieh den Bauchnabel Richtung Rückgrat ein und spann die Bauchmuskulatur an. Heb deinen linken Fuß etwa fünf Zentimeter vom Boden an. Die Zehen zeigen gerade nach unten. Bewege dabei nicht deine Hüften. Dein Körper bildet während der ganzen Übung eine gerade Linie vom Kopf bis zu den Fersen. Nun beuge die Ellbogen, senk deinen Brustkorb bis zum Boden ab und drück dich wieder nach oben. Wiederhole die Übung auf der anderen Seite.

HÜFTHEBEN

Diese Bewegung verbessert deine seitliche Stabilität im Core-Bereich und stärkt Arme, Schultern und Brustmuskeln.

Level I

HÜFTHEBEN

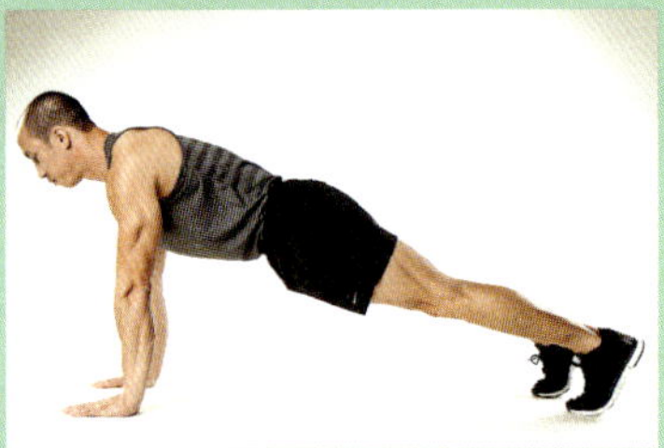

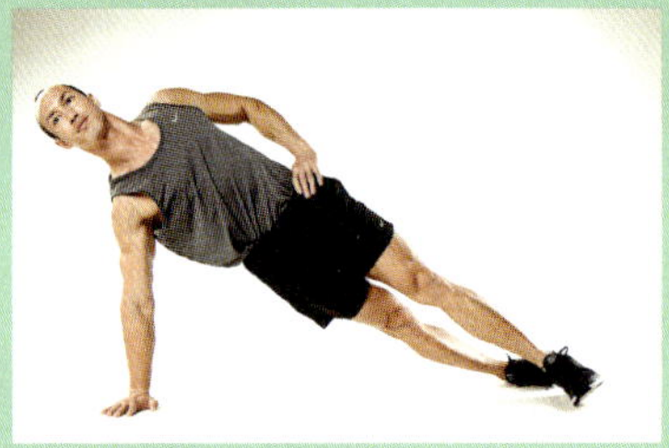

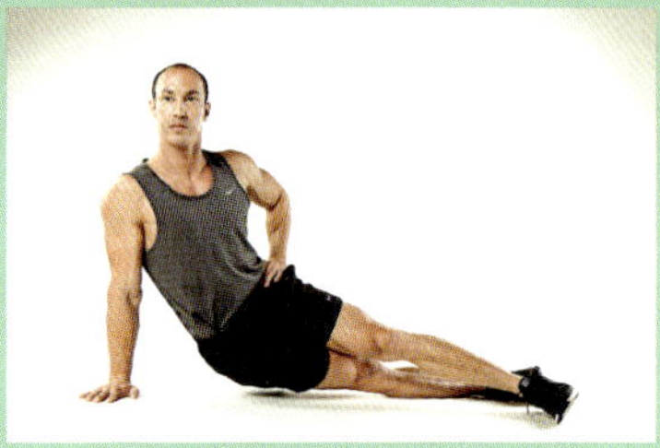

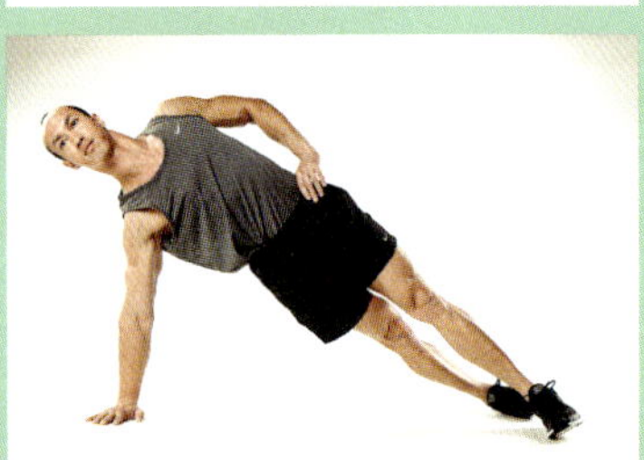

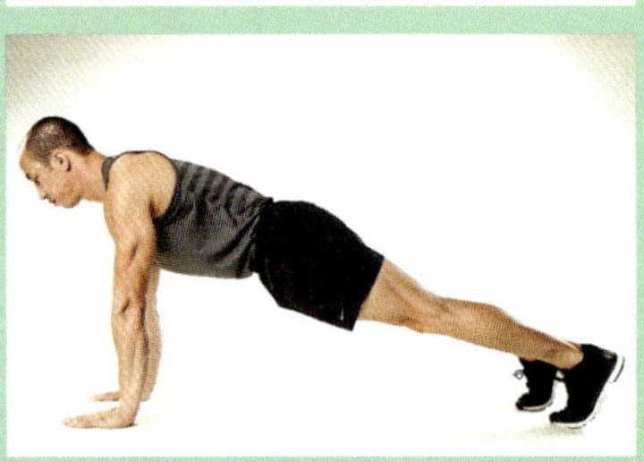

Geh in die Liegestützposition, deine Schultern befinden sich direkt über den Händen, deine Füße sind schulterbreit voneinander entfernt. Verlagere nun dein Gewicht auf deine rechte Hand, drehe die Füße und deinen Körper zur Seite und lege die linke Hand auf die Hüfte. Dein oberes Bein steht vor dem unteren Bein. Schiebe die Hüften nach vorne und stell sicher, dass dein Körper vom Kopf bis zu den Fersen eine gerade Linie bildet – lass deinen Oberkörper nicht durchhängen. Zieh den Bauchnabel ein und spann die Bauchmuskeln an. Du solltest dich in einer stabilen Position befinden. Nun senkst du deine rechte Hüfte Richtung Boden ab, bis sie ihn leicht berührt. Dein rechter Arm bleibt dabei stets gestreckt. Hebe die Hüfte wieder an und geh in die Liegestützposition, indem du die linke Hand wieder auf dem Boden platzierst. Führe den Bewegungsablauf nun zur anderen Seite hin aus.

Level II
HÜFTHEBEN MIT LIEGESTÜTZ

Geh in die Liegestützposition, deine Schultern befinden sich direkt über den Händen, deine Füße sind schulterbreit voneinander entfernt. Verlagere nun dein Gewicht auf deine rechte Hand, drehe die Füße und deinen Körper zur Seite und lege die linke Hand auf die Hüfte. Dein oberes Bein steht vor dem unteren Bein. Schiebe die Hüften nach vorne und stell sicher, dass dein Körper vom Kopf bis zu den Fersen eine gerade Linie bildet – lass deinen Oberkörper nicht durchhängen. Zieh den Bauchnabel ein und spann die Bauchmuskeln an. Du solltest dich in einer stabilen Position befinden. Nun senkst du deine rechte Hüfte Richtung Boden ab, bis sie ihn leicht berührt. Dein rechter Arm bleibt dabei stets gestreckt. Hebe die Hüfte wieder an, geh in die Liegestützposition und schließe nahtlos einen Liegestütz an, indem du die Ellbogen beugst und die Brust zum Boden absenkst. Drück dich wieder nach oben und führe den Bewegungsablauf nun zur anderen Seite hin aus.

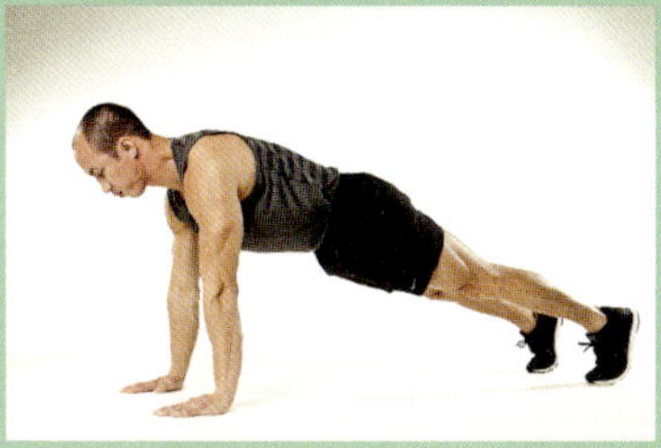
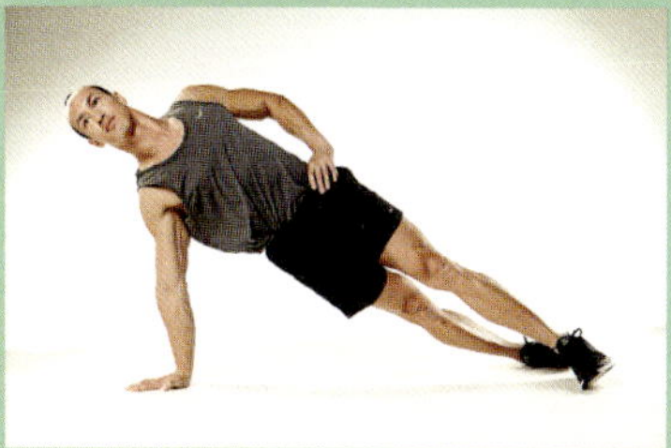
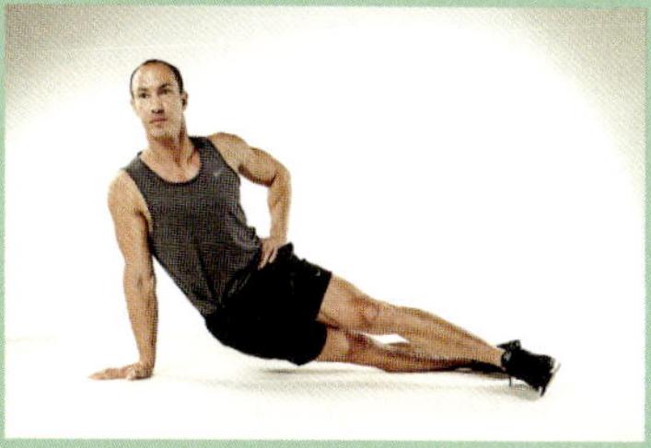
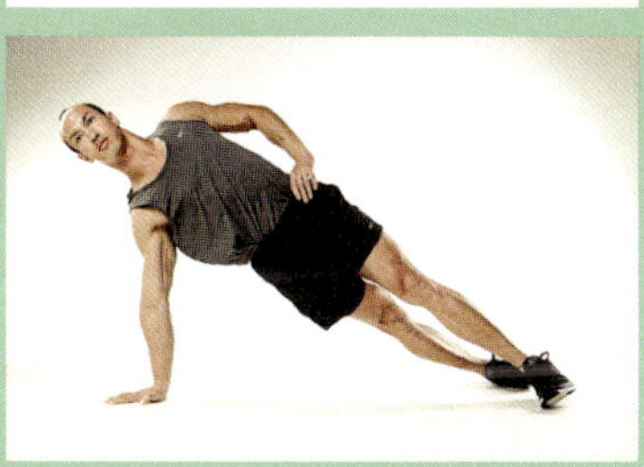
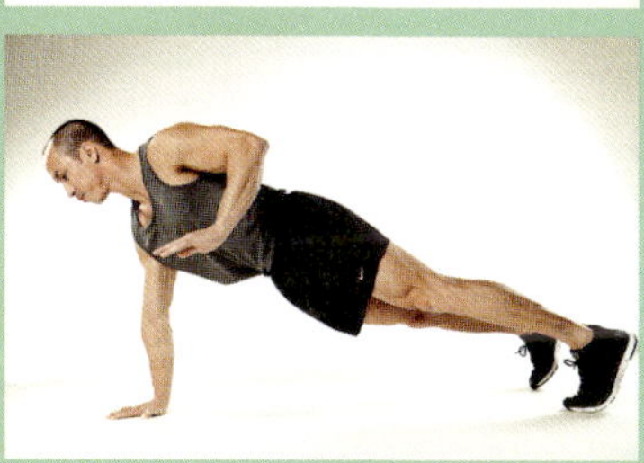
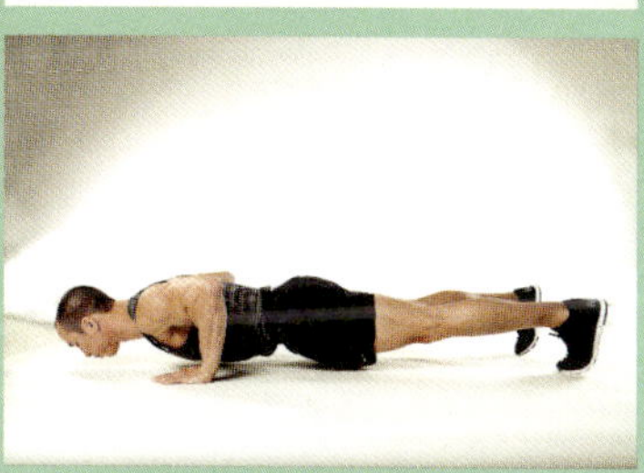

Level III
HÜFTHEBEN MIT ZWEI LIEGESTÜTZEN

Geh in die Liegestützposition, deine Schultern befinden sich direkt über den Händen, deine Füße sind schulterbreit voneinander entfernt. Verlagere nun dein Gewicht auf deine rechte Hand, drehe die Füße und deinen Körper zur Seite und lege die linke Hand auf die Hüfte. Dein oberes Bein steht vor dem unteren Bein. Schiebe die Hüften nach vorne und stell sicher, dass dein Körper vom Kopf bis zu den Fersen eine gerade Linie bildet – lass deinen Oberkörper nicht durchhängen. Zieh den Bauchnabel ein und spann die Bauchmuskeln an. Du solltest dich in einer stabilen Position befinden. Nun senkst du deine Hüfte Richtung Boden ab, bis sie ihn leicht berührt. Dein rechter Arm bleibt dabei stets gestreckt. Hebe die Hüfte wieder an, geh in die Liegestützposition und mach nahtlos zwei Liegestütze hintereinander, indem du die Ellbogen beugst, die Brust zum Boden absenkst und dich dann wieder hochdrückst. Führe den Bewegungsablauf nun zur anderen Seite hin aus.

ZUGÜBUNGEN

Mit diesen Übungen baust du deine Rücken- und Nackenmuskulatur auf, vor allem die großen Rücken- sowie die Delta- und Trapezmuskeln, zudem Bizeps und Unterarme. Diese Muskeln sind jedes Mal beteiligt, wenn du im Alltag etwas hochhebst, und helfen außerdem, dein Rückgrat, deine Schulterblätter und damit deine Schultern zu stabilisieren.

Level I

TÜRZIEHEN MIT FÜSSEN VORNE

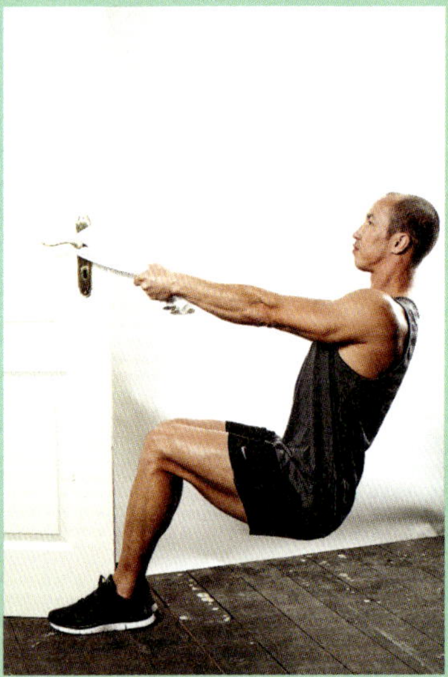

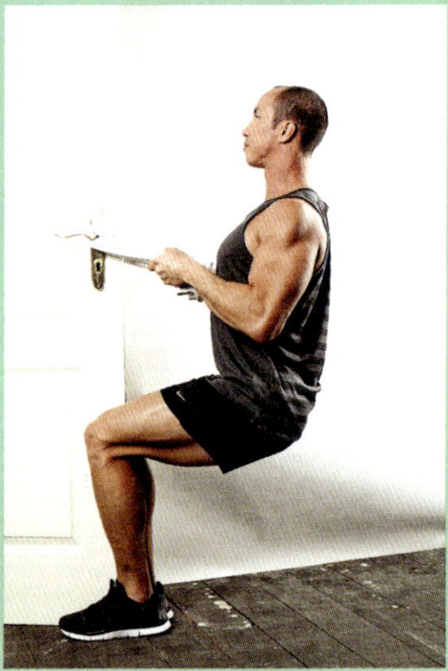

Schlinge ein Handtuch um den Griff einer stabilen Tür. Greif mit beiden Händen jeweils ein Ende des Handtuchs und halte es gut fest. Platziere deine Füße etwa 30 Zentimeter vor deinen Händen auf dem Boden und klemm die Tür dazwischen. Stell sicher, dass deine Füße stabil stehen. Nun senke deine Hüfte so weit wie möglich zum Boden ab, indem du deine Arme streckst und deine Knie im 90-Grad-Winkel beugst. Diesen Winkel behältst du während der ganzen Übung bei. Zieh deinen Oberkörper aus der Kraft deiner Rückenmuskulatur zu deinen Händen und zieh zum Schluss die Schulterblätter zusammen. Dabei spannst du deine Bauchmuskulatur an und hältst den Oberkörper aufrecht. Streck die Arme wieder und begib dich in die Ausgangsposition zurück. Wenn du deine Füße weiter vorne platzierst, wird die Übung schwerer – wenn du sie weiter hinten platzierst, leichter.

Level II
TISCHZIEHEN MIT GEBEUGTEN BEINEN

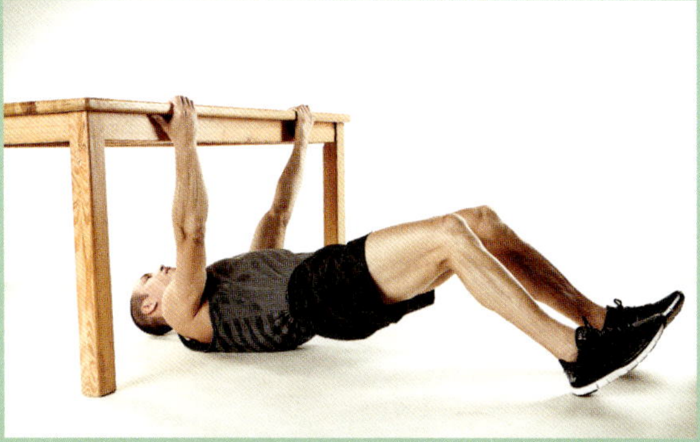

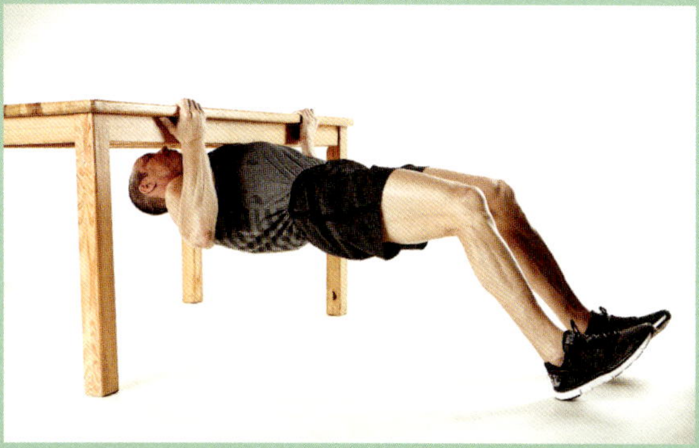

Leg dich unter einen stabilen, etwa hüfthohen Tisch und pack die Kante des Tisches mit etwa schulterbreitem Griff. Deine Füße stehen auf dem Boden, die Beine sind leicht gebeugt. Nun zieh deinen Oberkörper nach oben zu deinen Händen und zieh zum Schluss die Schulterblätter zusammen. Achte darauf, dass du vom Kopf bis zu den Knien eine gerade Linie bildest. Lass den Oberkörper danach wieder absinken. Wenn der Tisch zu klein oder du zu groß bist, fass die Kante weiter, sodass dein Rücken in der unteren Position nicht den Boden berührt. Je stärker du die Beine beugst, desto leichter wird die Übung.

Level III
TISCHZIEHEN MIT ERHÖHTEN BEINEN

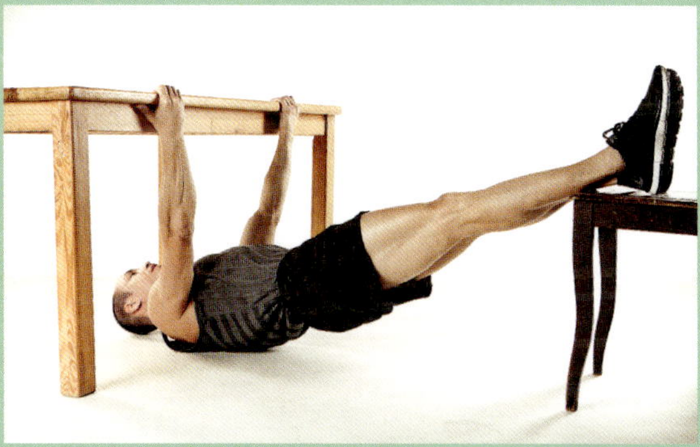

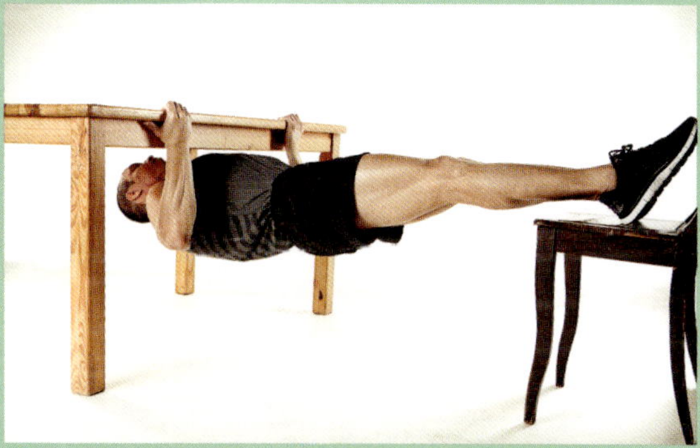

Leg dich unter einen stabilen, etwa hüfthohen Tisch und pack die Kante des Tisches mit etwa schulterbreitem Griff. Leg deine Füße auf einem Stuhl ab. Nun zieh deinen Oberkörper nach oben zu deinen Händen und zieh zum Schluss die Schulterblätter zusammen. Achte darauf, dass du vom Kopf bis zu den Fersen eine gerade Linie bildest. Lass den Oberkörper danach wieder absinken. Wenn der Tisch zu klein oder du zu groß bist, fass die Kante weiter, sodass dein Rücken in der unteren Position nicht den Boden berührt.

FALLSCHIRMSPRINGER

Mit dem Fallschirmspringer baust du die Muskeln an der gesamten Rückseite deines Körpers auf. So beugst du einer krummen Haltung vor und verhinderst, dass deine Schultern nach vorne einsinken – zwei Probleme, die oft auftreten, wenn Menschen viel am Schreibtisch sitzen.

Level I

FALLSCHIRMSPRINGER

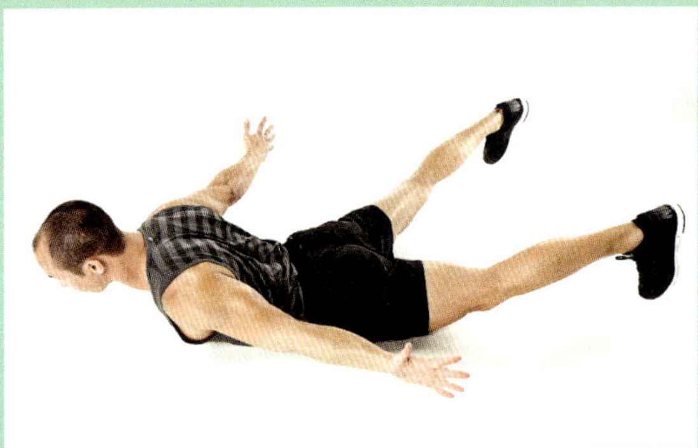

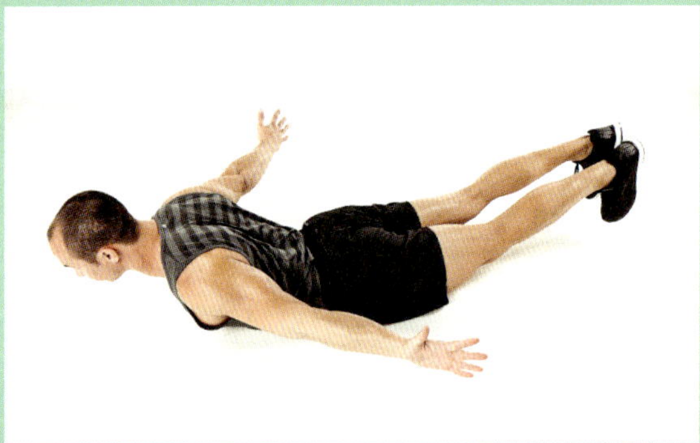

Leg dich auf deinen Bauch, deine Beine sind mehr als schulterbreit gespreizt, die Füße aufgestellt. Deine Arme liegen gestreckt neben dem Körper, die Handflächen neben den Hüften auf dem Boden. Hebe nun unter Körperspannung deinen Oberkörper mitsamt Armen und deine Beine so weit an, wie du kannst. Dreh dabei die Daumen Richtung Decke und zieh deine Schulterblätter zusammen. Während du den Oberkörper und alle Gliedmaßen in der Luft hältst, bring deine Beine zusammen und spreiz sie dann wieder, dabei hältst du sie stetig in der Luft. Bei den weiteren Wiederholungen bewegst du nur noch die Beine auf und zu.

Level II
FALLSCHIRMSPRINGER MIT ARMEN IN T-POSITION

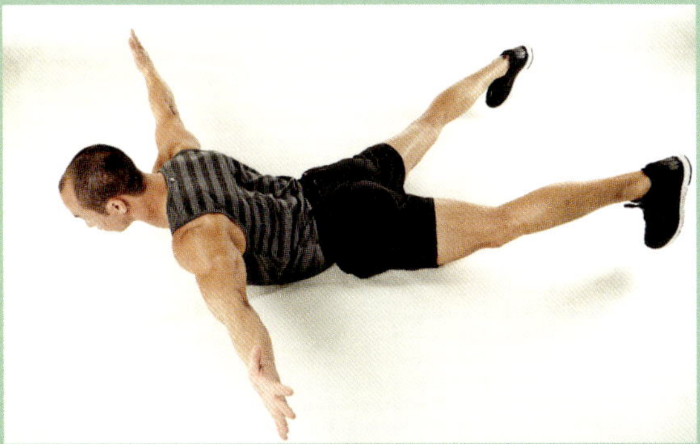
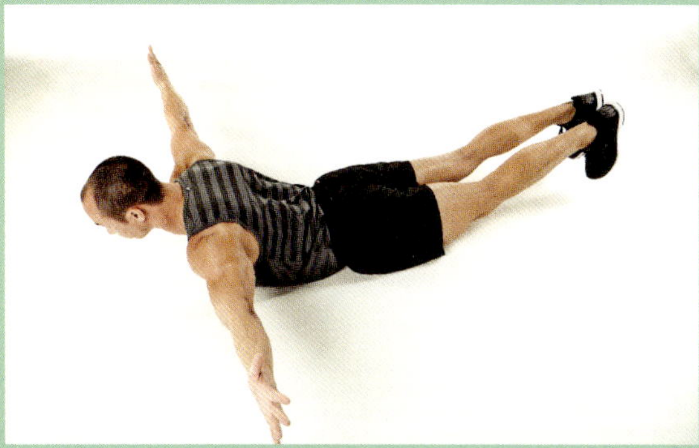

Leg dich auf deinen Bauch, deine Beine sind mehr als schulterbreit gespreizt, die Füße aufgestellt. Deine Arme sind zur Seite ausgestreckt und bilden mit deinem Oberkörper ein T, deine Handflächen liegen auf dem Boden. Hebe nun unter Körperspannung deinen Oberkörper mitsamt Armen und deine Beine so weit an, wie du kannst. Dreh dabei die Daumen Richtung Decke und zieh deine Schulterblätter zusammen. Während du den Oberkörper und alle Gliedmaßen in der Luft hältst, bring deine Beine zusammen und spreiz sie dann wieder, dabei hältst du sie stetig in der Luft. Bei den weiteren Wiederholungen bewegst du nur noch die Beine auf und zu.

Level III
FALLSCHIRMSPRINGER MIT ARMEN IN Y-POSITION

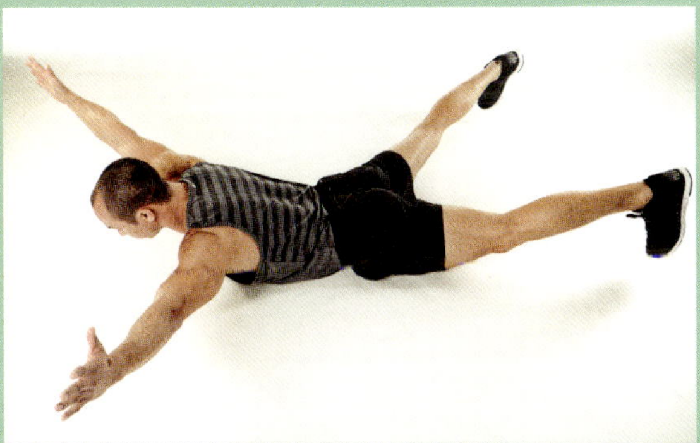
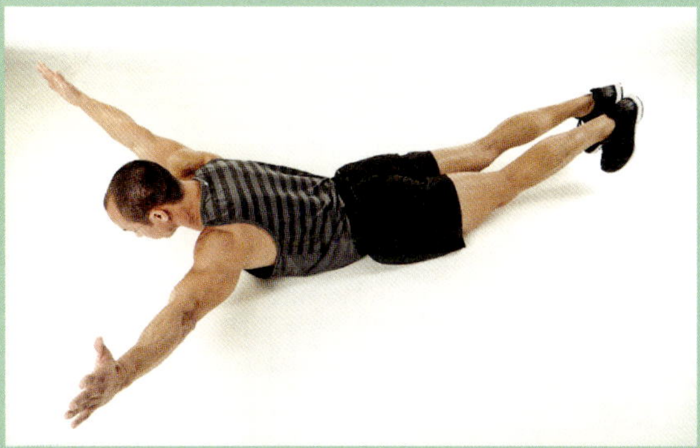

Leg dich auf deinen Bauch, deine Beine sind mehr als schulterbreit gespreizt. Deine Arme sind nach vorne ausgestreckt und bilden mit deinem Oberkörper ein Y, deine Handflächen liegen auf dem Boden. Hebe nun unter Körperspannung deinen Oberkörper mitsamt Armen und deine Beine so weit an, wie du kannst. Dreh dabei die Daumen Richtung Decke und zieh deine Schulterblätter zusammen. Während du den Oberkörper und alle Gliedmaßen in der Luft hältst, bring deine Beine zusammen und spreiz sie dann wieder, dabei hältst du sie stetig in der Luft. Bei den weiteren Wiederholungen bewegst du nur noch die Beine auf und zu.

SEESTERN

Mit dem Seestern lernst du, deine Hüfte zu rotieren, während deine Schultern unbewegt bleiben. Diese Bewegung ist in vielen verschiedenen Alltagssituationen und Sportarten gefordert, wenn es etwa darum geht, zu schlagen oder einen Schläger zu schwingen. Zudem wird die gesamte Core-Muskulatur gestärkt.

Level I

SEESTERN

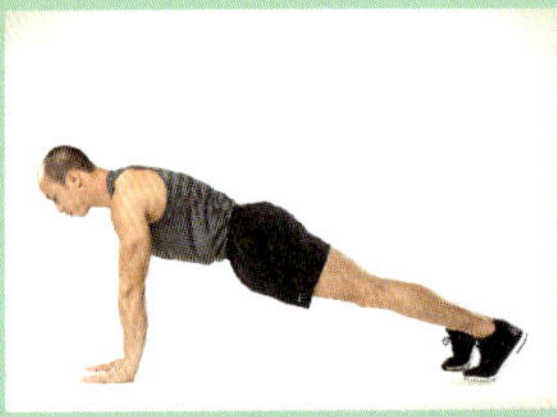
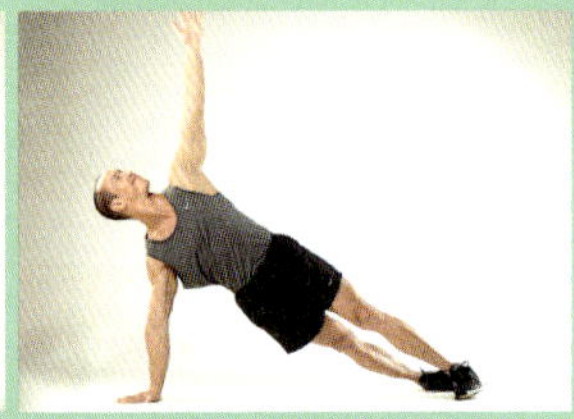
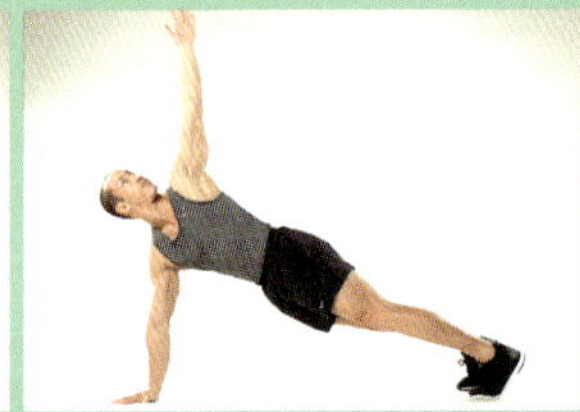
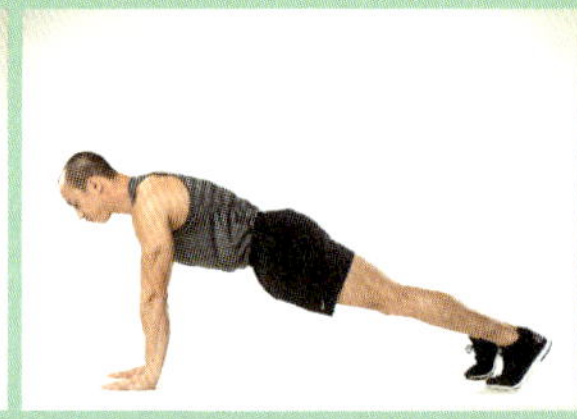

Geh in die Liegestützposition, deine Schultern befinden sich direkt über deinen Händen, deine Füße sind hüftbreit voneinander entfernt. Verlagere nun dein Gewicht auf die rechte Hand und streck deinen linken Arm gerade nach oben. Dein oberes Bein sollte nun vor dem unteren stehen. Dein Körper bildet gerade Linien vom Kopf bis zu den Fersen sowie von Handfläche zu Handfläche. Hebe deinen Oberkörper nun ganz leicht an und dreh deine Hüften nach vorne. Deine rechte Hand bleibt dabei unter deiner Schulter. Während der linke Arm weiter und so lang wie möglich nach oben zeigt, drehst du deine Hüfte wieder Richtung Boden und rollst dabei über deine Fußballen. Bring dann erst den linken Arm zurück in die Liegestützposition. Wiederhole die Übung auf der anderen Seite.

Level II

SEESTERN MIT LIEGESTÜTZ

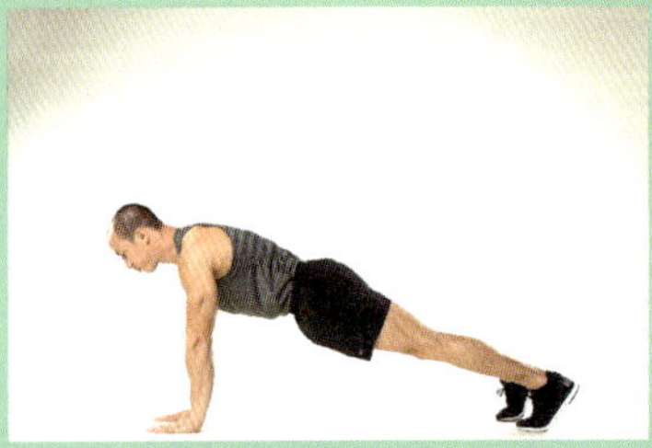
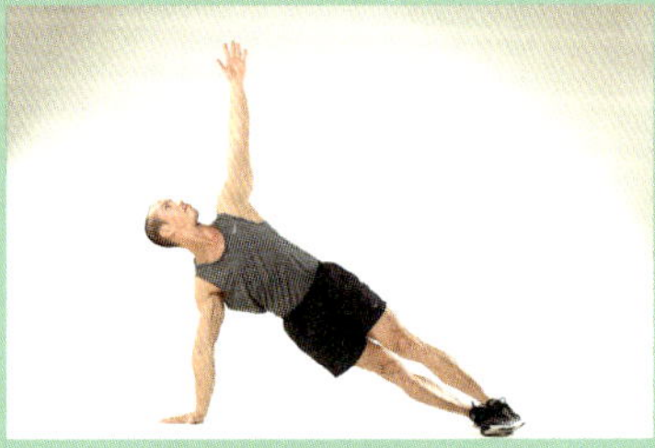
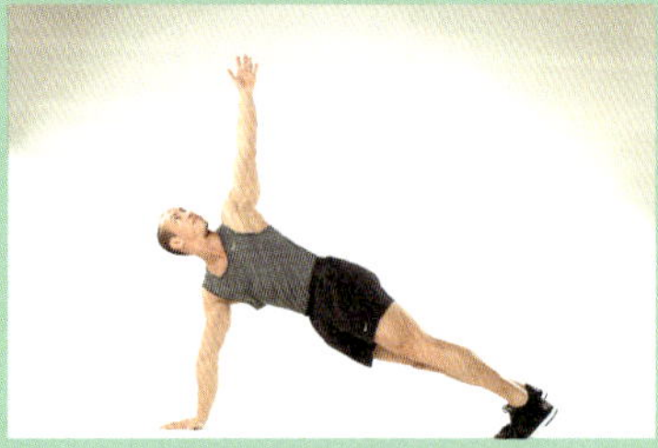

Geh in die Liegestützposition, deine Schultern befinden sich direkt über deinen Händen, deine Füße sind hüftbreit voneinander entfernt. Verlagere nun dein Gewicht auf die rechte Hand und streck deinen linken Arm gerade nach oben. Dein oberes Bein sollte nun vor dem unteren stehen. Dein Körper bildet gerade Linien vom Kopf bis zu den Fersen sowie von Handfläche zu Handfläche.

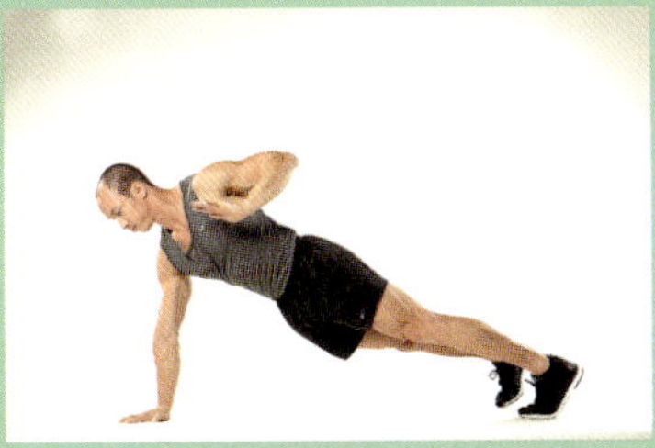
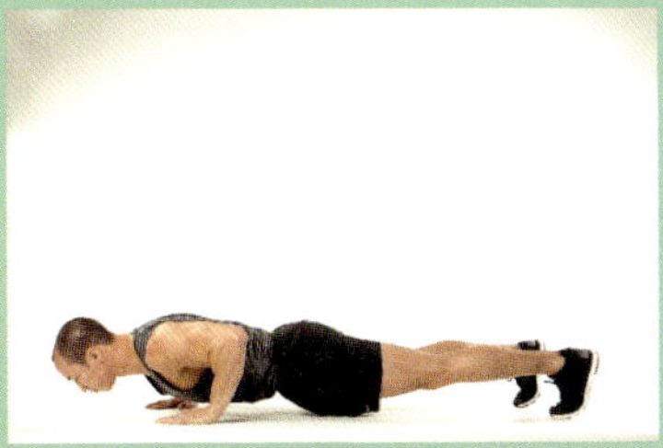
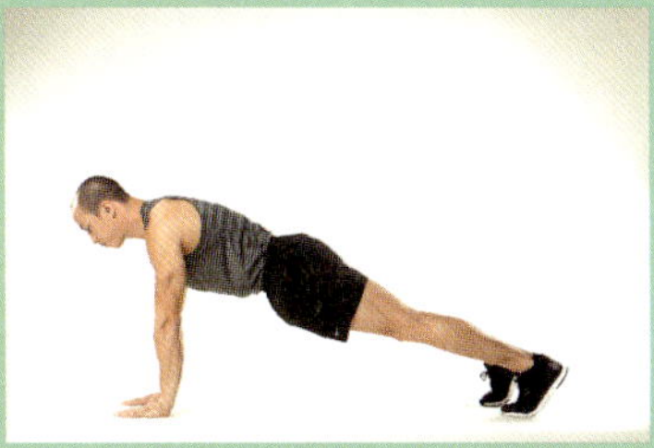

Hebe deinen Oberkörper nun ganz leicht an und dreh deine Hüften nach vorne. Deine rechte Hand bleibt dabei unter deiner Schulter. Während der linke Arm weiter und so lang wie möglich nach oben zeigt, drehst du deine Hüfte wieder Richtung Boden und rollst dabei über deine Fußballen. Bring dann den linken Arm zurück in die Liegestützposition und schließe nahtlos einen Liegestütz an, indem du die Ellbogen beugst, die Brust absenkst und dich dann wieder nach oben drückst. Wiederhole die Übung auf der anderen Seite.

Level III

SEESTERN MIT FEDERNDEM LIEGESTÜTZ

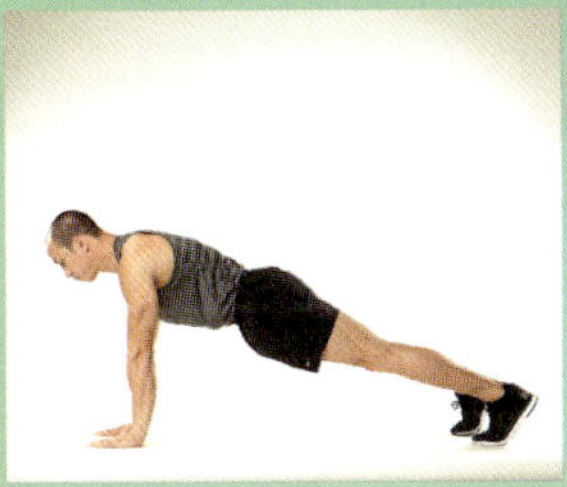
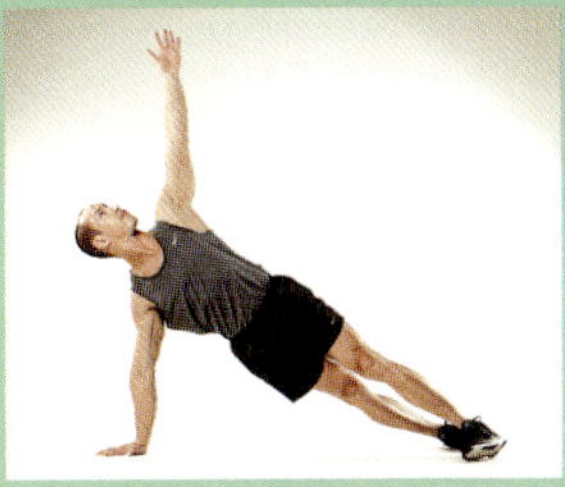
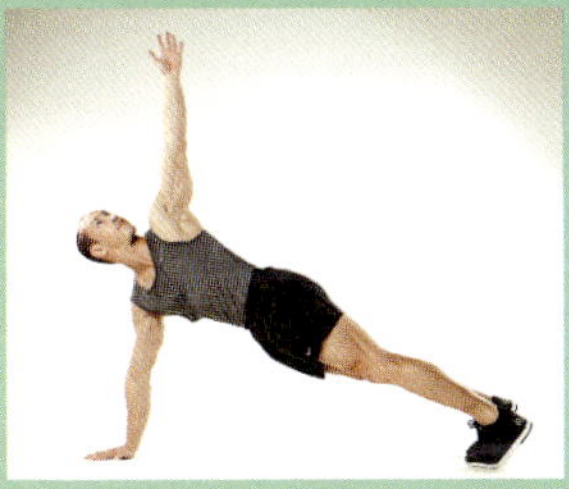
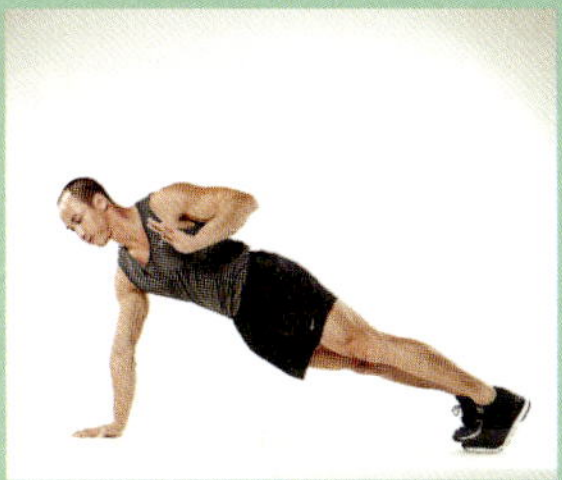
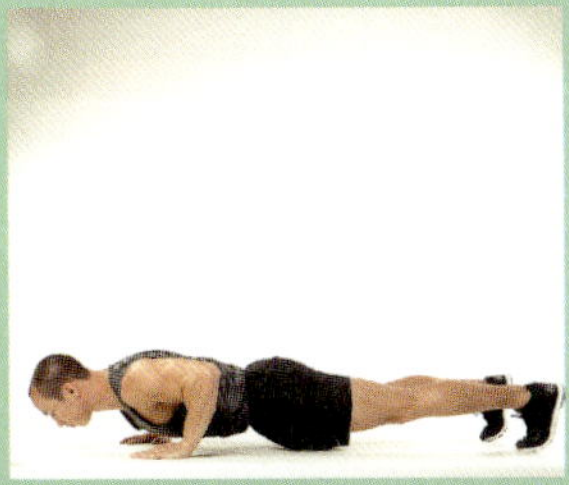
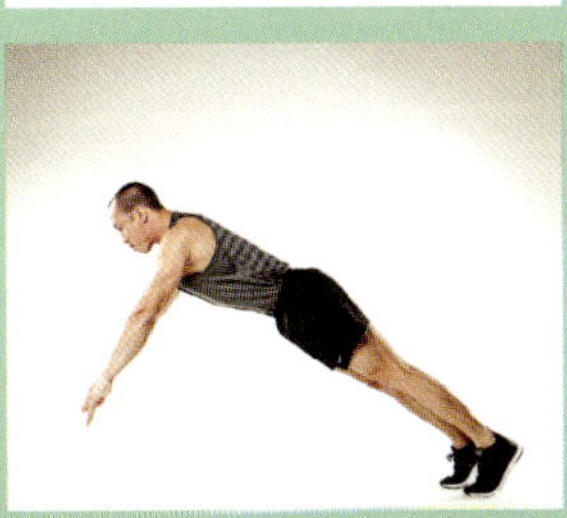
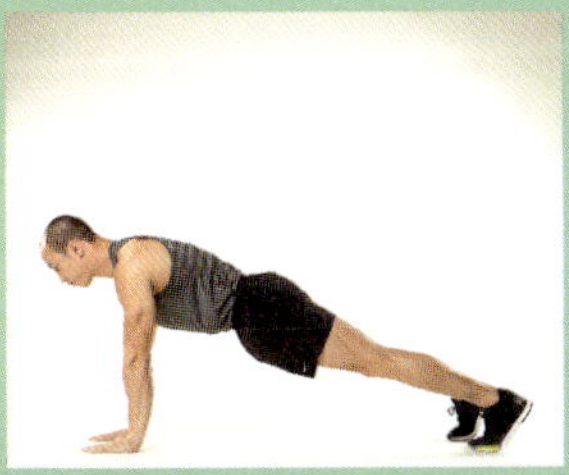

Geh in die Liegestützposition, deine Schultern befinden sich direkt über deinen Händen, deine Füße sind hüftbreit voneinander entfernt. Verlagere nun dein Gewicht auf die rechte Hand und streck deinen linken Arm gerade nach oben. Dein oberes Bein sollte nun vor dem unteren stehen. Dein Körper bildet gerade Linien vom Kopf bis zu den Fersen sowie von Handfläche zu Handfläche. Hebe deinen Oberkörper nun ganz leicht an und dreh deine Hüften nach vorne. Deine rechte Hand bleibt dabei unter deiner Schulter. Während der linke Arm weiter und so lang wie möglich nach oben zeigt, drehst du deine Hüfte wieder Richtung Boden und rollst dabei über deine Fußballen. Bring dann den linken Arm zurück in die Liegestützposition und schließe nahtlos einen Liegestütz an, indem du die Ellbogen beugst und die Brust absenkst. Drück dich dann sofort dynamisch wieder vom Boden hoch, sodass deine Hände vom Boden abheben und du ein Stück weit in die Luft »fliegst«. Wenn deine Hände wieder den Boden berühren, bremse den Körper ab, bis deine Brust wiederum knapp über dem Boden ist. Drück dich nun wieder in die Liegestützposition hoch. Wiederhole die Übung auf der anderen Seite.

KREUZHEBEN

Einbeiniges Kreuzheben baut die Muskulatur der Waden, der Oberschenkelrückseite, des Gesäßes sowie des Rückens auf, die es uns ermöglichen, gerade zu stehen. Mit dieser Übung werden sich deine Balance und deine Haltung deutlich verbessern. Am Anfang wirst du vielleicht Schwierigkeiten haben, dein Gleichgewicht zu halten, aber das wird sich aber schnell weiterentwickeln!

Level I

EINBEINIGES KREUZHEBEN

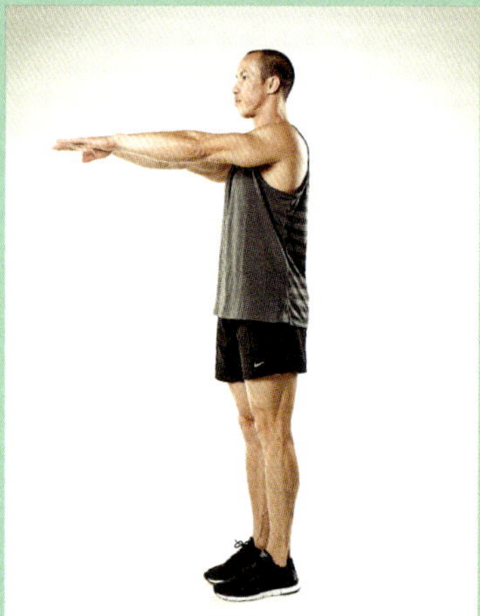

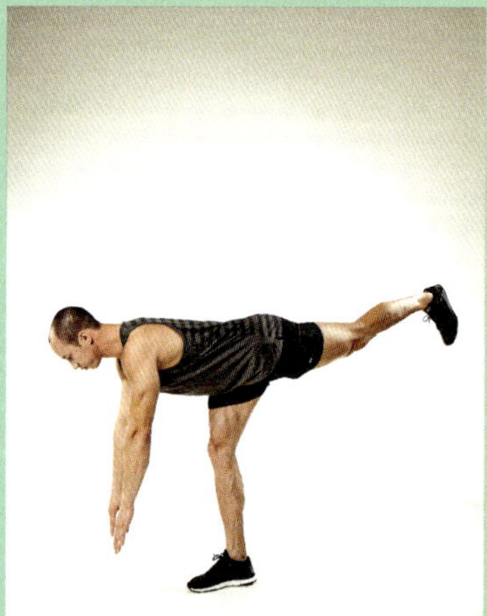

Stell dich aufrecht hin und streck die Arme gerade nach vorne aus. Hebe das linke Bein so weit wie möglich nach hinten an, während du deinen Oberkörper nach vorne absenkst, bis Oberkörper und linkes Bein parallel zum Boden sind. Dein Körper sollte nun eine gerade Linie vom Kopf bis zur Ferse des linken Beins bilden. Bist du noch nicht beweglich genug, um Oberkörper und Bein parallel zum Boden zu halten, beweg dich zurück, wenn du eine deutliche Dehnung in der Oberschenkelrückseite des Standbeins spürst. Deine Zehen und Arme bleiben während der ganzen Übung in der gleichen Position, deine Hüfte und deine Schultern bleiben stabil. Wiederhole die Übung nun auf der anderen Seite.

Level II

EINBEINIGES KREUZHEBEN MIT ARMEN IN T-POSITION

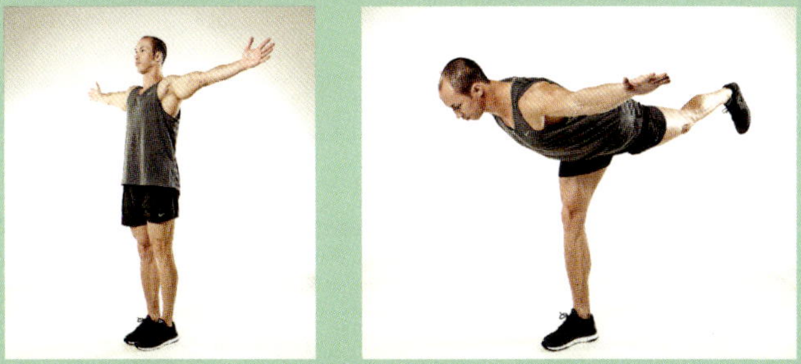

Stell dich aufrecht hin und streck die Arme zur Seite aus, sodass sie mit deinem Oberkörper ein T bilden. Hebe das linke Bein so weit wie möglich nach hinten an, während du deinen Oberkörper nach vorne absenkst, bis Oberkörper und linkes Bein parallel zum Boden sind. Dein Körper sollte nun eine gerade Linie vom Kopf bis zur Ferse des linken Beins bilden. Bist du noch nicht beweglich genug, um Oberkörper und Bein parallel zum Boden zu halten, beweg dich zurück, wenn du eine deutliche Dehnung in der Oberschenkelrückseite des Standbeins spürst. Deine Zehen und Arme bleiben während der ganzen Übung in der gleichen Position, deine Hüfte und deine Schultern bleiben stabil. Wiederhole die Übung nun auf der anderen Seite.

Level III

EINBEINIGES KREUZHEBEN MIT DREHUNG

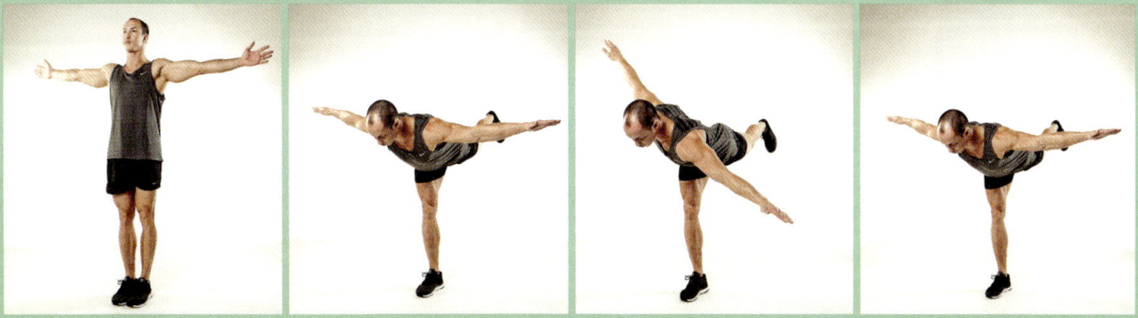

Stell dich aufrecht hin und streck die Arme zur Seite aus, sodass sie mit deinem Oberkörper ein T bilden. Hebe das linke Bein so weit wie möglich nach hinten an, während du deinen Oberkörper nach vorne absenkst, bis Oberkörper und linkes Bein parallel zum Boden sind. Dein Körper sollte nun eine gerade Linie vom Kopf bis zur Ferse des linken Beins bilden. Bist du noch nicht beweglich genug, um Oberkörper und Bein parallel zum Boden zu halten, beweg dich zurück, wenn du eine deutliche Dehnung in der Oberschenkelrückseite des Standbeins spürst. Drehe nun das T, das du mit Armen und Schultern bildest, nach links, ohne Kopf und Hüfte zu bewegen, und dann wieder in die Waagerechte. Deine Zehen bleiben während der ganzen Übung in der gleichen Position, deine Hüfte und deine Schultern bleiben stabil. Geh in die Ausgangsposition zurück und wiederhole die Übung auf der anderen Seite. Nun hebst du das rechte Bein nach oben an und drehst das T nach rechts.

LUNGES

Mit Ausfallschritten oder Lunges baust du Muskeln und Kraft in deiner gesamten unteren Körperhälfte auf. Zudem werden deine Beine und deine Hüfte unter Krafteinwirkung stabiler. Für alle Varianten ist entscheidend, dass du mit dem Oberkörper aufrecht bleibst und die Hüfte im Verhältnis zum vorderen, stehenden Fuß so weit wie möglich nach hinten schiebst. Auf diese Weise aktivierst du die Muskeln im Gesäß und der Oberschenkelrückseite, zudem werden seitliche Bewegungen des Knies verhindert und insofern die Belastung des Knies reduziert. Stell sicher, dass du die Übung korrekt beherrschst, bevor du auf Level III trainierst.

Level I
PRISONER BACK LUNGES

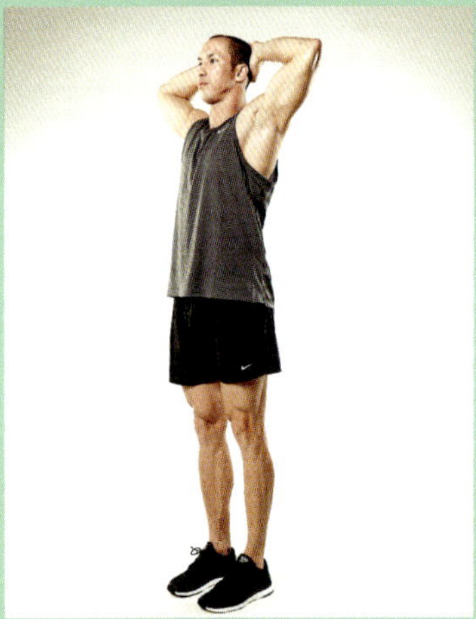

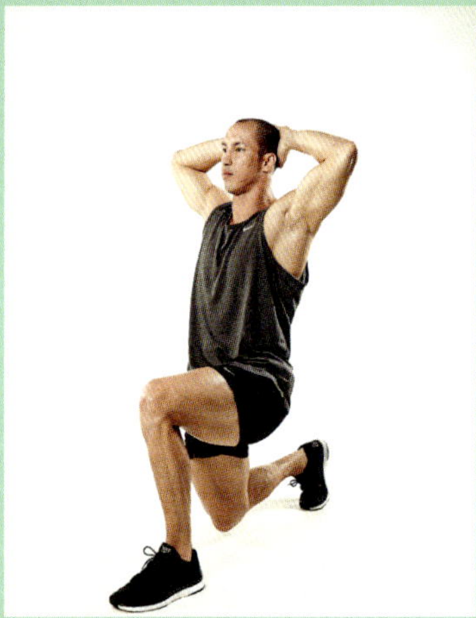

Stell dich mit leicht angehobenem Brustkorb aufrecht hin, deine Füße sind hüftbreit voneinander entfernt, die Zehen zeigen gerade nach vorne. Nimm deine Hände mit leicht verschränkten Fingern an den Hinterkopf, die Ellbogen zeigen zur Seite. Mach mit deinem rechten Bein einen großen Ausfallschritt nach hinten und setz die Zehen auf dem Boden auf. Beuge dein linkes Knie und lass die Hüften absinken, bis dein rechtes Knie fast den Boden berührt. Dein Oberkörper bleibt dabei aufrecht, die Ellbogen ziehen nach hinten. Zieh deinen Kopf nicht mit den Armen nach unten. In der unteren Position muss sich das Knie deines vorderen Fußes direkt über dem Knöchel befinden. Mach den Schritt weit genug nach hinten, damit du diese Position erreichst. Wenn dein vorderes Knie sich vor deinen Zehen befindet, musst du zudem deine Hüfte bei aufrechtem Oberkörper weiter nach hinten schieben. Drück dich aus der Ferse deines linken Fußes nach oben, um wieder in den aufrechten Stand zu kommen. Wiederhole die Übung mit dem anderen Bein.

Level II
ZOMBIE SIDE LUNGES

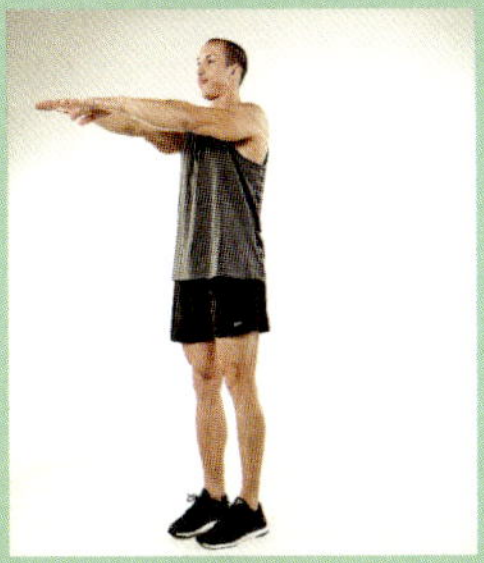
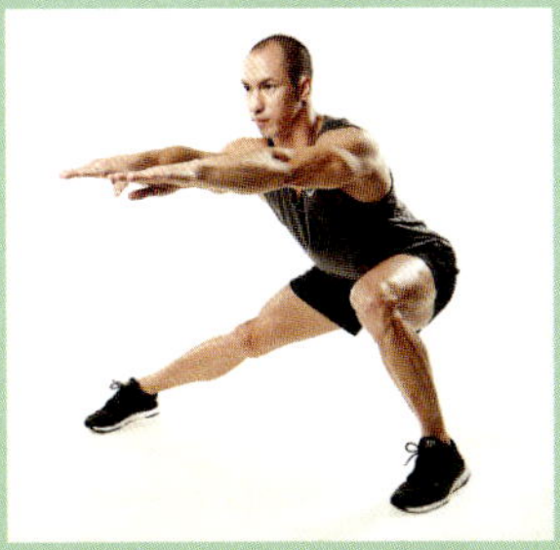

Stell dich mit leicht angehobenem Brustkorb aufrecht hin, deine Füße sind hüftbreit voneinander entfernt, die Arme gerade nach vorne ausgestreckt. Mach nun mit deinem linken Bein einen großen Ausfallschritt nach links, beug dein Knie und schiebe die Hüfte nach hinten. Die Zehen zeigen gerade nach vorne, nicht zur Seite. Halte deine Hüften und deinen Oberkörper so tief und so weit hinten wie möglich. Drück dich dann aus dem linken Fuß hoch und kehre in die Ausgangsposition zurück. Wiederhole die Übung mit dem anderen Bein.

Level III
IRON MIKES

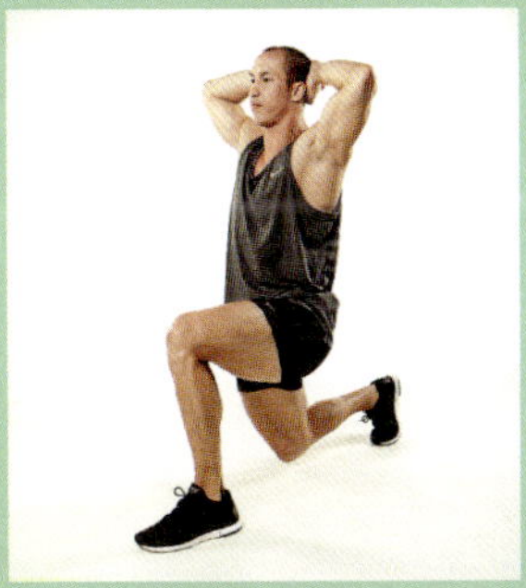
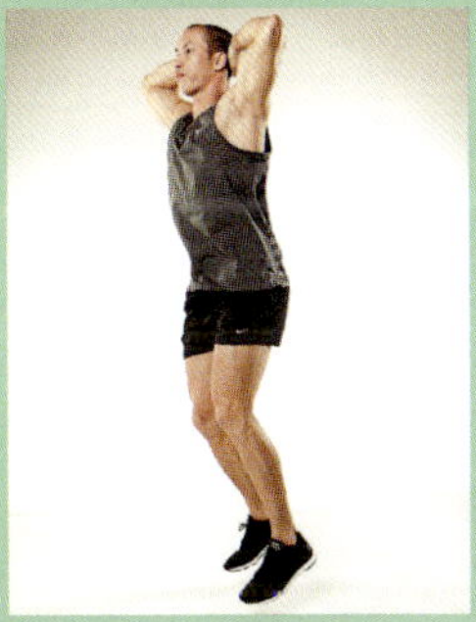
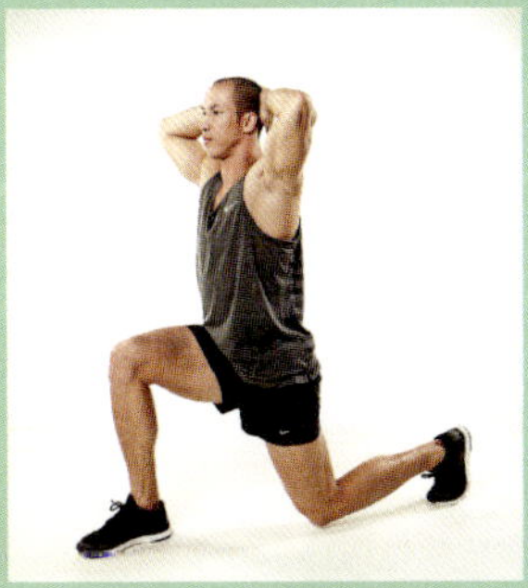

Stell dich mit leicht angehobenem Brustkorb aufrecht hin, deine Füße sind hüftbreit voneinander entfernt, deine Zehen zeigen gerade nach vorne. Nimm deine Hände mit leicht verschränkten Fingern an den Hinterkopf, die Ellbogen zeigen zur Seite. Mach mit deinem rechten Bein einen großen Ausfallschritt nach hinten und setz die Zehen auf dem Boden auf. Senke dein Knie bis auf zwei Zentimeter über dem Boden ab. Dein Oberkörper bleibt dabei aufrecht, die Ellbogen ziehen nach hinten. Zieh deinen Kopf nicht mit den Armen nach unten. In der unteren Position muss sich das Knie deines vorderen Fußes direkt über dem Knöchel befinden. Springe nun in die Luft und tausche die beiden Beine, sodass du wieder in der unteren Ausfallschrittposition landest, nur diesmal mit dem rechten Bein vorne. Achte darauf, dass dein Oberkörper aufrecht bleibt und sich nun dein rechtes Knie über dem Knöchel befindet. Richtig ausgeführt, entwickelt diese Übung ein hohes Maß an Balance, Geschwindigkeit, Koordination, Ausdauer und Kraft. Der vordere Fuß muss dabei immer weit genug vor den Hüften auf dem Boden platziert werden, sodass die vordere Ferse stets stabil steht.

SQUATS

Die Kniebeuge oder der Squat ist eine großartige Übung, um die Muskeln in den Beinen und im Rücken aufzubauen, während du gleichzeitig die Ausdauer, Beweglichkeit und Koordination entwickelst, die du in Alltagssituationen benötigst. Eine korrekte tiefe Kniebeuge setzt vor allem große Beweglichkeit voraus, sei also geduldig und gehe so tief, wie du mit einer sauberen Bewegung kommst. Dein Bewegungsradius wird sich bei regelmäßigem Training schnell weiterentwickeln. Die Variante von Level II fordert deutlich mehr Beweglichkeit in den Fersen und Schultern als jene von Level I. Die Level-III-Übung hilft dir nicht nur, deine Squat-Technik zu verbessern, sondern auch die Kontrolle deiner Füße, während sie nicht den Boden berühren.

Level I
ZOMBIE SQUATS

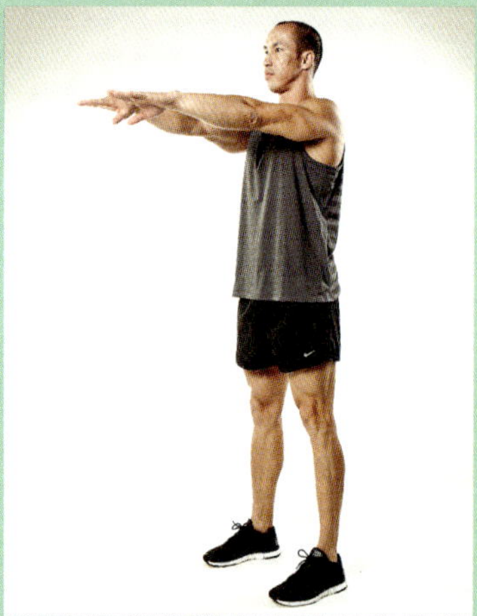

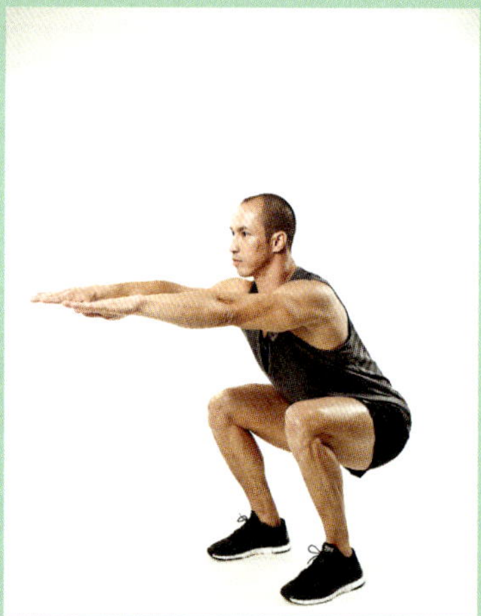

Stell dich mit leicht angehobenem Brustkorb aufrecht hin, deine Füße sind hüftbreit voneinander entfernt, die Arme gerade nach vorne ausgestreckt, die Zehen zeigen nach vorne. Schiebe deine Hüften nach hinten und beuge deine Knie, der Oberkörper bleibt dabei so aufrecht wie möglich. Drück deine Knie nach außen, sie dürfen auf keinen Fall zueinanderzeigen. Wenn sich dein Oberkörper leicht nach vorne bewegt, achte darauf, dass er sich nicht krümmt. Wenn du beweglich genug bist, kannst so weit nach unten sinken, bis dein Gesäß deine Waden berührt. Achte dabei aber darauf, dass du deine Wirbelsäule nicht krümmst. Bevor das passiert, kehrst du die Bewegung um und drückst dich aus deinen Fersen und Gesäßmuskeln nach oben, bis du wieder aufrecht stehst. Korrigiere gegebenenfalls die Position deiner Füße und deines Oberkörpers, bevor du die nächste Wiederholung anschließt.

Level II
PRISONER SQUATS

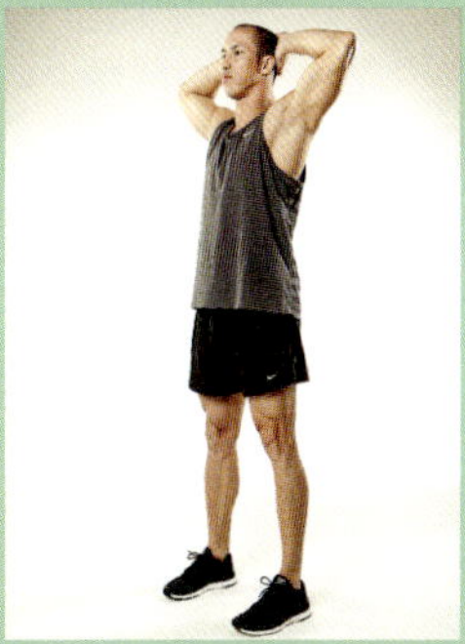

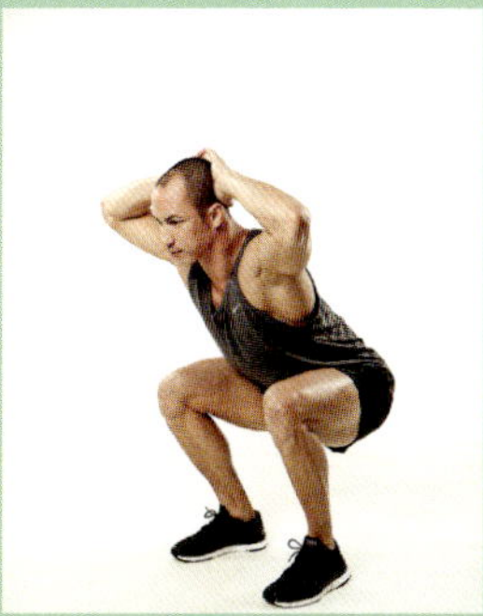

Stell dich mit leicht angehobenem Brustkorb aufrecht hin, deine Füße sind hüftbreit voneinander entfernt, die Zehen zeigen gerade nach vorne. Nimm deine Hände mit leicht verschränkten Fingern an den Hinterkopf, die Ellbogen zeigen zur Seite. Schiebe deinen Hüfte nach hinten und beuge deine Knie, der Oberkörper bleibt dabei so aufrecht wie möglich. Drück deine Knie nach außen, sie dürfen auf keinen Fall zueinanderzeigen. Wenn sich dein Oberkörper leicht nach vorne bewegt, achte darauf, dass er sich nicht krümmt. Halte die Ellbogen stets auf Höhe der Ohren zurück, indem du die Muskeln zwischen deinen Schulterblättern anspannst. Wenn du beweglich genug bist, kannst du so weit nach unten sinken, bis dein Gesäß deine Waden berührt. Achte dabei aber darauf, dass du deine Wirbelsäule nicht krümmst. Bevor das passiert, kehrst du die Bewegung um und drückst dich aus deinen Fersen und Gesäßmuskeln nach oben, bis du wieder aufrecht stehst. Korrigiere gegebenenfalls die Position der Füße, Arme und des Oberkörpers, bevor du die nächste Wiederholung anschließt.

Level III
PRISONER SQUATS MIT SPRUNG

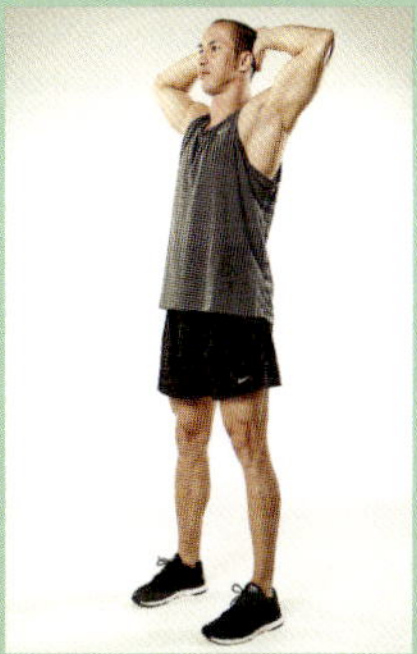

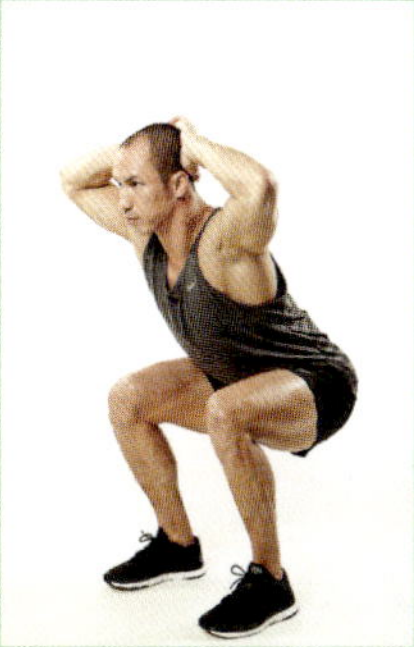

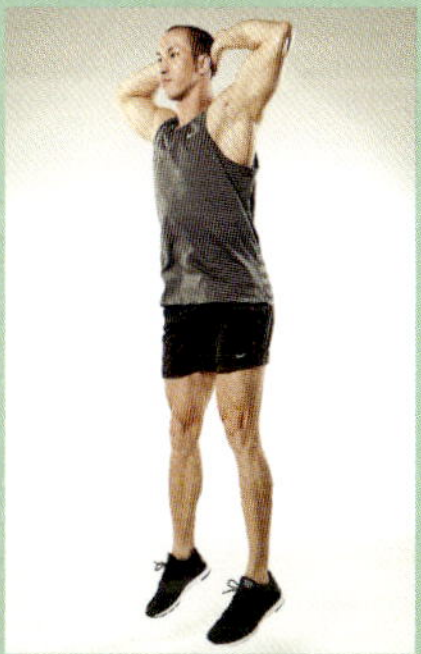

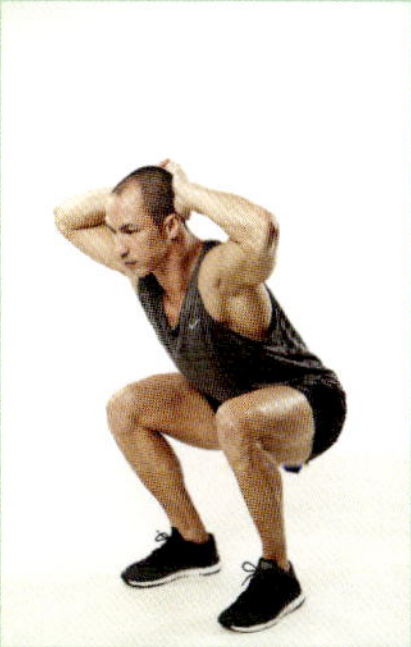

Stell dich mit leicht angehobenem Brustkorb aufrecht hin, deine Füße sind hüftbreit voneinander entfernt, die Zehen zeigen gerade nach vorne. Nimm deine Hände mit leicht verschränkten Fingern an den Hinterkopf, die Ellbogen zeigen zur Seite. Schiebe deine Hüfte nach hinten und beuge deine Knie, der Oberkörper bleibt dabei so aufrecht wie möglich. Drück deine Knie nach außen, sie dürfen auf keinen Fall zueinanderzeigen. Wenn sich dein Oberkörper leicht nach vorne bewegt, achte darauf, dass er sich nicht krümmt. Halte die Ellbogen stets auf Höhe der Ohren, indem du die Muskeln zwischen deinen Schulterblättern anspannst. Wenn du beweglich genug bist, kannst du so weit nach unten sinken, bis dein Gesäß deine Waden berührt. Achte dabei aber darauf, dass du deine Wirbelsäule nicht krümmst. Bevor das passiert, kehrst du die Bewegung um und drückst dich aus deinen Fersen und Gesäßmuskeln mit so viel Schwung nach oben, dass deine Füße kurz abheben und du einen kleinen Hüpfer machst. Korrigiere gegebenenfalls die Position der Füße, Arme und des Oberkörpers, bevor du die nächste Wiederholung anschließt.

LUNGES MIT SEITBEUGUNG

Diese Ausfallschritt-Varianten bauen Kraft und Beweglichkeit in den Beinen, Hüften und der seitlichen Muskulatur deines Oberkörpers auf. Sie sind ein großartiges Gegenmittel für die Einschränkungen, die durch stundenlanges Sitzen entstehen, denn sie stärken die seitliche Beweglichkeit der Wirbelsäule und strecken diese.

Level I

LUNGES MIT ARMEN ÜBER KOPF

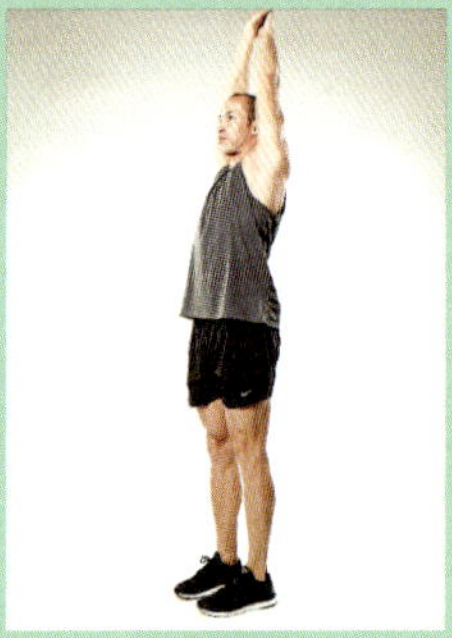

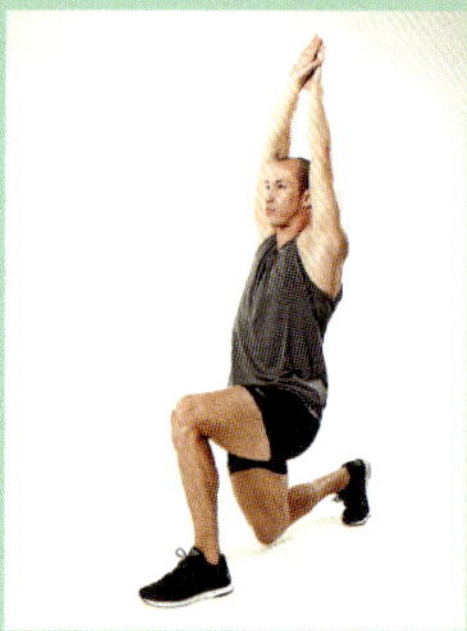

Stell dich aufrecht hin, deine Füße sind hüftbreit voneinander entfernt, die Zehen zeigen gerade nach vorne. Streck deine Arme gerade über Kopf, als ob du gleich in einen Pool springen würdest, und mach mit dem rechten Bein einen großen Ausfallschritt nach hinten. Setz die Zehen auf dem Boden auf, beuge dein linkes Knie und lass die Hüften absinken, bis dein rechtes Knie fast den Boden berührt. In der unteren Position muss sich das Knie deines vorderen Fußes direkt über dem Knöchel befinden. Mach den Schritt weit genug nach hinten, damit du diese Position erreichst. Drück dich aus der Ferse deines linken Fußes nach oben, um wieder in den aufrechten Stand zu kommen. Wiederhole die Übung mit dem anderen Bein. Achte während der ganzen Übung auf einen geraden und aufrechten Oberkörper, deine Oberarme liegen an den Ohren an. Halte sie so gestreckt wie möglich.

Level II

LUNGES MIT HALBER SEITBEUGUNG

Stell dich aufrecht hin, deine Füße sind hüftbreit voneinander entfernt, die Zehen zeigen gerade nach vorne. Streck deine Arme gerade über Kopf, als ob du gleich in einen Pool springen würdest, und mach mit dem rechten Bein einen großen Ausfallschritt nach hinten. Setz die Zehen auf dem Boden auf, beuge dein linkes Knie und lass die Hüften absinken, bis dein rechtes Knie fast den Boden berührt.

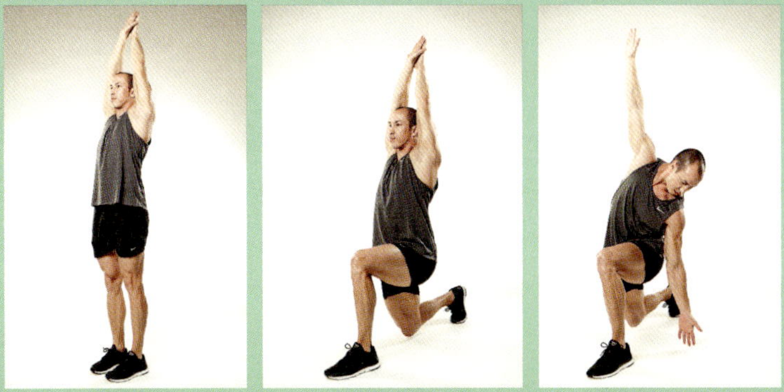

In der unteren Position muss sich das Knie deines vorderen Fußes direkt über dem Knöchel befinden. Mach den Schritt weit genug nach hinten, damit du diese Position erreichst. Führe nun deinen linken Arm seitlich nach unten und versuch mit der Hand so nah wie möglich an den Boden zu kommen, während der rechte Arm weiter gerade nach oben zeigt. Wenn du sehr beweglich bist, leg deine Fingerknöchel auf den Boden ab. Bring den linken Arm wieder nach oben und richte dich dann in die Ausgangsposition auf. Wiederhole die Übung auf der anderen Seite. Nun machst du mit dem linken Bein einen Ausfallschritt nach hinten und führst den rechten Arm zum Boden.

Level III

LUNGES MIT SEITBEUGUNG

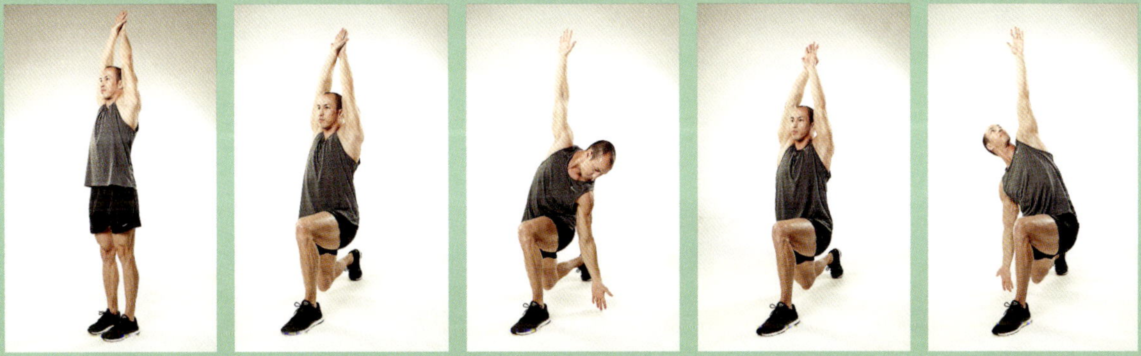

Stell dich aufrecht hin, deine Füße sind hüftbreit voneinander entfernt, die Zehen zeigen gerade nach vorne. Streck deine Arme gerade über Kopf, als ob du gleich in einen Pool springen würdest, und mach mit dem rechten Bein einen großen Ausfallschritt nach hinten. Setz die Zehen auf dem Boden auf, beuge dein linkes Knie und lass die Hüften absinken, bis dein rechtes Knie fast den Boden berührt. In der unteren Position muss sich das Knie deines vorderen Fußes direkt über dem Knöchel befinden. Mach den Schritt weit genug nach hinten, damit du diese Position erreichst. Führe nun deinen linken Arm seitlich nach unten und versuch mit der Hand so nah wie möglich an den Boden zu kommen, während der rechte Arm weiter gerade nach oben zeigt. Wenn du sehr beweglich bist, leg deine Fingerknöchel auf den Boden ab. Bring den linken Arm wieder nach oben und führe nun den rechten Arm zum Boden und wieder nach oben. Richte dich dann in die Ausgangsposition auf und wiederhole die Übung auf der anderen Seite. Nun machst du mit dem linken Bein einen Ausfallschritt nach hinten und führst zuerst den rechten, dann den linken Arm zum Boden.

COOL-DOWN

Sobald du dein Workout beendet hast, beginnt der Regenerationsprozess. Nutz die Gelegenheit und bring deinen Körper mit dem richtigen Stretching gleich auf den richtigen Weg.

Z-DEHNUNG

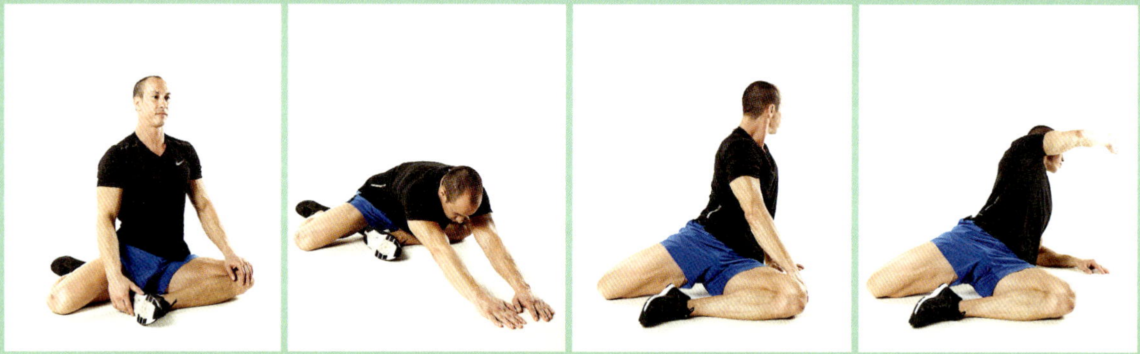

Setz dich so aufrecht wie möglich auf den Boden, das linke Bein ist vor dir angewinkelt, das rechte hinter dir. Lehn dich mit gestreckten Armen nach vorne über dein linkes Bein, bis du eine Dehnung in der linken Hüfte spürst. Halte diese Position für 20 Sekunden. Richte dich danach wieder auf, platziere deine linke Hand hinter dir und dreh deinen Oberkörper und den rechten Arm nach links, weg von deinem rechten Bein. Wenn du beweglich genug bist, leg deinen linken Unterarm auf dem Boden ab und dreh den Oberkörper noch weiter. Halte auch diese Position für 20 Sekunden. Dann tausche die Position der Beine und wiederhole die Übung auf der anderen Seite.

SITZENDE GRÄTSCHE

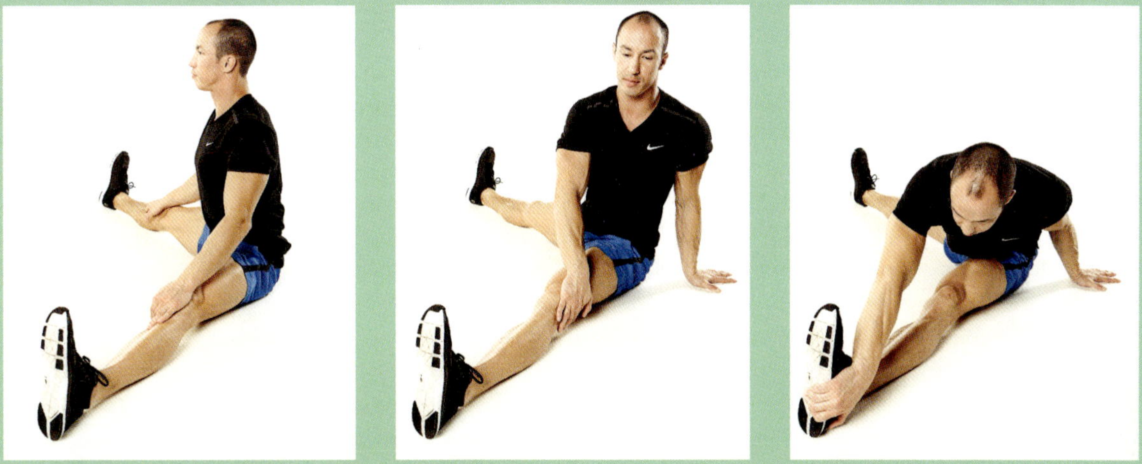

Setz dich so aufrecht wie möglich auf den Boden, streck deine Beine gerade aus und spreize sie so weit wie möglich. Nun solltest du eine Dehnung in der Leistengegend spüren. Greif nun bei aufrechtem Oberkörper mit deiner rechten Hand über dein linkes Bein, über das Knie an die Außenseite deines Schienbeins. Halte diese Position für 15 Sekunden. Dann neige dich mit weiterhin geradem Oberkörper so weit wie möglich nach vorne. Wenn du sehr beweglich bist, halte die Außenseite deines linken Fußes fest. Ansonsten greif nach deinem linken Knie oder Schienbein. Halte diese Position für 15 Sekunden, dann wiederhole die Übung auf der anderen Seite.

SKORPION-DEHNUNG

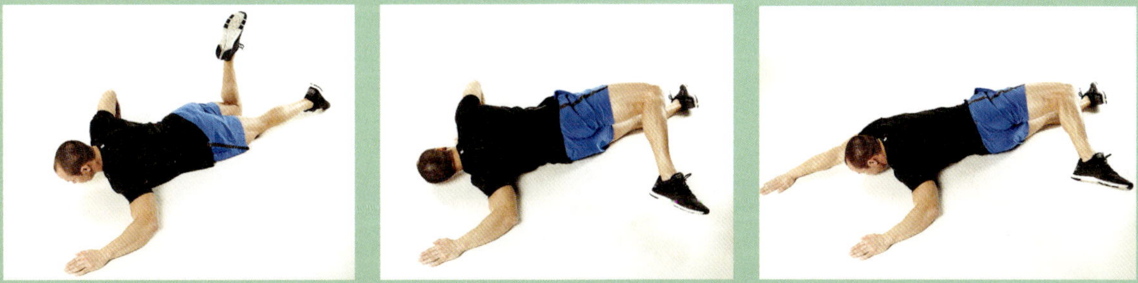

Leg dich auf deinen Bauch, der linke Arm ist seitlich ausgestreckt und um 90 Grad gebeugt. Beuge das rechte Knie und hebe es, so weit du kannst, an. Dreh die Hüfte so, dass dein rechter Fuß über die linke Seite deines Körpers schwingt. Du kannst die rechte Hand benutzen, um die Bewegung zu unterstützen, indem du dich mit der Handfläche auf dem Boden abstützt. Halte die Position für 20 Sekunden, indem du den linken Unterarm in den Boden drückst. Dann streck den rechten Arm nach vorne aus, entspann den linken Arm und halte diese Position wiederum für 20 Sekunden. Wiederhole die Übung auf der anderen Seite.

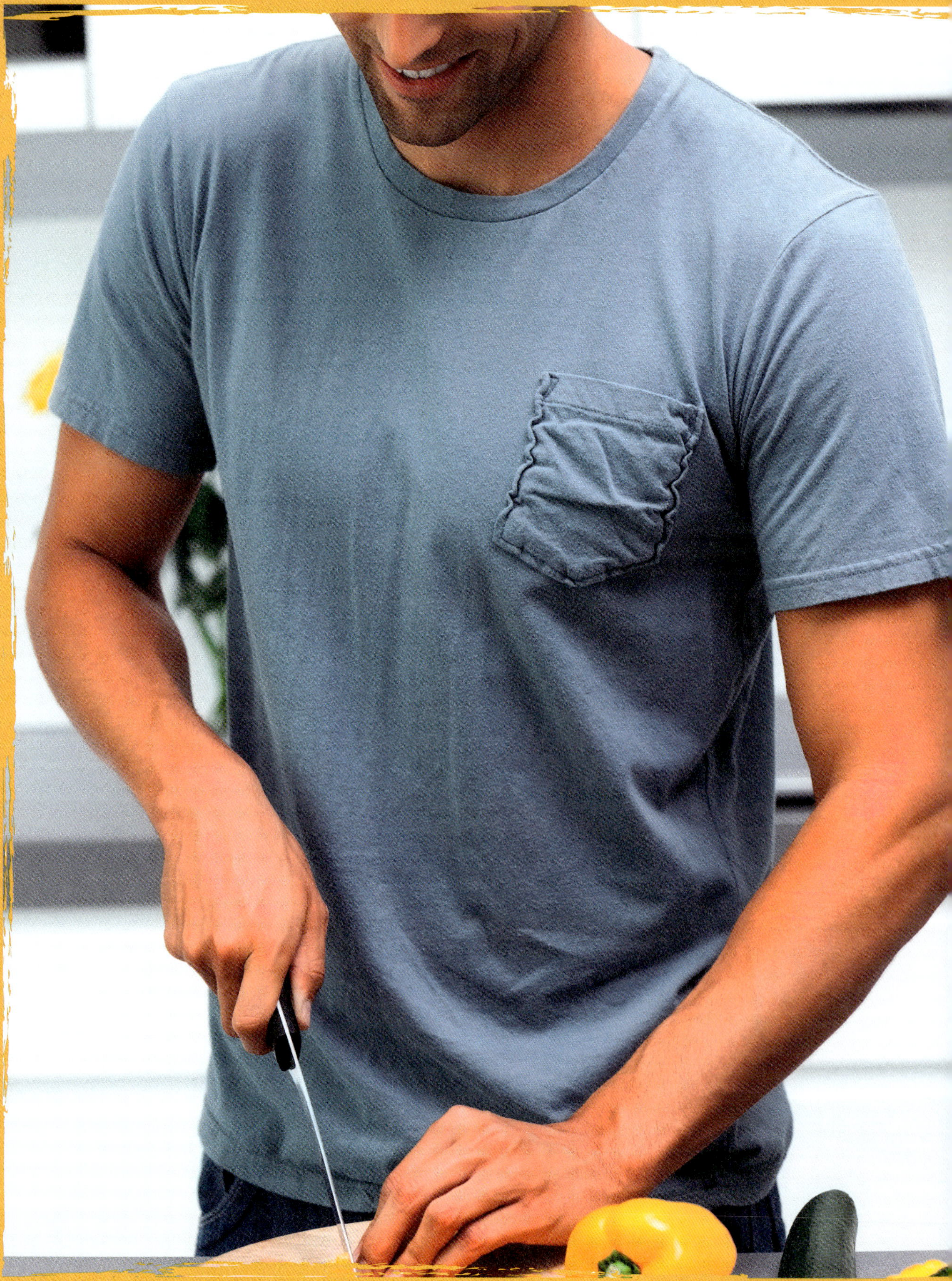

DIE REZEPTE

Alle Rezepte der Challenge sind für zwei Personen bzw. zwei Portionen berechnet. Ob du zusätzlich die optionale Kohlenhydratbeilage zu dir nehmen sollst, richtet sich nach deinem Figurziel. Auch die optionale Beilage ist für zwei Personen berechnet. Als Faustregel gilt:

Abnehmen: Halte dich an das Originalrezept.

Gewicht halten: Nimm bei bis zu zwei Mahlzeiten am Tag die optionale Beilage zu dir.

Zunehmen: Nimm bei beliebig vielen Mahlzeiten am Tag die optionale Beilage zu dir. Wenn du richtig an Masse zulegen willst, kannst du die Menge der Beilage auch verdoppeln, sofern nichts anderes angegeben wird.

Frühstück

Hauptgerichte

Snacks

Shakes/Smoothies

FRÜHSTÜCKSOMELETT MIT SCHINKEN, PILZEN UND ZWIEBELN

41 g Eiweiß pro Person

6 Eier
1 Zwiebel
100 g braune Champignons (geputzt und abgebürstet)
100 g Schinken
etwas Olivenöl
ca. 50 g geriebener Käse
Salz und Pfeffer nach Belieben

Eier aufschlagen und in einer Schüssel mit einer Gabel verquirlen. Etwas Salz und Pfeffer hinzugeben. Zwiebel, Pilze und Schinken in kleine Würfel schneiden und zur Seite stellen.

Olivenöl und Eimasse in eine heiße Pfanne geben und so lange anbraten lassen, bis sich unten ein fester Untergrund gebildet hat. Schinken, Zwiebeln und Pilze auf das Omelett geben, mit Käse bestreuen und es dann in der Mitte übereinanderschlagen. Weiterbraten, bis es goldbraun ist.

Optionale Beilage: 2 Scheiben Vollkornbrot

Variation: Gemüse nach Wahl hinzugeben oder für eine vegetarische Variante den Schinken durch frische Tomaten oder etwas geräucherten Tofu ersetzen.

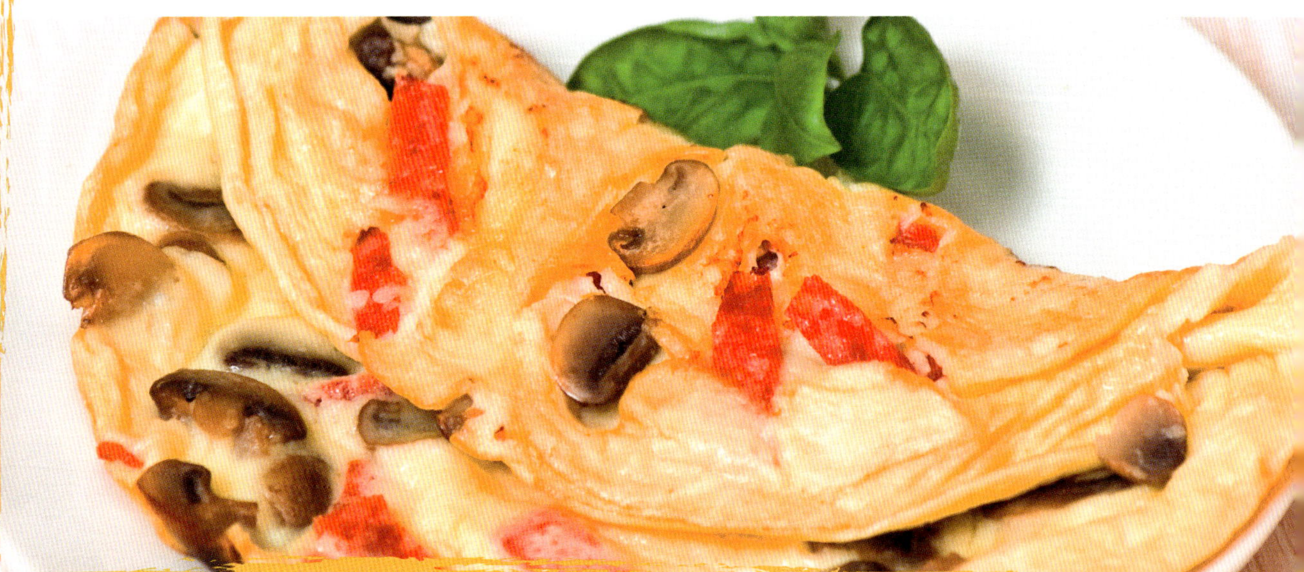

MÜSLI MIT BANANE, FEIGE UND AMARANTH-POPS

36 g Eiweiß pro Person

1 große Banane
4 Soft-Feigen
50 g Amaranth-Pops oder Haferflocken
400 g Magerquark
200 ml Kuh- oder Mandelmilch
Zimt nach Belieben

Obst klein schneiden, mit den Haferflocken und den Amaranth-Pops in einer Schüssel vermengen. Quark mit Milch verrühren, cremig schlagen und hinzugeben. Mit Zimt bestreuen.

Optionale Beilagen: 50 g Haferflocken, für Gewichtszunahme: 75 g Haferflocken und eine große Banane hinzufügen

Variation: Haferflocken können auch durch Dinkelflocken, Sojaflocken oder Ähnliches ersetzt werden.

SPIEGELEIER MIT SCHNITTLAUCH

32 g Eiweiß pro Person

8 Eier
Salz und Pfeffer nach Belieben
ein halber Bund frischer Schnittlauch

Die Eier in einer großen Pfanne aufschlagen, salzen, pfeffern und je nach Geschmack fertigbraten. Den Schnittlauch in Röllchen schneiden und die Spiegeleier damit bestreuen.

Optionale Beilage: 2 Scheiben Vollkornbrot

Variation: Als Variation können anstatt der 8 Eier auch 4 Eier und 4 Scheiben Schinken verwendet werden. Den Schinken einfach kurz von beiden Seiten scharf anbraten und darauf die frischen Spiegeleier platzieren.

RINDERSTEAK MIT BOHNEN UND ZWIEBELN

45 g Eiweiß pro Person

2 frische Rindersteaks (je 200 g, 2 cm dick)
etwas grobes Meersalz
1 Packung grüne Bohnen (ca. 400 g)
1 große Zwiebel
etwas Olivenöl
eine Prise Pfeffer
etwas Butter
etwas Kräuterbutter

Das Rindfleisch ca. 30 Minuten vor dem Essen bei Zimmertemperatur auf einem Teller ruhen lassen und auf beiden Seiten grobes Meersalz einmassieren. Den Ofen auf 140 Grad vorheizen. Die Bohnen waschen, die Enden entfernen und die Zwiebel würfeln.

Das Rindfleisch von beiden Seiten in etwas Olivenöl 2 Minuten scharf anbraten und in einer Auflaufform (oder Alufolie) für weitere 8 bis 15 Minuten in den vorgeheizten Backofen geben.

Die Bohnen in einem Topf mit heißem Wasser köcheln lassen, kurz mit kaltem Wasser abschrecken, halbieren und bereitstellen. Die Zwiebeln in der Pfanne, in der das Fleisch angebraten wurde, anschwitzen und die halbierten Bohnen darin anbraten. Kurz vor dem Servieren mit Butterflocken garnieren und auf dem Teller anrichten.

Das Fleisch pfeffern, mit Kräuterbutter verfeinern und zu den Bohnen servieren.

Optionale Beilage: 200 g gekochte Kartoffeln

Variation: Statt Rind kann auch weißes Fleisch wie Hähnchen oder Pute verwendet werden.

WILDLACHSFILET MIT GEDÜNSTETEN KAROTTEN UND FRISCHKÄSESOSSE

38 g Eiweiß pro Person

2 Wildlachsfilets (je 150 g)
1 Zitrone
ca. 4 EL Olivenöl
frischer Thymian
6 Karotten
2 Zwiebeln
100 ml Gemüsebrühe
Salz und Pfeffer nach Belieben
etwas Honig
200 g Frischkäse mit Kräutern

Backofen auf 160 Grad vorheizen. Den Fisch waschen. Die Zitrone halbieren, eine Hälfte auspressen, von der anderen zwei Scheiben abschneiden. Die Fischfilets mit Salz und Zitronensaft würzen, mit der Hautseite in einer Pfanne in etwas Olivenöl scharf anbraten. Den Fisch auf eine Alufolie legen, Olivenöl, Thymian und je eine Zitronenscheibe darübergeben, einwickeln und im Ofen ca. 20 Minuten weitergaren lassen.

Die Karotten waschen, schälen und ihn etwas dickere Streifen schneiden. Zwiebeln würfeln und in heißem Olivenöl in einem Topf scharf anbraten, die Karotten hinzugeben und ebenfalls kurz mitbraten. Mit Gemüsebrühe ablöschen, mit Salz und Pfeffer würzen und auf kleiner Hitze leicht köcheln lassen, bis sie gar sind und noch Biss haben. Den Honig langsam in den Frischkäse einrühren, bis die Soße cremig wird. Gegebenenfalls etwas Wasser hinzufügen. Das Gemüse auf einem Teller anrichten, den Fisch aus dem Ofen darübergeben.

Optionale Beilage: 80 g (Trockengewicht) gekochter Wildreis

Variation: Kein Fan von Lachs? Kabeljau oder Rotbarsch eignen sich perfekt als Ersatz!

ASIATISCHE GEMÜSEPFANNE MIT TOFU UND REIS

35 g Eiweiß pro Person

300 g geräucherter Tofu
120 g Reis
2 Karotten
1 rote Paprika
1 gelbe Paprika
1 Zucchini
1 Zwiebel
1 EL Currypaste (gelb oder rot)
etwas Öl
etwas Sojasoße
100 ml Kokosmilch
Salz und Pfeffer nach Belieben

Den Ofen auf 200 Grad vorheizen und den Tofu in kleine Stücke schneiden. Diesen in eine Auflaufform geben und für 15 Minuten im Ofen knusprig werden lassen. Den Reis nach Anleitung kochen. Das Gemüse waschen, schneiden und mit der Currypaste und etwas Öl in einer Pfanne scharf anbraten. Mit etwas Sojasoße und der Kokosmilch ablöschen und weiterkochen. Ab und zu etwas Wasser und dann die Tofustücke hinzugeben. Am Schluss mit dem gekochten Reis vermengen.

Optionale Beilagen: 200 g Reis (statt 120 g) oder 200 g weiße Bohnen (aus der Dose)

Variation: Gemüse nach Wahl hinzugeben oder Tofu durch Garnelen oder Hähnchen ersetzen. Diese dann vorher in einer Pfanne in etwas Olivenöl braten und dem Gericht hinzufügen.

THUNFISCHSTEAK MIT GRÜNEM ERBSENMUS

43 g Eiweiß pro Person

2 Thunfischsteaks (je 125 g)
1 Zitrone
3–4 EL Olivenöl
2 Thymianzweige
1 Zwiebel
400 g Erbsen (frisch oder TK)
500 ml Gemüsebrühe
50 g Sesamsamen
Salz und Pfeffer nach Belieben

Den Backofen auf 100 Grad vorheizen. Die Zitrone halbieren, eine Hälfte auspressen, von der anderen zwei Scheiben abschneiden. Den Fisch waschen und mit Zitronensaft beträufeln, salzen und in einer Pfanne von beiden Seiten in etwas Olivenöl scharf anbraten. Auf Alufolie legen, die Thymianzweige, jeweils eine Zitronenscheibe und etwas Olivenöl über den Fisch geben und in der geschlossenen Folie weitere 10 Minuten im Backofen garen. Zwiebel schneiden und in einem Topf in etwas Olivenöl scharf anbraten. Die Erbsen dazugeben und mit Gemüsebrühe aufgießen. Sobald der Fisch fertig ist, Erbsen und Brühe mit einem Pürierstab mixen, gegebenenfalls mit etwas Wasser aufgießen und zum Fisch servieren. Am Schluss den Fisch mit Sesam bestreuen und je nach Geschmack mit der restlichen Zitrone beträufeln.

Optionale Beilagen: 200 g Salzkartoffeln

Variation: Anstelle der Erbsen kann auch aus Süßkartoffeln oder Brokkoli ein leckeres Mus gekocht werden.

SNACKS

AVOCADO MIT THUNFISCH

24 g Eiweiß pro Person

1 Zwiebel
ca. 20 Kapern
1 Dose Thunfisch (in eigenem Saft)
1 reife Avocado
Salz und Pfeffer nach Belieben
frische Kresse

Die Zwiebel schälen und klein würfeln, die Kapern zerhacken und mit dem Thunfisch (ein wenig von dem Saft aus der Dose mitverwenden) gut vermengen. Die Avocado halbieren und den Kern entfernen. Jetzt Thunfischmasse auf die Avocadohälften geben, den Rest neben der Avocado anrichten. Mit Salz, Pfeffer und frischer Kresse servieren.

EIERSALAT MIT KORIANDER

26 g Eiweiß pro Person

5 gekochte Eier
1 Stange Sellerie
50 g Mayonnaise
100 g Frischkäse
1 TL Dijonsenf
1 TL Zitronensaft
eine Handvoll frischer Koriander

Eier und Sellerie fein hacken und mit den restlichen Zutaten in einer Schüssel vermengen. Pur oder als Aufstrich genießen.

HUMMUS MIT GEMÜSESTICKS

23 g Eiweiß pro Person

200 g Kichererbsen
100 g Dickmilch
2 EL Tahini-Paste (Sesampaste)
etwas Kreuzkümmel
etwas Salz
etwas Cayennepfeffer
2 Karotten
2 Stangen Sellerie
1 Landgurke
100 g Quark

Die Kichererbsen waschen und mit der Dickmilch, dem Quark, der Tahini-Paste und den Gewürzen in einem hohen Gefäß mit einem Pürierstab zu einer feinen Masse verarbeiten. Das Gemüse waschen, die Karotten schälen und alles in lange Streifen schneiden. Den Hummus als Dip für die Gemüsesticks verwenden.

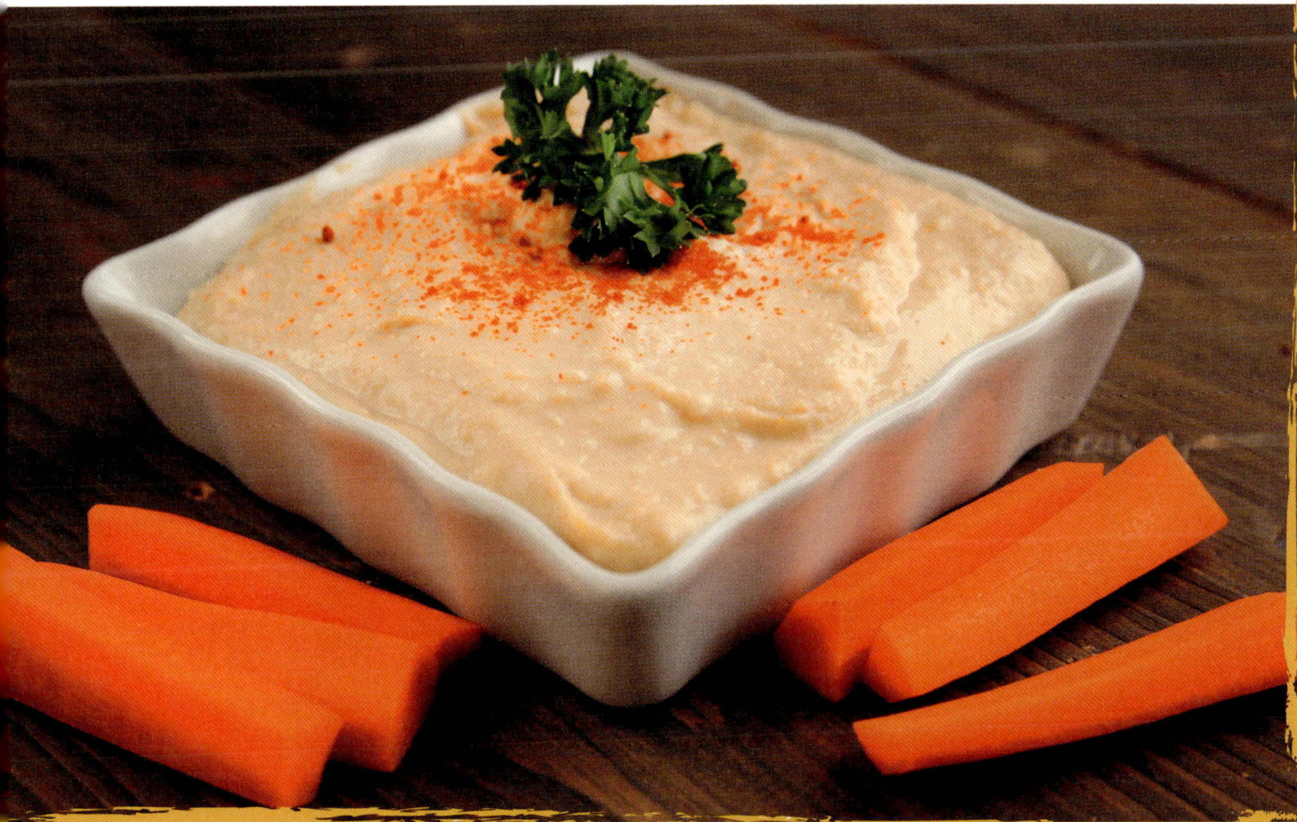

SHAKES/SMOOTHIES

Alle Zutaten in einem Mixer pürieren und in einem Glas servieren. Die Wassermenge je nach gewünschter Konsistenz anpassen. Für einen Smoothie noch eine Handvoll zerkleinertes Eis dazugeben.

Für einen Proteinshake oder -smoothie einfach mit Eiweißpulver (50 g) oder Magerquark (300 g) anreichern. Veganer wählen Eiweißpulver aus braunem Reis oder aus Erbsen.

Bei After-Workout-Shakes ist es sinnvoll, auf Fett zu verzichten, damit der Körper das Eiweiß und die Kohlenhydrate aus dem Shake schneller aufnehmen kann. Wird der Shake als Zwischenmahlzeit an Tagen ohne Workout getrunken, ist eine Zugabe von Fett (z. B. in Form von Nüssen, Avocado, Kokosöl) sinnvoll, um die Kohlenhydrataufnahme zu bremsen.

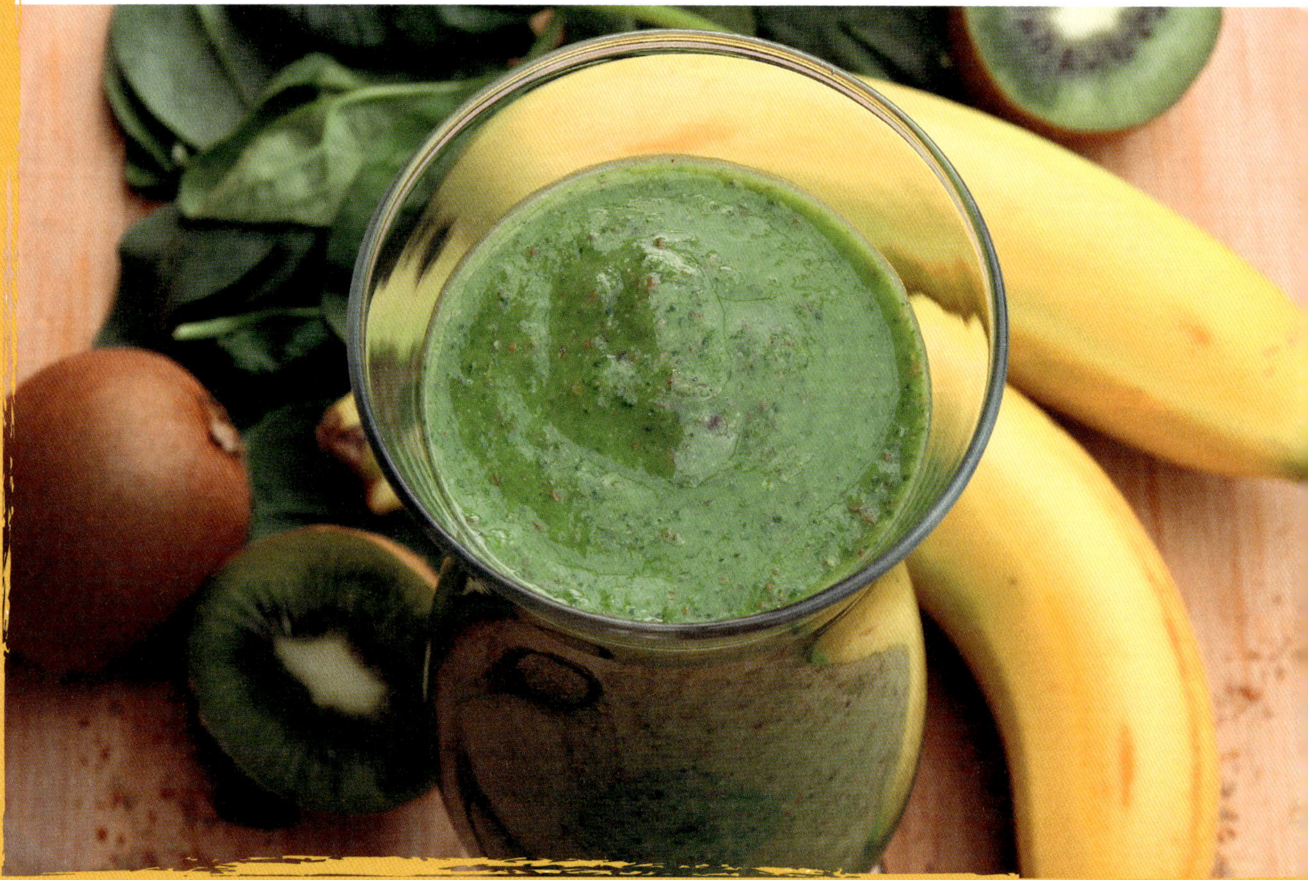

AVOCADO-SPINAT-SHAKE

2 Bananen
½ Avocado
2 Handvoll frischer Blattspinat
2 Kiwis
Wasser

BEEREN-CASHEW-SHAKE

200 g rote Beeren
50 g Amaranth-Pops
100 g Cashewnüsse
Wasser

APFEL-BIRNEN-SHAKE (AFTER-WORKOUT-SHAKE)

1 Apfel
1 Birne
150 g weiße Trauben
1 Handvoll frischer Blattspinat
Wasser

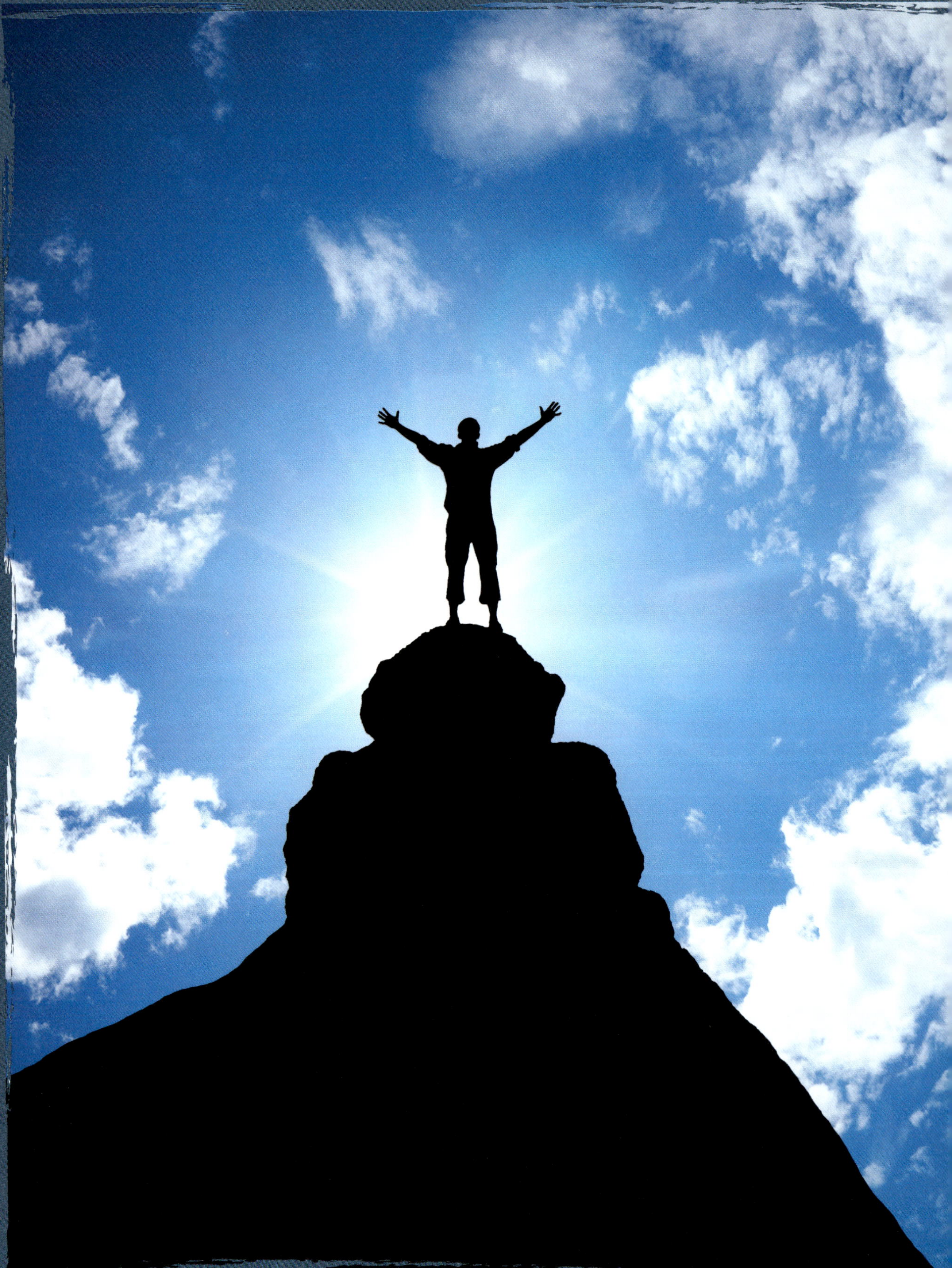

GESCHAFFT – UND JETZT?

Lies diesen Text nur, wenn du die 90-Tage-Challenge tatsächlich bestanden hast!

Ich möchte dir noch einmal ausdrücklich zu deiner Leistung gratulieren! Mit vielen kleinen, sicher anstrengenden, aber wichtigen Schritten hast du in deinem Leben große Veränderungen erreicht: Du hast dich nicht nur körperlich verbessert, sondern auch mental. Du begegnest der Welt mit neuer Stärke und neuem Selbstvertrauen. Du hast dein Wohlbefinden erhöht und damit auch das aller Menschen um dich herum, die dir wichtig sind. Und du hast dabei eine herausragende Qualität bewiesen: Du hast dir ein Ziel gesetzt, bist trotz aller Schwierigkeiten drangeblieben und hast es am Ende erreicht. Dieses Durchhaltevermögen und dieser Willen werden dir in Zukunft nicht nur in Sachen Fitness weiterhelfen – sondern überall im Leben. Glückwunsch! Ich bin stolz auf dich!

Nun halte ich es zwar kaum für möglich, dass du das tun willst, warne dich aber vorsichtshalber doch: Nach der 90-Tage-Challenge komplett zum Vorzustand zurückzukehren wäre mit das Unsinnigste, was du jetzt tun könntest! Du hast so hart für die vielen positiven Veränderungen gearbeitet, warum solltest du sie jetzt wegwerfen? Warum solltest du deinen Körper, den du so diszipliniert trainiert hast, wieder eine Stufe zurücksetzen? Vielleicht stellen sich diese Fragen aber gar nicht, weil dein neues Gesundheitsbewusstsein sowieso schon fragt: Wie geht es nun weiter?

Sicher hast du jetzt Lust, es dir im klassischen Sinn erst mal gut gehen zu lassen und vielleicht auch mit dem einen oder anderen Glas auf deine bestandene 90-Tage-Challenge anzustoßen. Das hast du dir verdient. Womöglich wirst du in Zukunft nicht mit dem Eifer der vergangenen drei Monate weiterleben wollen, und das musst du auch gar nicht. Wenn du aber weiterhin darauf achtest, was du isst und trinkst, und vorwiegend gesund und aktiv lebst, kannst du das gute Lebensgefühl, das die Challenge dir verschafft hat, dauerhaft mitnehmen. Ich mache dir folgenden Vorschlag: Achte in Zukunft darauf, dass zwei deiner drei täglichen Hauptmahlzeiten die wichtigsten Kriterien der Challenge erfüllen: genügend Eiweiß, Gemüse zum Sattessen, kein Zucker, kein Alkohol und kohlenhydratreiche Speisen und Beilagen (wie Nudeln, Reis, Kartoffeln, Brot, Getreide) nur in Mengen, die deinem Figurziel entsprechen. Bei der dritten Mahlzeit des Tages isst du, worauf du Lust hast. Handhabe es genauso bei den Getränken: Auf ein Getränk mit Kalorien sollten zwei ohne kommen. Natürlich musst du darüber nicht Buch führen, aber nimm diese Zwei-aus-drei-Regel ruhig als Anhaltspunkt. Solltest du das System mit den fünf täglichen Mahlzeiten beibehalten, wird daraus eine Vier-aus-fünf-Regel. Die Hauptsache aber ist, dass du weitertrainierst: am besten dreimal, mindestens jedoch zweimal pro Woche. Damit schaffst du sowohl für deinen Körper als auch dein Gewissen eine Basis, die sogenannte Sünden gut verkraften kann.

Wenn du magst, durchlaufe einfach noch einmal das Trainingsprogramm der 90-Tage-Challenge, du kannst bei Tag 29 einsteigen, wenn der viertägige Rhythmus beginnt und alle acht Workouts in der Rotation sind. Du kannst viermal pro Woche trainieren oder arbeitest die Workouts einfach nacheinander an deinen Trainingstagen ab. Denk dran: Den schwierigsten Teil hast du schon hinter dir – nimm jetzt den Schwung aus der 90-Tage-Challenge mit für deine nächsten Pläne!

Natürlich kannst du auch mit den Workouts und Übungen aus den anderen *Fit-ohne-Geräte*-Büchern und -DVDs weitertrainieren. Wichtig ist, dass du dranbleibst!

Zum Schluss möchte ich mich bei dir bedanken. Dafür, dass du dieses Buch gekauft hast, aber vor allem dafür, dass du mir deine Zeit und deine Aufmerksamkeit geschenkt hast. Wie ich dir schon zu Beginn erzählt habe: Mich macht es einfach glücklich, wenn ich Menschen helfen kann. Ich wünsche mir, dass ich auch dich glücklich gemacht habe!

BILDNACHWEIS

Cover unten links, Seite 9, Übungsfotos: Nils Schwarz, www.nilsschwarz.com; Seite 6: Shutterstock/fotogestoeber; Seite 14 und 114: Mark Lauren; Seite 26: Shutterstock/bikeriderlondon; Seite 28: Shutterstock/Dudarev Mikhail; Seite 41: Shutterstock/gurinaleksandr; Seite 49: Shutterstock/lenetstan; Seite 57: Shutterstock/Boryana Manzurova; Seite 66: Shutterstock/elxeneize; Seite 74: Shutterstock/Lithiumphoto; Seite 82: Shutterstock/Kryvenok Anastasiia; Seite 90: Shutterstock/Sean Locke Photography; Seite 98: Shutterstock/lculig; Seite 106: Shutterstock/Yeko Photo Studio; Seite 122: Shutterstock/YanLev; Seite 162: Shutterstock/wavebreakmedia; Seite 164: Shutterstock/siamionau pavel; Seite 171: Shutterstock/Pinkcandy; Seite 172: Shutterstock/Mariemily Photos; Seite 174: Shutterstock/Nemeziya

DANKSAGUNG

Als besondere Widmung dieser 90-Tage-Challenge-Bücher möchte ich zuerst meinen Trainern und Mentoren von den Special Operations danken, die mich immer wieder dazu motiviert haben, meine Grenzen neu auszuloten, meine Ziel über mein Wohlbefinden zu stellen und die Wünsche des Teams über meine eigenen Bedürfnisse.

Alles, was ich tue, beruht auf Teamarbeit. Ohne die Hingabe und das enorme Engagement der Leute, die meine Arbeit unterstützen, wäre keine meiner Trainingsmethoden in Form von Büchern, Apps und DVDs erschienen. Der unermüdliche Einsatz von Samantha Normany und ihr konstruktives Feedback waren für mein Unternehmenskonzept entscheidend. Ohne das Netzwerk meines Agenten Steve Ross, der auf über 20 Jahre Erfahrung im Buchwesen zurückblicken kann, wäre mein erstes Buch *Fit ohne Geräte* vermutlich nur im Selbstverlag erschienen. Marnie Cochran, Cheflektorin bei Ballantine Books, hat die englischsprachigen Ausgaben meiner Werke mit höchster Professionalität, Kompetenz und Sorgfalt bearbeitet. Ohne die Initiative und den Weitblick von Joshua Clark wäre meine Arbeit wohl den Mitgliedern der Sondereinsatzkräfte vorbehalten geblieben. Die Rezepte in diesem Buch wurden von dem Functional-Training-Experten Chris Gamperl so entwickelt, dass sie meinen Ernährungsempfehlungen perfekt entsprechen. Raphael Ruiz, seines Zeichens Fitnesscoach des US-amerikanischen Olympia-Schwimmteams, hat meine Trainingsmethoden und meinen Fitnessansatz maßgeblich beeinflusst. Der Lektorin der deutschen *Fit ohne Geräte*-Reihe, Pascale Breitenstein, und dem Mitverfasser Julian Galinski gelten ein ganz besonderes Dankeschön für ihren unermüdlichen Einsatz dabei, dieses Projekt zu realisieren, meine Informationen in kleinen Häppchen zu präsentieren, die es dem Leser leichter machen, eine schrittweise Änderung der Lebensgewohnheiten in Angriff zu nehmen. Zu guter Letzt möchte ich mich für die Unterstützung und das Engagement all jener Leute bedanken, die mir gestattet haben, sie zu trainieren, während ich diese Programme entwickelt habe. Ohne ihr Feedback und das der vielen Anwender meiner Produkte wäre es mir nicht möglich gewesen, diese Programme zu erstellen.

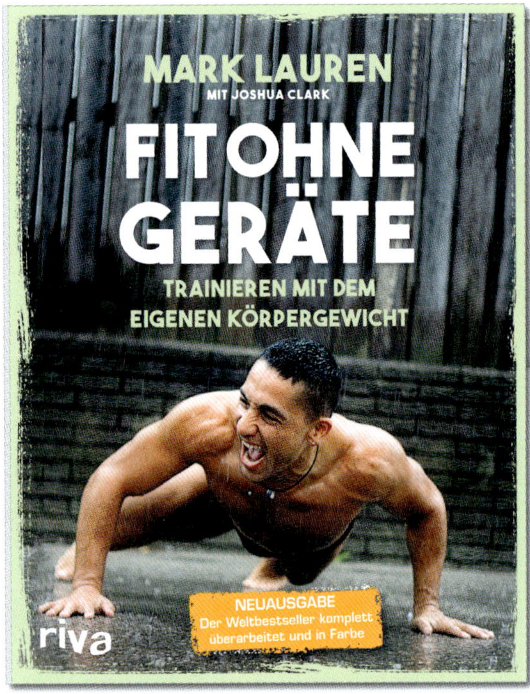

Auch als **E-Book** erhältlich

272 Seiten
19,99 € (D) | 20,60 € (A)
ISBN 978-3-7423-0411-7

Mark Lauren | Joshua Clark

Fit ohne Geräte

Trainieren mit dem eigenen Körpergewicht.

Jahrelang bereitete Mark Lauren Elitesoldaten physisch auf ihren Einsatz vor. Dabei hat er ein extrem effizientes Trainingskonzept entwickelt, das ganz ohne Hilfsmittel auskommt und nur das eigene Körpergewicht als Widerstand nutzt. Die Übungen sind auf kleinstem Raum durchführbar und erfordern ein Minimum an Zeit: Viermal pro Woche 30 Minuten trainieren genügt, um in Rekordzeit schlank, stark und topfit zu werden. Diese Fitnessformel ist auch für den modernen Arbeitsmenschen ideal, denn sie lässt sich in jeden Lebensplan integrieren. Mit den 125 Übungen in diesem Buch trainiert jeder auf seinem eigenen Level, ob Anfänger oder Profi. Dazu gibt es Motivations- und Ernährungstipps vom Experten.

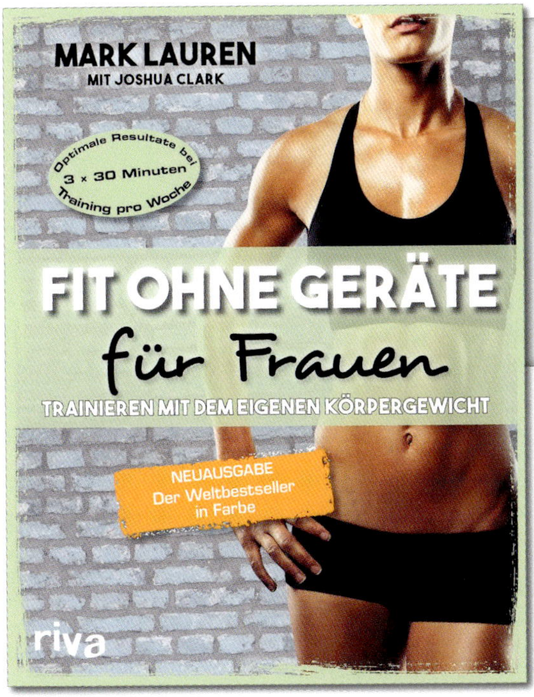

Auch als **E-Book** erhältlich

176 Seiten
19,99 € (D) | 20,60 € (A)
ISBN 978-3-7423-0855-9

Mark Lauren | Joshua Clark

Fit ohne Geräte für Frauen

Trainieren mit dem eigenen Körpergewicht.

Kein ineffizientes Cardiotraining und lange Stunden im Fitnessstudio mehr! Der Fitnessprofi Mark Lauren zeigt in diesem Buch, dass man nur den eigenen Körper braucht, um in Form zu kommen. Seine Methode des Bodyweight-Trainings nutzt nur das eigene Körpergewicht als Widerstand. Die Übungen sind auf kleinstem Raum durchführbar und erfordern ein Minimum an Zeit – eine Fitnessformel, die für Berufstätige, Mütter und Vielbeschäftigte ideal ist. Fit ohne Geräte für Frauen ist genau auf die Bedürfnisse von Frauen ausgerichtet: Drei- bis viermal pro Woche 30 Minuten trainieren genügt, um in Rekordzeit straffe Arme, schlanke Beine und einen flachen Bauch zu bekommen.

riva

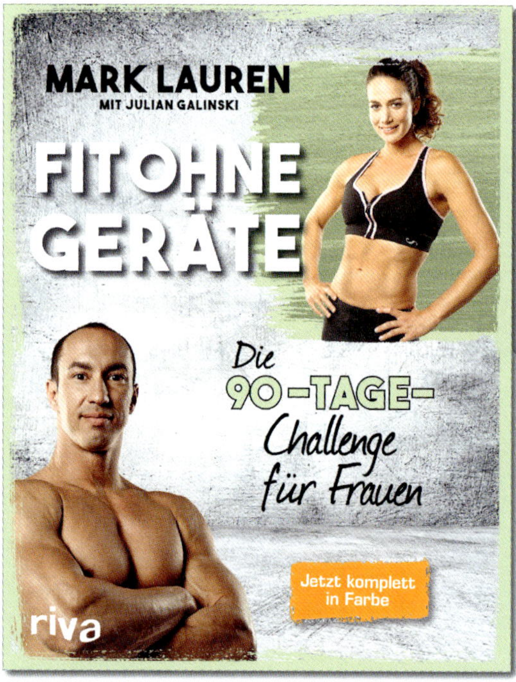

Auch als **E-Book** erhältlich

192 Seiten
20,00 € (D) | 20,60 € (A)
ISBN 978-3-7423-0746-0

Mark Lauren

Fit ohne Geräte

Die 90-Tage-Challenge für Frauen

Millionen Menschen weltweit trainieren nach Mark Laurens bewährtem Konzept: gerätefrei, an jedem beliebigen Ort und nur mit dem eigenen Körpergewicht. Dieses neue Intensivprogramm speziell für Frauen ist noch viel einfacher umzusetzen und eigens dafür konzipiert worden, in drei Monaten das Maximum aus dir herauszuholen. Der Schwerpunkt liegt auf den Bereichen Bauch, Beine und Po und einer Ernährungsformel, die den Fettabbau begünstigt. Das Programm ist dank genauer Tag-für-Tag-Anweisungen extrem leicht zu befolgen, und wer 90 Tage durchhält, wird mit tollen Resultaten belohnt: einem schlankeren, strafferen Body, deutlich erhöhter Fitness und einem völlig neuen Körpergefühl. Noch nie war es so einfach, fit zu werden!

riva

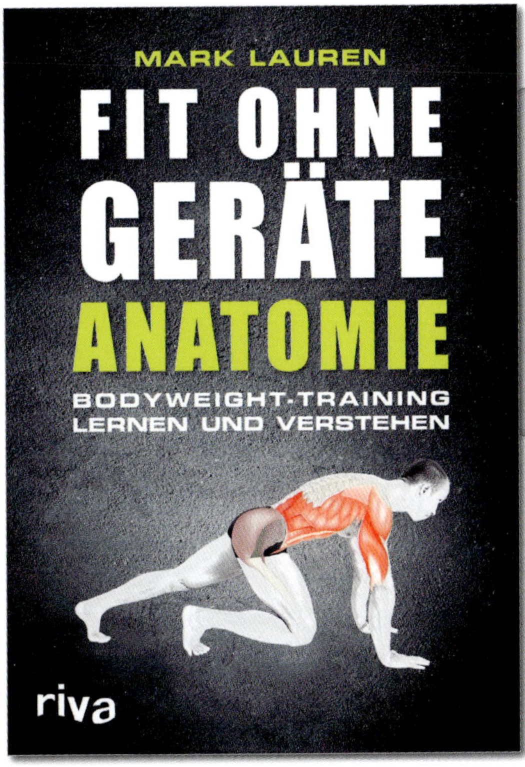

Auch als **E-Book** erhältlich

240 Seiten
22,00 € (D) | 22,70 € (A)
ISBN 978-3-86883-404-8

Mark Lauren

Fit ohne Geräte – Anatomie

Bodyweight-Training lernen und verstehen

Mit *Fit ohne Geräte* hat der bekannte Bestsellerautor Mark Lauren das erfolgreichste Fitnesskonzept unserer Zeit entwickelt und einen riesigen weltweiten Trend begründet: das gerätefreie Bodyweight-Training. In diesem durchgehend bebilderten Handbuch präsentiert der Autor über 100 Übungen und zahlreiche Übungsvarianten in farbigen anatomischen Illustrationen und detaillierten Schritt-für-Schritt-Anleitungen. Unterteilt in die Muskelbereiche Brust und Schultern, Bizeps und Unterarme, Gesäß, Beine und Rumpf, decken die Übungen alle Körperregionen ab und bilden die ideale Basis für ein umfassendes Ganzkörpertraining. So lässt sich das Training mit dem eigenen Körpergewicht anschaulich nachvollziehen und noch gezielter und wirksamer gestalten.

riva

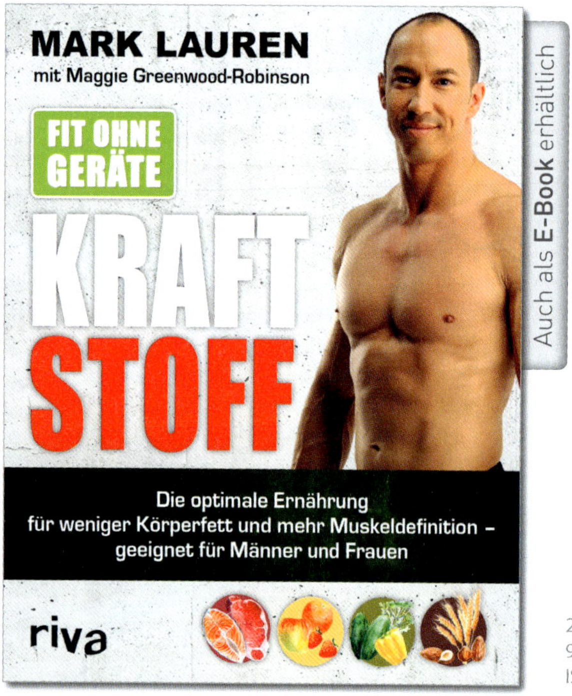

224 Seiten
9,99 € (D) | 10,30 € (A))
ISBN 978-3-7423-1162-7

Mark Lauren
Maggie Greenwood-Robinson

Fit ohne Geräte – Kraftstoff

Die optimale Ernährung für weniger Körperfett und mehr Muskeldefinition – geeignet für Männer und Frauen

Mark Laurens abwechslungsreiches Ernährungsprogramm *Fit ohne Geräte – Kraftstoff* ergänzt sein weltweit bekannt gewordenes Bodyweight-Training optimal. Es bringt den Stoffwechsel auf Hochtouren, beschleunigt das Muskelwachstum und lässt dem Körperfett keine Chance. Marks innovatives Konzept der Kalorienzyklen, bei dem sich Wochen mit höherer und niedrigerer Kalorien- und Kohlenhydratzufuhr abwechseln, hält den Körper im Fettverbrennungsmodus, während Heißhungerattacken, ein Herunterfahren des Stoffwechsels und alle anderen negativen Nebenwirkungen von Diäten ausbleiben. *Kraftstoff* enthält Mahlzeitenpläne und über 50 leckere Rezepte für jede Mahlzeit des Tages und ein 10-minütiges Bodyweight-Workout, das den Essensplan ergänzt.

riva

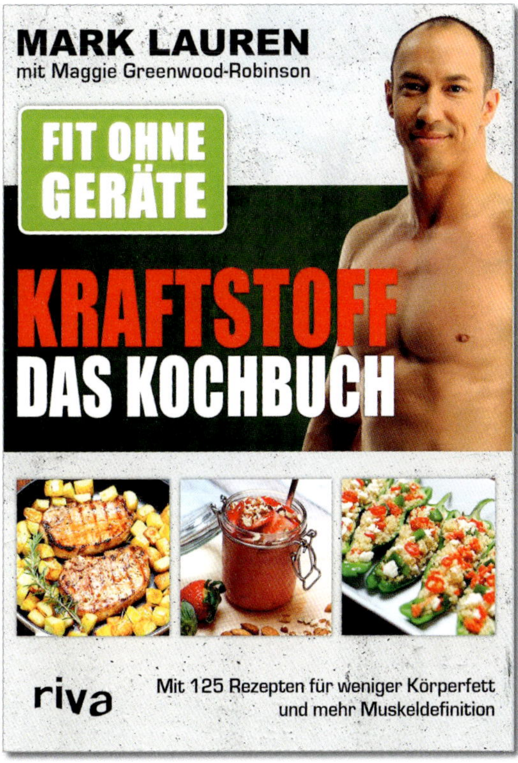

Auch als **E-Book** erhältlich

288 Seiten
9,99 € (D) | 10,30 € (A)
ISBN 978-3-7423-1164-1

Mark Lauren
Maggie Greenwood-Robinson

Fit ohne Geräte – Kraftstoff – Das Kochbuch

Mit 125 Rezepten für weniger Körperfett und mehr Muskeldefinition

In seinem Buch *Kraftstoff* verriet Bestsellerautor und Fitnessguru Mark Lauren, welcher Ernährungsplan sein weltweit erfolgreiches Bodyweight-Training optimal unterstützt. Das Erfolgsgeheimnis sind verschiedene Kalorienzyklen, bei denen sich Wochen mit höherer und niedrigerer Kalorien- und Kohlenhydratzufuhr abwechseln. Dieses farbig bebilderte Kochbuch ist der perfekte Begleiter zu *Kraftstoff* und bietet 125 tolle Rezepte für alle Phasen der Zyklen und alle Mahlzeiten des Tages sowie Einkaufslisten und viele hilfreiche Tipps. Die Gerichte sind international, lecker und einfach zuzubereiten, sodass sie auch für Vielbeschäftigte, die ihren Körper mit dem besten Kraftstoff betanken wollen, geeignet sind – egal ob Mutter, Manager oder Leistungssportler.

riva

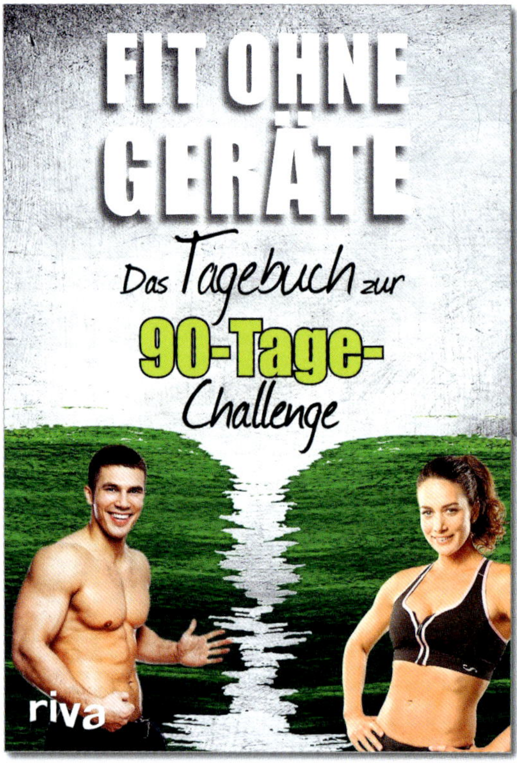

Auch als **E-Book** erhältlich

112 Seiten
4,99 € (D) | 5,20 € (A)
ISBN 978-3-86883-654-7

Fit ohne Geräte

Das Tagebuch zur 90-Tage-Challenge

Dieses Eintragebuch ist der perfekte Begleiter zur *Fit ohne Geräte 90-Tage-Challenge* von Mark Lauren und passt ebenso zur Männer- wie zur Frauenversion der Challenge. Es ist so aufgebaut, dass der oder die Trainierende Tag für Tag seine Trainingsresultate protokollieren, erledigte Tagesaufgaben abhaken, die persönliche Befindlichkeit und Gedanken zum Tag festhalten kann. Nach dem Abschluss der Challenge ermöglicht das Tagebuch einen lehrreichen Rückblick auf die eigene Entwicklung.

riva

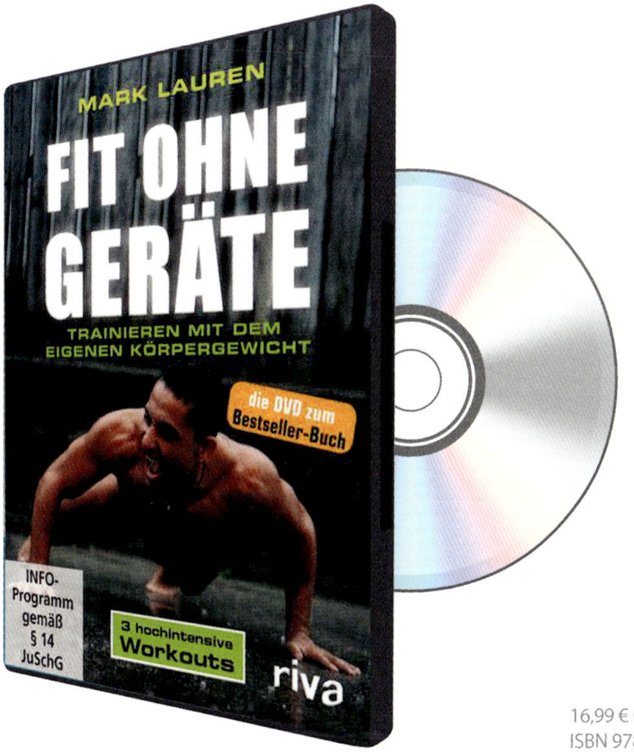

16,99 € (D) | 17,50 € (A
ISBN 978-3-86883-241-9

Mark Lauren

Fit ohne Geräte

Trainieren mit dem eigenen Körpergewicht

Mit seinem erfolgreichen Fitnesskonzept *Fit ohne Geräte* hat Mark Lauren einen riesigen Trend ausgelöst: das Bodyweight-Training. Diese Trainingsform kommt ohne Hilfsmittel aus und nutzt nur das eigene Körpergewicht als Widerstand, baut aber effizienter Muskulatur auf als Gewichtheben und verbrennt mehr Fett als Aerobic. Auf dieser DVD präsentiert der Sportausbilder der U.S. Special Operations drei hochintensive Bodyweight-Workouts mit vielen verschiedenen Übungen.

riva

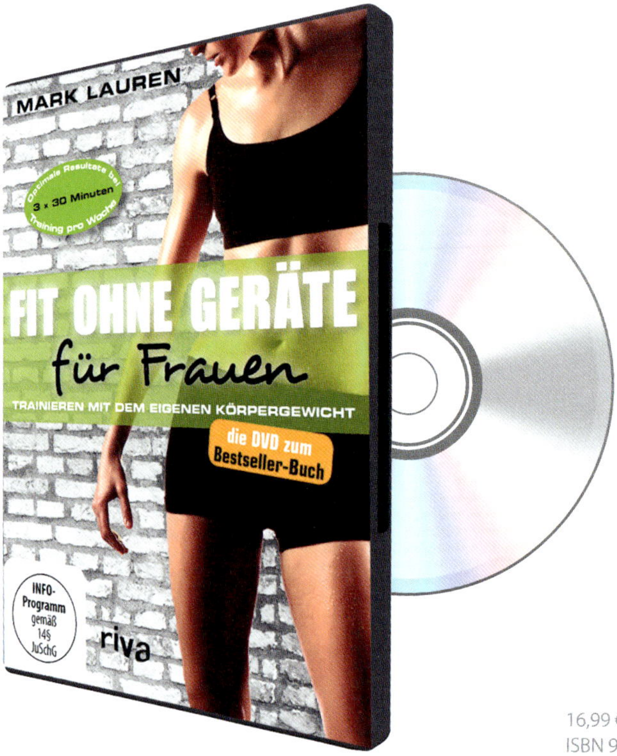

16,99 € (D) | 17,50 € (A)
ISBN 978-3-86883-301-0

Mark Lauren

Fit ohne Geräte für Frauen

Trainieren mit dem eigenen Körpergewicht - die DVD zum Buch -
3 hochintensive Workouts

In seinem Buch *Fit ohne Geräte für Frauen* hat der Militärausbilder und Bestsellerautor Mark Lauren sein erfolgreiches Trainingskonzept an die besonderen Bedürfnisse von Frauen angepasst. Diese DVD präsentiert drei hochintensive Bodyweight-Workouts mit speziell für Frauen ausgesuchten gerätefreien Übungen, zusammengestellt von Bestsellerautor Mark Lauren. Die Trainingseinheiten dauern zwischen 15 und 30 Minuten und sind nach der Intervallmethode aufgebaut, sodass Kraft und Ausdauer gleichzeitig trainiert werden. Viele Übungen lassen sich durch integrierte Varianten an das eigene Fitnesslevel anpassen.

riva

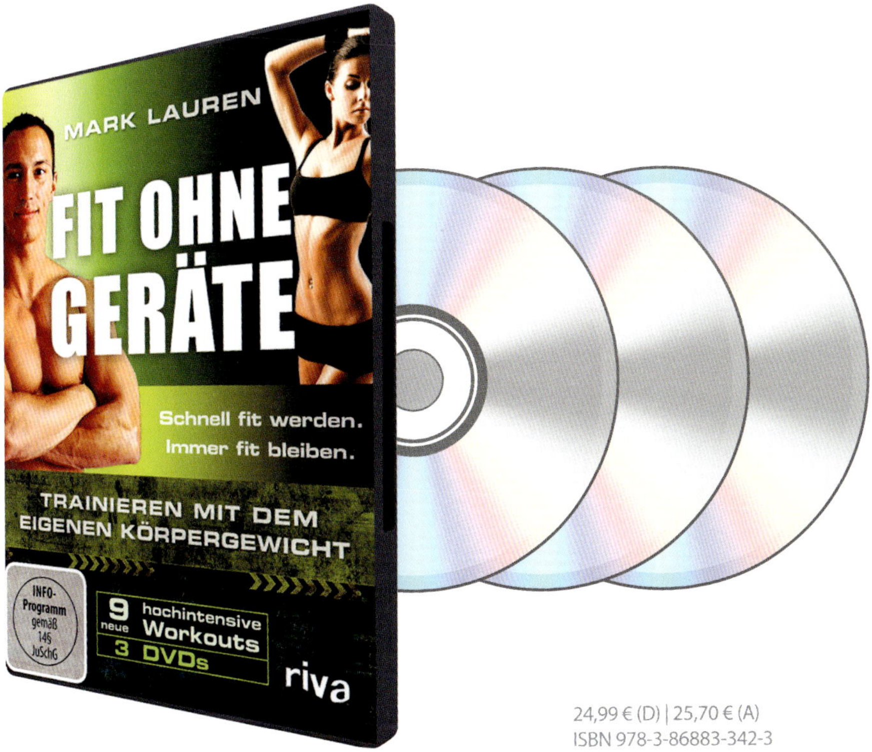

24,99 € (D) | 25,70 € (A)
ISBN 978-3-86883-342-3

Mark Lauren

Fit ohne Geräte

Trainieren mit dem eigenen Körpergewicht - 9 neue hochintensive Workouts - 3 DVDs

Für dieses DVD-Set hat Mark Lauren neun Ganzkörperworkouts entwickelt, die ohne jegliche Ausrüstung nur mit dem eigenen Körpergewicht ausgeführt werden können. Die DVDs sind nach ihrem Schwierigkeitsgrad eingeteilt: Jeweils drei Workouts richten sich an Einsteiger, Geübte und gut Trainierte und dauern zwischen 12 und 26 Minuten. Der Trainierende arbeitet sich langsam von der einfachsten bis zur schwierigsten DVD vor, wobei Intensität und Umfang der Übungen kontinuierlich zunehmen. So bleibt er stets im richtigen Maße gefordert, vermeidet Verletzungen und erlangt mit minimalem Aufwand die beste Form seines Lebens.

riva

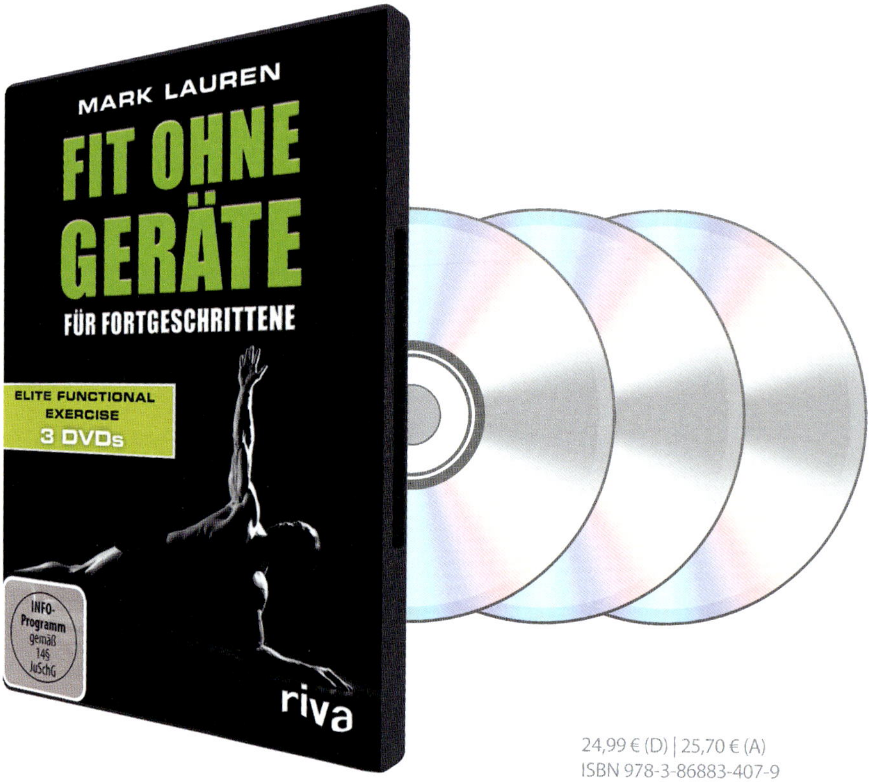

24,99 € (D) | 25,70 € (A)
ISBN 978-3-86883-407-9

Mark Lauren

Fit ohne Geräte für Fortgeschrittene

Elite Functional Excercise, 3 DVDs

Allzu oft macht Fitnesstraining die Menschen lediglich besser im Fitnesstraining, hat aber kaum spürbare Auswirkungen auf die Leistung in anderen Bereichen des Lebens. Es gibt allerdings eine trainierbare Fitnesskomponente, die sich enorm positiv auf jede alltägliche und sportliche Aktivität auswirkt: nämlich die Fähigkeit, den Körper in der richtigen Haltung zu stabilisieren, während er sich bewegt und Kräfte aus allen Bewegungsebenen auf ihn einwirken. Diese Fähigkeit gezielt zu entwickeln ist das Ziel von Mark Laurens Elite Functional Exercise (EFX), einem Konzept des Bodyweight-Trainings für fortgeschrittene Anwender. Dieses 3-DVD-Set bietet 27 völlig neue Übungen in drei verschiedenen Workouts, die an verschiedenen Tagen der Woche mit Pausentagen dazwischen ausgeführt werden sollten.

riva

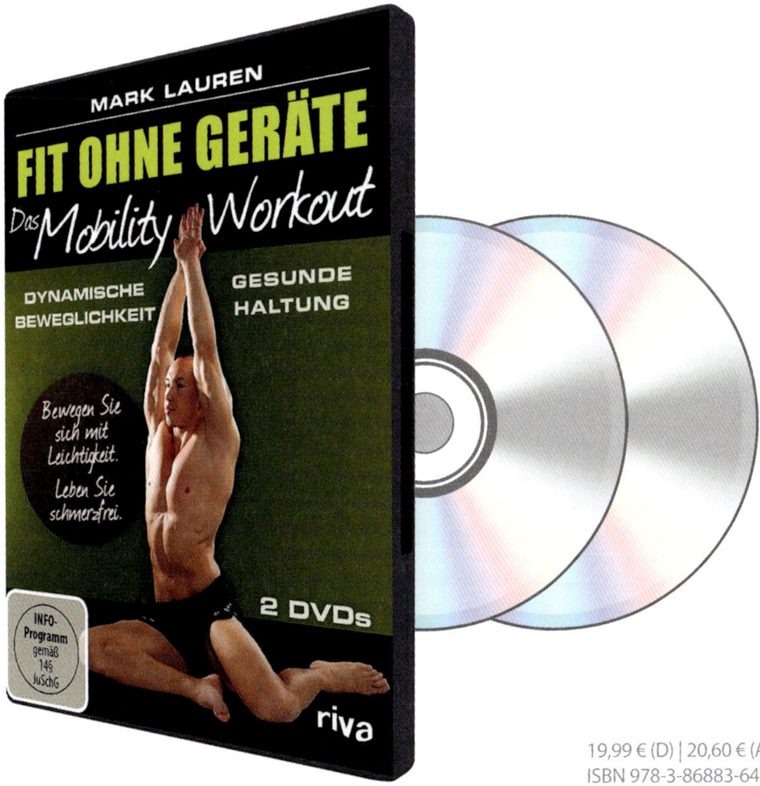

19,99 € (D) | 20,60 € (A)
ISBN 978-3-86883-643-1

Mark Lauren

Fit ohne Geräte - Das Mobility-Workout

Eine starke Rücken- und Rumpfmuskulatur stabilisiert den Körper bei Rotationsbewegungen der Arme und Beine und ist eine unerlässliche Grundvoraussetzung, um mit Leichtigkeit und ohne Schmerzen durchs Leben zu gehen. Auf diesen DVDs führt Mark Lauren Wiederholung für Wiederholung durch zwei Ganzkörperworkouts, die Kraft aufbauen, Fett verbrennen und die Mobilität von Füßen, Hüften und Schultern verbessern. Führen Sie die beiden Workouts abwechselnd an sechs Tagen pro Woche durch oder nutzen Sie sie gezielt zur aktiven Regeneration zwischen intensiveren Trainingseinheiten. Sie lernen, sich elegant, koordiniert und harmonisch zu bewegen, und bauen Verspannungen ab –damit Sie stets Ihr volles Potenzial ausschöpfen können.

riva

Haben Sie Interesse an unseren Büchern?

Zum Beispiel als Geschenk für Ihre Kundenbindungsprojekte?

Dann fordern Sie unsere attraktiven Sonderkonditionen an.

Weitere Informationen erhalten Sie bei unserem Vertriebsteam unter **+49 89 651285-252**

oder schreiben Sie uns per E-Mail an:
vertrieb@m-vg.de

riva